GUIDE SANITAIRE

DES

GOUVERNEMENS EUROPÉENS.

IMPRIMERIE DE H. FOURNIER,

RUE DE SEINE Nº 14.

GUIDE SANITAIRE

DES

GOUVERNEMENS EUROPÉENS,

OU

NOUVELLES RECHERCHES

SUR LA FIÈVRE JAUNE ET LE CHOLÉRA-MORBUS,

MALADIES QUI DOIVENT ÊTRE CONSIDÉRÉES AUJOURD'HUI COMME IDENTIQUES, ET SOUMISES AU MÊME RÉGIME QUARANTENAIRE QUE LA PESTE DU LEVANT ;

DÉDIÉ A S. E Mgr. LE BARON DE DAMAS,
MINISTRE DES AFFAIRES ÉTRANGÈRES.

PAR L. J. M. ROBERT,

MÉDECIN DU LAZARET DE MARSEILLE, PROFESSEUR D'HYGIÈNE NAVALE ET DES MALADIES DES GENS DE MER, A L'ÉCOLE SECONDAIRE DE MÉDECINE DE LA MÊME VILLE ; MÉDECIN DU COLLÈGE ROYAL ET INSPECTEUR DES BAINS DE MER ; MEMBRE DU CONSEIL DE SALUBRITÉ DU DÉPARTEMENT DES BOUCHES DU-RHÔNE, DE L'ACADÉMIE DES SCIENCES, LETTRES ET ARTS, ET DE LA SOCIÉTÉ ACADÉMIQUE DE MÉDECINE DE MARSEILLE, CORRESPONDANT DES SOCIÉTÉS ROYALES DE MÉDECINE DE LYON, DE STOCKHOLM ET DE CADIX ; MÉDECIN ORDINAIRE DE FEU S M. LE ROI CHARLES IV ; MÉDECIN CONSULTANT DE S. M. LA REINE DE SUÈDE ET DE NORWÈGE ; CHEVALIER DES ORDRES ROYAUX DE L'ÉTOILE POLAIRE DE SUÈDE ET DE CHARLES III D'ESPAGNE.

OUVRAGE ORNÉ DE VINGT-DEUX PLANCHES
LITHOGRAPHIÉES ET COLORIÉES.

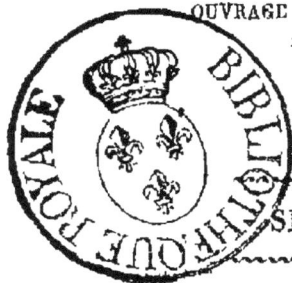

SECONDE PARTIE.

A PARIS,

CHEZ CREVOT, LIBRAIRE,

RUE DE L'ÉCOLE DE MÉDECINE, N° 3.

1826.

CHAPITRE XXIII.

L'air intérieur et le bois d'un navire qui revient de la Havane, ou de tout autre port infecté, peuvent-ils servir de véhicule aux miasmes de la fièvre jaune, et les répandre en Europe sous les formes d'un typhus ictérodès contagieux? Y a-t-il des faits particuliers qui prouvent d'une manière authentique cette transmission, ou ne doit-on l'admettre que par analogie?,

Pour répondre ici d'une manière affirmative à cette question, qui, sous le rapport de nos relations commerciales, avec les Antilles, est d'une aussi haute importance; il n'y a qu'à parcourir l'histoire de toutes les épidémies qu'on a regardées comme contagieuses, et, en les suivant pas à pas depuis le premier moment de leur origine jusqu'à celui de leur plus forte propagation, on verra comment elles se propagent de proche en proche dans toute une ville, quoiqu'on n'aie souvent vu dans le principe qu'une seule maison infectée. En appliquant donc ici à la fièvre jaune ce que, depuis des siècles, l'expérience nous a appris relativement aux miasmes de

la peste et du typhus, qui, dans quelques circonstances malheureuses, ont si fortement im-
primé leur virulence à l'air intérieur, ou aux parois des bâtimens de commerce ou à ceux de
l'État qui en ont été atteints en mer, lorsque la
désinfection en est devenue impossible, et même
lorsqu'on n'a pas eu recours au grand moyen purificateur de la submersion; on pourra connaître
d'avance tous les dangers que courent journellement tous les ports de la Méditerranée, en recevant
des navires qui renferment dans leur intérieur
la fièvre des Antilles. Ceux qui repoussent entièrement les mesures sanitaires, ou qui ne veulent
de leur exécution que ce, qui ne contrarie pas
d'une manière trop évidente les intérêts du commerce, invoqueraient en vain l'heureuse innocuité
dont l'Europe a joui jusqu'à ce jour. Avant l'année 1821, Barcelone pouvait aussi invoquer cette
innocuité, puisque, depuis la découverte du Nouveau-Monde, elle avait toujours été exempte de la
contagion, malgré la fréquence de ses relations
et le peu de soin et de zèle de sa police sanitaire
pour l'en préserver. Mais les malheurs de cette
ville pendant quelques mois ne sont-ils pas un
exemple assez terrible pour apprendre aux gouvernemens européens que, sans la plus grande
vigilance et l'adoption d'un nouveau système sani-

taire, ce fléau peut les atteindre à chaque instant?
Ce que je viens de dire de Barcelone s'applique
tout naturellement aussi à Malaga, à Carthagène,
et toutes les autres villes et ports de la péninsule
qui, pendant plus de trois siècles, n'avaient point
connu cette épouvantable maladie, et qui, depuis
vingt années seulement, en ont été si fréquemment les malheureuses victimes.

S'il est impossible de nier que l'air d'une prison,
d'une salle d'hôpital ou d'une chambre particulière ne puisse devenir un foyer permanent d'infection, lorsqu'il règne des fièvres de mauvais
caractère, à plus forte raison l'air d'un navire et
ses parois, lorsqu'il y aura eu à bord des malades
suspects, ou qu'ils auront été exposés pendant
plusieurs mois à l'atmosphère pestilentielle des
Antilles. L'expérience de ces derniers temps ne
nous apprend-elle pas que le plus grand nombre
des épidémies de fièvre jaune qui ont ravagé l'Espagne n'ont pas eu d'autre origine que cette série
de communications. Ainsi ce sont toujours des
calfats, des charpentiers, des porte-faix et des
gardes de santé qui, introduits sur les bâtimens,
sont les premiers atteints de la maladie, et retournent chez eux, où ils infectent leurs familles, et
y deviennent un foyer nouveau de contagion,
après lui avoir servi de premier véhicule.

Comment supposer en effet que des navires qui sont stationnaires dans des ports où l'air est empoisonné, ne se chargent pas dans leur intérieur d'une atmosphère miasmatique, et que les miasmes n'adhèrent pas avec plus ou moins de ténacité aux parois internes de ces navires, et surtout lorsque le bois en est vieux et vermoulu? Quel bienfait de la Providence pourrait, en pareil cas, garantir de l'infection le bâtiment qui est obligé de séjourner à la Véra-Cruz, lorsque le poison qui y donne la fièvre jaune est amoncelé dans l'air en une telle abondance, que, d'après le savant M. de Humbolt et M. Pariset, il suffit à un homme arrivant d'Europe de traverser rapidement la ville pour contracter la maladie? Ce que je suppose pouvoir avoir lieu à la Véra-Cruz ne se renouvelle-t-il pas chaque jour à la Havane, à la Jamaïque, à Curaçao et dans toutes les autres îles infectées des Antilles? Et cependant les quarantaines que l'on impose aux navires qui viennent de ces contrées n'ont été jusqu'ici que de simples quarantaines d'observation. On n'a jamais soupçonné sans doute qu'il fût possible que l'air d'un bâtiment, le plus sain en apparence, et sur lequel il n'y avait point eu de malades dans la traversée, fût dans le cas de communiquer la fièvre jaune en Europe aux porte-faix et aux ouvriers qui y pénétreraient pour en opérer le déchargement ou le radoub. Cependant les exemples d'une pareille contagion sont trop nombreux pour que l'Europe ne voie pas que l'unique moyen qui lui reste de se garantir de cet épouvantable fléau, est le prompt changement de son code sanitaire, et les purifications des navires qui ont séjourné dans les Antilles, quoique porteurs de certificats de santé, parce qu'après les malheureux accidens de Barcelone et du Port du Passages, on pourra toujours leur dire avec quelque raison, *latet anguis in ligno*....

Mais c'est en spécifiant des faits tous plus concluans les uns que les autres, que je veux démontrer jusqu'à la dernière évidence l'importation de la fièvre jaune par l'intermédiaire de l'air ou des parois des navires qui reviennent de la Havane ou de tous autres lieux suspects.

Je ne rapporterai d'abord que les faits les plus récens observés dans les épidémies de Barcelone, ceux de la rade de Pomègue en 1821, et ce qui s'est passé au bassin du lazaret de Mahon, avant de citer ceux qui sont mentionnés dans les auteurs à une époque antérieure. Des milliers de personnes ont été témoins oculaires des premiers, et les rapports des médecins français ne laissent aucun doute sur leur authenticité. Tout constate que c'est le navire *le Grand-Turc* qui a introduit la fièvre jaune dans le port de Barcelone, que les premières victimes ont été la femme, les enfans et un domestique du capitaine Segreros, qui avait eu l'imprudence de les faire passer un jour seulement sur son bord. La femme, la belle-sœur du contre-maître du même bâtiment, infectées de la même manière, périrent également, et l'on raconte enfin que des quarante personnes qui, le 15 juillet, montèrent sur *le Grand-Turc* pour voir le spectacle des joûtes, trente-cinq succombèrent peu de temps après, atteintes d'un véritable vomissement noir. Il en fut de même des quatre frères Prat, charpentiers, qui avaient travaillé sur ce brick. Le même accident se renouvela encore sur trois ouvriers du charpentier Salederico, qui avaient été occupés au radoub du *Taille - Pierre*. On cite encore un employé des douanes, qui avait pris la maladie le 10 août à bord de ce navire, et qui mourut le lendemain. C'est aussi sur ce bâtiment qu'une femme de Sitjes prit la maladie et la porta chez elle le 25 juillet. C'est par cet intermédiaire que la fièvre jaune pénétra dans Barcelonette. On a aussi remarqué que le premier malade qu'il y a eu à Barcelone a été un meunier qui avait travaillé sur un bâtiment du port. D'ailleurs il est reconnu que la maladie se propagea avec une effrayante rapidité dans Bar-

celone après la fête du 15 juillet, où des capitaines
firent venir sur leurs bords leurs femmes et leurs
amis ; des matelots y gardèrent même leurs femmes pendant plusieurs jours (1).

L'histoire de la fièvre jaune de Pomègue ne
nous apprend-elle pas aussi que c'est le brick du
capitaine Mold qui l'introduisit dans cette rade,
et qui la communiqua à sept bâtimens voisins par
l'ouverture de ses écoutilles ? Et n'est-ce pas sur
trois de ces bâtimens infectés que les deux frères
Dimétri et Nivière, gardes de santé de Marseille,
ont contracté la contagion qui les a fait périr au
lazaret de la même ville ? L'air du brick *le Nicolino*
renfermait donc le principe d'une maladie qui,
contractée à Malaga, s'est exaspérée à bord par
les miasmes que Ramus-Stobrey y a déposés, en
restant abandonné pendant trois jours à fond de
cale ; ce qui nous explique comment elle est devenue si virulente sur le navire de Mold, et si
meurtrière sur celui de Chiozotto, qui le premier
en a reçu directement l'infection.

Les événemens passés en 1802 sur le vaisseau
américain *la Colombia*, ancré dans le port de
Marseille, sont encore une preuve de l'importation de la fièvre jaune par le moyen de l'air ren-

_____

(1) *Histoire médicale de la fièvre jaune observée à Barcelone
en 1821*, par MM. Bally, François et Pariset.

fermé dans son intérieur. Ce navire, après dix jours d'une quarantaine de simple observation, fut admis à libre pratique. Tout son équipage jouissait d'une bonne santé. Cependant trois hommes tombèrent malades quelques jours après son admission, et deux succombèrent ayant eu une véritable fièvre jaune d'Amérique. Ce bâtiment n'avait aucune marchandise réputée susceptible, et contenait seulement 1225 caisses de sucre. Ce n'est qu'après le déchargement des marchandises que la contagion commença à éclater sur son bord. Il faut donc reconnaître ici que puisque *la Colombia* était revenue de la Havane avec patente nette, qu'elle n'avait eu aucun malade dans sa traversée, que ce n'est que lorsque l'air intérieur du bâtiment a été agité par l'enlèvement et le transport des marchandises, que les miasmes qu'il renfermait ont donné des signes de leur funeste présence sur sept malades, dont cinq ont péri de la fièvre jaune; il faut donc reconnaître, dis-je, que ce navire s'était chargé de ces miasmes durant sa station à la Havane, et qu'avant d'arriver à Marseille la contagion était latente; exemple mémorable et qui doit faire chaque jour trembler pour la santé publique.

En 1804, deux gardes de santé appelés Pelissier et Caron, placés le 8 octobre à bord du brick *le Guillaume*, commandé par le capitaine Jean Guimbert, Danois, qui était parti de Malaga le 25 août précédent, et avait perdu trois hommes de la fièvre jaune dans la traversée, furent atteints l'un, et l'autre de la même maladie durant leur quarantaine à Pomègue, et moururent bientôt. Le même mois vit également périr le nommé Barthélemy, garde de santé à bord du capitaine danois Thersen Bouhn, à la suite de la même contagion contractée par ce garde sur le bâtiment qu'il surveillait. Trois autres capitaines danois et un suédois eurent en même temps sur leur bord la fièvre jaune dans la rade de Pomègue, et deux en furent pareillement les victimes. Si l'on se rappelle que c'est à la même époque et dans la même année que cette maladie fut importée simultanément d'Amérique à Livourne, à Cadix, à Cordoue, à Carthagène, à Grenade, à Alicante, à Antequerra, à Gibraltar, à Malaga, et jusqu'à Peccon-de-Velez en Barbarie, on voit tout ce que l'Europe méridionale a à craindre des bâtimens qui viennent des régions équatoriales, lorsqu'ils ont été soumis dans leur station à l'influence d'une atmosphère pestilentielle, telle que celle de la Havane, de la Véra-Cruz, de Porto-Bello, et autres ports insalubres de l'Amérique du sud.

Le récit de ce qui a eu lieu dans le bassin du

lazaret de Mahon, sur les bâtimens qui y avaient été envoyés en quarantaine, de Malaga et de Barcelone, laisse si peu de doute relativement à l'infection de l'air que les bâtimens renfermaient, que presque tous les gardes que l'on y avait mis pour diriger les fumigations ont été successivement attaqués, et il en est mort vingt-huit.

Pour donner encore une plus grande authenticité à ce récit, j'ai cru devoir rapporter l'extrait littéral de ce qu'ont écrit à ce sujet les médecins français envoyés à Barcelone (1) : « Le capitaine du brick *l'Alexandre* envoya au lazaret de Mahon six malades, parmi lesquels se trouvait le nommé Antonio Spinetta. Cet homme avait à Mahon un beau-frère appelé Diego Cancros. Instruit de l'arrivée de son beau-frère, Diego sollicite et obtient la faveur de l'aller soigner à l'infirmerie. Antonio guérit; lui et Diego vinrent ensuite à bord de *l'Alexandre*. Le 5 septembre, Diego est attaqué de la fièvre jaune ; le 11, il avait cessé de vivre. L'air du lazaret l'avait épargné ; l'air du bâtiment lui donna la mort.

» La frégate *la Liberté*, revenue de la Havane, entra à Barcelone le 28 juin 1821. Le capitaine, Jacques Sandras, se retrouvant dans sa famille, vit surtout ses deux frères. Il communiqua la fièvre

(1) Ouvrage cité pag. 123 et suiv.

jaune à l'un d'eux, qui était tonnelier; cet homme
en mourut, ainsi que toute sa famille, composée
de cinq personnes. Un malade sortit de la frégate le 1er août; le 10, quatre autres en furent
tirés. Le 10, conduite à Minorque sous le commandement du capitaine Pablo - Soler, elle fit
d'autres pertes dans la traversée; et, pendant son
séjour au lazaret, elle eut six malades, dont cinq
ont perdu la vie. On comprend du reste qu'à peine
admise dans le bassin du lazaret, le 21 août, elle
envoya tous les malades aux infirmeries, et ne
garda que les matelots en santé. Pour subir les
opérations purificatoires, il fallut qu'elle fût dé-
chargée : or, elle avait quatre cents pipes de vin
qu'elle n'avait pas, certes, rapportées d'Amérique,
mais qu'elle avait prises probablement à Malaga ;
où elle avait débarqué des hommes et des marchandises. Pour loger ce vin il fallait de l'emplacement, et les magasins du lazaret n'en avaient
plus. Quel parti prendre? Voici ce qu'on ima-
gina. Un brick de Mahon appelé *le Quimet*, ayant
à bord huit travailleurs et un garde, devait se
placer à distance convenable et sur le flanc de la
frégate; la frégate devait jeter à la mer les pipes
de vin, le brick devait les repêcher : on se met à
l'œuvre; écoutez ce qu'il suit. Le 29, le *Quimet*
eut un malade; le 30, un autre; le 31, quatre autres;

le 2 septembre, deux autres; le 13, un autre, qui fut le dernier; en tout neuf. Les neuf hommes du brick ont donc tous été saisis de la fièvre jaune, et sur ces neuf, huit ont péri; et dans ces huit morts, il faut comprendre le garde de santé, lequel enfreignant les ordres qu'il avait reçus, permit aux huit travailleurs du brick de communiquer avec les gens de la frégate. Mais les hommes qui étaient restés sur la frégate se portaient bien ; où donc était le principe du mal ? dans les vêtemens de ces hommes, *ou dans l'air du navire.*

» Passons à un autre fait encore plus singulier. Le brick *le Tellus* quitta la Havane le 21 juin ; il avait jeté deux cadavres à la mer. Il se rendit au lazaret de Mahon, et y jeta l'ancre le 25 août. Il avait à bord vingt - quatre hommes d'équipage et dix - neuf passagers. On s'occupa de son déchargement; huit travailleurs y furent employés : ils eurent achevé le 4 septembre; le 5, on se mit à nettoyer le bâtiment; le 6, un garde de santé se trouva malade; les 9, 11 et 13, cinq travailleurs le furent. Le 16, un second garde de santé tomba lui-même ; en tout sept, qui tous les sept moururent de la fièvre jaune la mieux caractérisée ; tandis que, depuis plus de soixante-dix jours, les quarante-trois personnes qui étaient à bord jouissaient de toute leur santé. Encore une fois, où était ici le germe du mal? Dans les personnes, on ne le saurait dire, d'après ces soixante-dix jours d'une santé qui ne fléchitpas; le germe était plus sûrement dans l'air du navire(1).»

Dans son mémoire sur l'épidémie de Palma, le docteur Almodovar cite des faits qui démontrent avec la dernière évidence le même mode de contagion que celui que je viens de rapporter. Je choisis les deux suivans de préférence à tant d'autres. « Le courrier de Mahon, le chebeck *la Constitution*, capitaine Diego Lluch, arriva le 13 août 1821, venant de Barcelone. Il apportait patente suspecte, mais n'avait aucun malade. On lui donna cinq gardes de santé, et on l'envoya au lazaret. Bientôt cinq passagers furent malades; ainsi que les cinq gardes. Sur ces dix hommes, deux seulement se sauvèrent. Il en mourut huit,

(1) Il est impossible de ne pas reconnaître dans l'air seul de ces navires qui sont revenus de la Havane, le principe de la contagion. Ce n'est que lorsque ces bâtimens ont été déchargés et que l'atmosphère miasmatique qu'ils renfermaient à fond de cale a été agitée et respirée, que la maladie s'est déclarée. Des circonstances semblables seront dans le cas de se renouveler très-fréquemment dans tous les ports du midi de l'Europe, tant qu'un nouveau régime sanitaire ne sera pas imposé aux navires qui font le commerce des Antilles et qui ont stationné dans les pays à fièvre jaune. Depuis le commencement de ce siècle nous sommes menacés d'un danger imminent par l'horrible fléau qui a si souvent ravagé la péninsule.

et dans ces huit furent compris les cinq gardes, dont la maladie eut une violence extraordinaire. !

« La frégate *la Viergen* de Los-Angelos, qui faisait partie du grand convoi venant de la Havane, arriva à Carthagène après la quarantaine d'usage. Comme elle n'avait point de malade, elle allait être admise à libre pratique, lorsqu'on reçut la nouvelle du désastre de Barcelone. Justement alarmée de cette nouvelle, la junte de Carthagène croit devoir soumettre la frégate à un supplément de quarantaine. On lui donne des gardes de santé et même quelques travailleurs pour préparer son déchargement. Presque tout de suite ces travailleurs et ces gardes furent attaqués de de la fièvre jaune la plus violente, et ils périrent en peu de jours. Ce fut alors que la frégate fut expédiée pour le lazaret de Mahon. Elle y arriva le 3o ; elle eut des gardes et des travailleurs, et parmi eux quatre malades, qui périrent tous les quatre de la fièvre jaune. » Ces deux faits n'ont pas besoin de commentaire, et me dispensent de recourir à l'autorité de nouvelles preuves pour établir un point de doctrine qui repose sur l'expérience et qui rentre si bien dans le système et les théories des infectionnistes, puisqu'ils nient la contagion à bord des bâtimens qui reviennent des Antilles. Ils seront du moins forcés d'admettre

dans quelques cas, rares à la vérité, mais toujours,
trop nombreux, que la fièvre jaune règne dans,
l'intérieur de quelques-uns de ces navires, et s'y
communique dans les ports de notre continent,
par la voie de l'infection, véhicule qui est au reste,
bien plus terrible que celui que l'on cherche à
repousser aujourd'hui avec tant de raison. En,
effet, si l'atmosphère qui entoure un malade est
en général assez viciée pour infecter ceux qui la
respirent, le mode de communication, est bien
plus prompt, plus facile et plus dangereux que,
celui qui n'a lieu que par le contact médiat et im-,
médiat, puisque des hommes entièrement étran-,
gers au service direct des malades, tels que les
notaires, les prêtres, et tous ceux qui sont appelés
auprès d'eux par les simples liens du sang, et de
l'amitié, sont exposés à être atteints, sans contact,
du même fléau épidémique. En voulant combattre
l'hydre à cent têtes de la contagion, ils ne voient
pas, les imprudens ! que, par leur faux système,
ils ouvrent une nouvelle porte à une maladie qui
est bien assez épouvantable par ses moyens natu-
rels de communication, sans recourir à une voie,
jusqu'ici inconnue, et qui, sous tous les rapports,
n'exclurait jamais l'ancien mode de sa propagation,
qui est si généralement admis par toutes les écoles,
et contre lequel rien de raisonnable n'a encore,

été prononcé jusqu'ici par ses dissidens. Au reste la doctrine qu'ils veulent établir, loin d'être rassurante pour l'humanité, lui ouvrirait un nouvel abîme, d'où sortirait la source empoisonnée de nouveaux maux, d'autant plus terribles que leur germe serait dans le cas d'être transmis d'une manière inévitable.

Mais si, indépendamment de toutes les preuves ci-dessus rapportées pour constater l'importation de la fièvre jaune par le seul intermédiaire d'un air vicié, ou par celui des parois des bâtimens qui, faisant le commerce des Antilles, ont été saturés de miasmes par leur longue station dans des ports insalubres, il était nécessaire de puiser de nouveaux argumens dans l'histoire des fièvres typhodes et dans celles que la médecine vétérinaire a classées parmi les affections charboneuses, toujours d'une nature plus ou moins pestilentielle, j'aurai les observations les plus curieuses et les plus concluantes à citer.

Sans entrer dans de très-grands détails, je pense que quelques faits suffiront pour nous éclairer d'une manière assez frappante sur ce point de pathologie comparée. En effet, depuis Ramazzini jusqu'à Vicq-d'Azir, il a toujours été reconnu que le typhus des bêtes à cornes, si éminemment contagieux, se communique par des émanations qui se comportent comme celles de · la peste ou du typhus dés armées. Ainsi les miasmes qui, constituent cette maladie épizootique se transmettent par le moyen d'une foule de corps inertes auxquels ils adhèrent. L'herbe sèche, les fourrages secs, les harnois, les litières, les fumiers, les murs, les auges, les râteliers, les mangeoires, en retenant les miasmes, peuvent les communiquer par inoculation. Les médecins vétérinaires les p'us célèbres, tels que Gilbert, Paulet, Chabert, Huzard, Petit, Dupuy, rapportent, dans leurs ouvrages, beaucoup de cas dé contagions analogues qui n'ont pas eu d'autre origine. Il n'y a qu'à voir les précautions sévères et minutieuses qu'ils prennent pour désinfecter les étables et les écuries qui ont renfermé des animaux malades, pour juger de leurs craintes et de leurs soins à cet · égard. Ainsi, ils recommandent d'inonder d'un torrent d'eau bouillante les objets infectés, et les font ratisser ensuite avec des brosses ou avec un balai. Ils font décrépir les murs de face jusqu'à la hauteur de six pieds et recrépir de nouveau ; ils conseillent également de racler les mangeoires et les râteliers, d'ôter la terre du sol, s'il n'est pas pavé ; de passer au feu les ustensiles en fer, de varloper ceux qui sont en bois, de racler les cuirs,

I.   31

de les passer à l'eau de chaux et à l'huile grasse.
Les écuries restent enfin ouvertes jour et nuit, et
ils n'y remettent des animaux qu'après s'être assurés que tous les moyens possibles de désinfection
ont été employés avec autant d'intelligence que
de continuité (1).

Les mêmes auteurs ont observé que les émanations contagieuses s'attachent particulièrement
aux animaux vivans, qui peuvent les transmettre
à d'autres animaux qui périssent de la maladie, quoique les premiers en aient toujours été
exempts. Ils ont vu aussi des chiens, des chevaux,
des poules transporter la contagion d'une ferme
à une autre, quoique ces animaux ne soient pas
susceptibles pour l'ordinaire d'être eux-mêmes
atteints. Mais ils ont observé que ce sont particulièrement les vétérinaires qui, à l'aide de leurs
vêtemens, sont les plus propres à répandre la contagion dans leurs visites.

Enfin, une foule d'exemples constatent que le
typhus des bêtes à cornes se transmet facilement
par l'intermédiaire de l'air, surtout s'il est agité
par le vent; et, au rapport du docteur Bery de
Bruxelles, une étable bien saine, bien isolée sous
tous les rapports, a été infectée, quoique placée

(1) Voyez l'ouvrage qui a pour titre : *Recherches sur les causes
des maladies charbonneuses dans les animaux*, par H. Gilbert

à deux cents pas d'une autre étable où régnait la maladie (1).

Sans doute on pourra, jusqu'à un certain point, dire que les exemples empruntés à la médecine vétérinaire ne sont point applicables à la médecine humaine ; mais qui ignore que dans quelques épidémies d'une nature pestilentielle on a vu le venin mortifère se communiquer d'une espèce à l'autre, ainsi que cela est arrivé en Espagne, où l'on a vu des serins, des poules et des bœufs succomber avec les symptômes d'un véritable vomissement noir, et comme l'avait déjà observé Thucydide dans son admirable description de la peste d'Athènes, en parlant de certains animaux qui périrent également victimes de cette terrible contagion. A l'exemple sans doute de ce qu'avait raconté, avant cet historien, le prince des poètes, en parlant de la peste qui frappa les Grecs au siège de Troie, et qui fit périr les animaux, les chiens et les mulets, avant d'attaquer les hommes.

Les historiens romains qui ont parlé des deux pestes qui ravagèrent le monde sous Marc-Antoine disent qu'elles n'épargnaient pas plus les bêtes que les hommes. Dans la peste de 1502, qui enlevait à Bruxelles quinze cents personnes par jour, et où

(1) *Dictionnaire des Sciences médicales*, art. *épizootie*, par M. Guersent.

les cadavres abandonnés donnaient une telle infection, que les oiseaux en tombaient morts, au
rapport de Gemma, Valleriola et Cardon, qui en
furent les témoins. Serbait, qui a décrit la peste
de Vienne, dit que les hirondelles, qui sont si
nombreuses en Autriche durant l'automne, avaient
tellement déserté, que l'on n'en rencontrait pas
une, et que les oiseaux qui étaient en cages sus-
pendues dans les appartemens périrent tous. Enfin
M. Pariset a consigné dans ses Observations sur la
fièvre jaune de Cadix, en 1819, la note suivan'e,
extraite de l'ouvrage du savant Arejula. «Les chiens,
plus que tous les autres animaux, furent exposés à
la maladie qui affligeait les hommes. Après eux ce
furent les chats, les chevaux, les poules et les
serins; ils mouraient en rejetant le sang par la
bouche. Les chiens mêmes et les chats offrirent
ce dernier symptôme, bien que le plus souvent ils
eussent des vomissemens et des selles de matières
noires. De trois chiens de chasse et deux chats que
j'avais chez moi, aucun ne fut épargné par l'épidémie, et je remarquai que tous eurent des déjections
noires. Les chiens se sauvèrent, les chats périrent;
les chevaux, que je vis expirer, furent pris, ou de
convulsions générales, ou d'un fröid de marbre
aux extrémités. On m'assure qu'à la même époque
des pigeons et d'autres volatiles furent atteints du

mal épidémique. » M. Pariset ajoute : « Dans la
fièvre jaune qui affligea Cadix en 1764, les oiseaux
de basse cour furent également attaqués de l'épidémie. Dans le muséum du collège, on a conservé
des estomacs de ces animaux qui ont été troués
par la gangrène. »

CHAPITRE XXIV.

Peut-on assigner un terme au-delà duquel les hardes, les effets, les marchandises et le bois des navires qui ont été infectés de la fièvre jaune et qui n'ont point subi de quarantaine réglée ne sont plus aptes à communiquer la contagion ? Existe-t-il des observations qui nous prouvent que les corps inanimés atteints de quelques miasmes peuvent se désinfecter naturellement et perdre ainsi leur faculté contagieuse ? Que faut-il penser enfin de l'opinion des hommes de l'art qui croient dans certains cas à la persistance plus ou moins longue des germes icterodes dans les organisations ?

L'HISTOIRE des élémens contagieux de la fièvre jaune ne nous est pas encore assez exactement connue pour que nous puissions répondre, d'une manière positive, à une question qui est toujours d'une si haute importance sous le rapport sanitaire et hygiénique. Bornée dans certaines régions de l'hémisphère équatorial et dans quelques grandes villes maritimes de l'Amérique septentrionale, la fièvre jaune s'est jusqu'ici éloignée du continent européen, si l'on en excepte toutefois les irruptions diverses qu'elle a faites dans la péninsule depuis les deux derniers siècles, et qui y ont laissé des souvenirs si amers de ses funestes ravages. Un grand nombre de médecins espagnols ont décrit avec talent, il est vrai, cette cruelle maladie, et ont publié à ce sujet des ouvrages marqués au coin d'un génie vraiment hippocratique; mais la police sanitaire a été jusqu'ici si malheureusement négligée chez eux, qu'il leur a été impossible d'établir des principes fixes sur le régime des purifications. Les épidémies de Livourne en 1804, et de Pomègue en 1821, ont été à leur tour de trop courte durée, pour que les médecins qui les ont observées aient également pu recueillir des notions assez sûres pour pouvoir déterminer la nature spécifique des miasmes qui les ont produites et nous faire connaître ensuite le mode éventuel de leur propagation, ainsi que les causes qui ont concouru plus tard à leur anéantissement. Nous sommes donc réduits, si nous ne voulons pas nous égarer, à invoquer ici le secours de l'analogie, et à fonder le salut public sur la législation sanitaire dirigée jusqu'à ce jour contre le virus pestilentiel, en attendant une plus longue expérience; aucun autre code ne saurait nous guider avec autant de succès dans l'adoption des mesures préservatrices qui nous sont commandées si impérieusement par la crainte que nous inspire

la nouvelle contagion. En assimilant les miasmes
de la fièvre jaune à ceux de la peste, je ne veux
point établir une filiation forcée et confondre leurs
élémens spécifiques dans un foyer commun de
contagion; mais il est trop généralement reconnu
aujourd'hui que le mode de la propagation des
miasmes de l'une ne diffère pas tellement de celui de l'autre que nous ne puissions les réunir
dans le même réglement sanitaire. En effet, les
auteurs qui ont écrit sur la peste nous appren-
nent tous que le germe de ce terrible fléau a toujours été importé de son pays natal en Europe par
la voie du commerce et par celle des marchandises
infectées. Telles furent, à diverses époques, les
grandes pestes de Constantinople, de Messine, de
Rome, de Londres et de Marseille. Nous pourrons
donc rapporter naturellement à l'histoire de la
fièvre jaune sur notre continent les faits qui constatent la conservation plus ou moins prolongée
du virus de la peste dans les corps qui en ont
été empreints, et qui sont devenus fortuitement
ensuite les agens matériels de l'infection. Ainsi
Forestus nous cite, dans sa vingt-deuxième observation, l'accident arrivé à un jeune homme qui
avait contracté la peste dans une maison où il était
mort; six mois auparavant, quelques pestiférés,
pour avoir touché une toile d'araignée qui s'était

détachée d'une tablette. L'exacte et véridique'
Diemerbroëck raconte qu'un apothicaire fut atteint d'un charbon pestilentiel pour avoir soulevé
avec le pied de la paille qui avait servi à des pestiférés, quoiqu'elle eût été exposée pendant huit
mois au vent, à la pluie et à la neige. Suivant
Alexander Benedictus, un matelas ou une couvèr-
ture ont pu donner la peste sept ans après avoir
été infectés, et on lit dans Théodore de Mayence,
qu'un ouvrier, à Paris, fut pris de la peste pour
avoir retiré des décombres d'un mur de vieilles
hardes souillées de sang et de pus des pestiférés,
quoique ensevelies depuis plusieurs années. Cette
infection particulière donna ensuite lieu à une
peste qui devint générale dans cette ville. Mais
l'observation rapportée par Van Swieten est encore
plus extraordinaire, puisque ce fut aux miasmes
conservés pendant trente-quatre ans dans des
maisons infectées en 1679, que la peste de Vienne
de 1713 dut sa funeste origine. Taincevella nous
cite un fait à peu près analogue, puisque des cordes
qui avaient servi, durant la contagion, à emporter
les malades et les morts, et qui furent traînées,
après une vingtaine d'années, dans un coin ignoré
pour les faire servir à une cloche, donnèrent la
mort à celui qui les avait découvertes, laquelle fut
suivie de celle d'environ dix mille personnes.

On lit dans la Relation de la peste de Toulon, par d'Outacheux, que quelques particuliers avides, ayant trouvé dans une petite île un ballot d'étoffes de soie qu'on avait caché lors de la contagion, l'ouvrirent et se le partagèrent ; ils prirent la peste, qu'ils communiquèrent à leurs familles et qui fut portée par un de leurs voisins à Toulon, où elle n'aurait pas pénétré sans cette imprudence (1).

Le célèbre Van Swiéten rapporte aussi qu'après la première peste de Varsovie, la femme d'un orfèvre de cette ville, se trouvant à la veille d'accoucher, ramassa des matelas qui avaient servi un an auparavant à des pestiférés, et les mit à son lit pour être plus à l'aise. Bientôt elle tombe malade, des bubons paraissent ; elle accouche heureusement, mais elle périt, elle et son enfant, à la suite d'une grande hémorrhagie ; peu après, son mari mourut aussi avec des bubons et des charbons, et successivement vingt autres personnes ; de sorte qu'on fut obligé de séparer les malades d'avec les sains pour étouffer ce fléau, qui ne cessa pourtant qu'au bout de quatre mois (2).

Ce sont sans doute des exemples de cette espèce qui ont fait dire au professeur Fodéré qu'il n'y

(1) *Relation de la peste de Toulon*, pag. 65.
(2) *Caumont. in aphor.* Boerhaav. 1406

a point de prescription pour les choses relativement à leur faculté contagieuse. Cette conclusion,
beaucoup trop absolue, prouve cependant combien le virus pestilentiel est tenace dans certaines
circonstances, et quelles précautions hygiéniques
l'on doit prendre après une épidémie de cette
nature, afin de prévenir son renouvellement.

La peste introduite en 1816 à Noja, dans le
royaume de Naples, ne reconnaît également pour
cause que l'ouverture d'une caisse qui contenait
depuis plusieurs années des effets contagiés.

Les Français qui habitent dans le Levant, quoique continuellement occupés à prendre des mesures préservatrices pour repousser la contagion
de leurs demeures, en sont néanmoins souvent
atteints par les circonstances les plus fortuites et
les plus extraordinaires. Ainsi on a vu à Constantinople une cuisinière d'une maison séquestrée
être atteinte du fléau de la peste, pour avoir eu
l'imprudence de sentir à travers un grillage de fil
de fer posé à une fenêtre, une fleur que lui présenta un homme bien portant, et qui lui faisait
cette gentillesse en signe d'amitié.

Un autre fait non moins extraordinaire est celui
qui concerne la demoiselle Olève, fille d'un riche
négociant de Marseille, résidant à Constantinople,
qui s'inocula la peste en touchant avec la main le

manteau que son père venait de déposer sur un
arbuste de son jardin en rentrant dans sa maison,
quoiqu'il n'y eût à cette époque aucune contagion reconnue (1). Ce fut quatre heures après ce
contact que cette jeune et infortunée demoiselle
ressentit en dansant les premières atteintes du
mal, et vingt-quatre heures après elle n'était déjà
plus. La contagion ne se communiqua à aucune
autre personne de la maison, grace aux mesures
qui furent prises pour s'en préserver.

Je tiens de M. Blancard, ancien capitaine marin, auteur d'un ouvrage très-estimé sur le commerce de l'Inde, et membre de l'académie de
Marseille, la note suivante. « En 1759, me trouvant
à Alexandrie, un bâtiment venu de Constantinople y porta la peste. A la même époque, le sieur
Vian, capitaine en second sur un navire français
commandé par le capitaine Garick, de la Ciottat,
se sentant indisposé, débarqua. Par mon intermédiaire, le consul français lui accorda un maga-
sin extérieur à la maison consulaire. Trois ou

(1) Tous les Européens qui habitent Constantinople et les autres
villes du Levant ont l'habitude d'exposer leurs manteaux et
leurs habits, au serein et à l'air dans leurs jardins et sur les
terrasses de leurs maisons, lors même que la santé publique n'est
point compromise. Dans les temps de la contagion, ils restent
en quarantaine chez eux, et ne communiquent avec le dehors
qu'avec les précautions d'usage.

quatre jours après, il se manifesta un bubon pestilentiel sur la cuisse droite du sieur Vian, qui, se
croyant perdu, eut le courage de se déterminer
à faire avec un rasoir l'ouverture de ce bubon.
Voulant néanmoins se disposer à la mort, il fit
appeler le curé de la nation française, homme
plein de vertu et qui s'était dévoué à assister spi-
rituellement les pestiférés. Le sieur Vian pria ce
digne prêtre, qui venait de le confesser, de prendre
dans sa malle une chemise et de la lui donner.
Le curé ouvre la malle, tombe asphyxié et meurt;
le sieur Vian fut sauvé.

» Le navire de ce capitaine partit ensuite d'A-
lexandrie ayant à bord deux cent cinquante Turcs
venant du pélerinage de la Mecque et allant à
Alger. Un mois après son départ, il ne restait plus
à bord que deux matelots vivans.

» La peste fut cette année très-meurtrière en
Égypte; Alexandrie perdit quatorze mille habitans
sur trente-cinq mille ; au Grand-Caire, la mortalité était de quatre à cinq mille par jour; et la
perte générale fut d'environ un million. C'est bien
le cas, ajoute M. Blancard, de demander, apres
de si tristes exemples, l'habit des pestiférés pour
s'en revêtir. »

Les deux faits suivans se sont passés de 1807
à 1812, et ne sont pas moins curieux que ceux

qui précèdent. Un·barataire français mourut à Buckarest; les scellés furent mis sur ses effets; plusieurs caisses furent déposées dans la chancellerie de France, clouées, cordées et cachetées. Sept ans après, une maison française d'Andrinople reçut procuration pour faire sortir de la chancellerie du consulat de France à Buckarest les effets de ce barataire. Cette maison reçut une de ces caisses, remplie de pelisses. Le chef de cette maison d'Andrinople fit lui-même l'ouverture de cette caisse; il se plaignit de suite d'un violent mal à la tête; il dit qu'il avait éprouvé une commotion qui avait ébranlé tout son être. Il se lava avec du vinaigre. N'éprouvant aucun soulagement, il se mit au lit. Le médecin fut appelé; il assura que le malade était atteint de la peste. On ne prêta aucune foi à son assertion, la peste ne régnant ni à Andrinople ni à Buckarest depuis quelques années. Le troisième jour il mourut. Deux bubons rouges s'étaient manifestés le second jour; le dernier, il en sortit un troisième, noir comme du charbon. Deux domestiques et la belle-sœur du malade, qui l'avaient soigné, périrent quelques jours après de la même maladie.

Un général autrichien, commandant à Hermanstadt en Transylvanie, reçut par contrebande une boîte en fer-blanc dont le couvercle était soudé,

et contenait un flacon d'essence de rose enveloppé de coton. Il envoya son domestique chez
un ferblantier, avec ordre de faire dessouder le
couvercle de ce flacon, et lui recommandant de
ne point l'ouvrir, mais seulement de se bien assurer qu'il était détaché de la boîte en le faisant
tourner. Au retour du domestique, ce général se
plaça à une des croisées de sa chambre, ouvrit la
boîte, prit le coton avec des pincettes, le jeta dans
l'eau, et mit le flacon sur sa table. Il éprouva de
suite une espèce d'asphyxie. Le mal de tête devint
si violent, que les yeux semblaient être sortis de
leur orbite. Le chirurgien-major de l'hôpital fut
appelé de suite, fit son rapport au gouverneur-
général, le comte Suitrenski, qui ordonna de le
faire transporter à une infirmerie de l'hôpital. La
peste se manifesta avec tant de violence, qu'il
périt dix-neuf heures après son infection.

Le docteur Savarési rapporte que M. Jaquemard
en Égypte, en s'appuyant un seul instant avec la
main sur un coffre empesté doublé en cuir, prit
la peste et mourut en quarante-huit heures ; qu'un
négociant européen établi à Alexandrie y contracta
la peste en l'an VII, en touchant simplement une
lettre qui provenait d'un pestiféré ; et Papon dit
aussi que, durant la peste qui, en 1436, ravageait
le Portugal, le roi Édouard, s'étant retiré dans le

monastère dè Thornast pour l'éviter, la prit par une lettre qu'on lui fit passer après l'avoir infectée.

Si, d'après les faits ci-dessus rapportés, il est hors de doute que le virus pestilentiel peut rester pendant long-temps inerte et caché dans les corps qui le récèlent, sans perdre la faculté contagieuse, et donner ensuite lieu à une nouvelle infection dès qu'il sera libre et mis en contact avec des objets qui s'en chargent et peuvent transmettre à leur tour ses funestes émanations, nous pourrions aussi rapporter beaucoup d'observations analogues pour ce qui concerne le sommeil et l'expansion instantanée des miasmes de la fièvre jaune. Les faits relatés dans le chapitre xix, et qui sont extraits des savans écrits de Lind, de Currie, de Smith, de Rush, d'Arejula, de Palloni, de Tomassini, et ceux que vient de nous faire connaître tout récemment l'*Histoire médicale de la fièvre jaune de Barcelone* sont, sans contredit, plus que suffisans pour établir cette affinité de principes et d'action dans ces deux grandes fièvres miasmatiques. On y voit, en effet, que des tissus et des lieux infectés depuis plusieurs années ont communiqué la contagion dans différentes contrées et sous différens climats, et que le venin avait toujours acquis un plus grand degré de virulence par le seul effet de son séjour et de sa concentration dans les objets contaminés. Ce serait donc inutilement pour les progrès de l'art que je rapporterais ici tous les cas mentionnés par ces divers auteurs, puisque, aux yeux des hommes impartiaux et éclairés, la doctrine que je soutiens est trop clairement démontrée pour qu'il soit nécessaire de chercher encore à la fortifier, en entassant les lumières éparses et surabondantes d'une stérile superfétation (1).

J'ajouterai de plus, que tout ce qui est relatif

(1) On lit dans le Traité de médecine légale de M. Fodéré, t. v, pag. 438, « Le gouverneur de Malaga en 1804, ayant ordonné de brûler, sur une place désignée, tous les effets et tous les meubles qui avaient servi aux mourans et aux malades, de quelque prix et quels qu'ils fussent, un crucifix de bois qui avait été tenu à la main d'un décédé pendant qu'il était à l'agonie allait être jeté au feu, lorsque le porte faix qui était chargé de cet emploi le présenta au peuple après lui avoir adressé la parole en ces termes : *Pauvre Christ, ce n'était pas assez que les Juifs t'eussent crucifie, il fallait encore qu'on te brûlât à Malaga !* Aussitôt grande rumeur, le peuple s'ameute, le crucifix n'est pas brûlé, le gouverneur l'enferme; on écrit en cour, il est disgracié, le crucifix est exposé dans une balustrade à la vénération publique. C'est là où cinq hommes en allant le toucher, le baiser à leur aise, contractent la contagion et en deviennent bientôt les victimes. » Ce fait a été attesté à M. Fodéré par M. le docteur Soria, premier médecin de S. M. le roi Charles IV, homme très-véridique d'une profonde science, et avec lequel j'ai été personnellement lié, lorsque j'ai eu pendant quatre ans, à Marseille, l'honneur d'être le médecin ordinaire de ce prince infortuné.

à la propagation de la fièvre jaune et à la conservation de ses miasmes dans les hardes et les marchandises, se renouvelle tous les jours parmi
nous au sujet de nos typhus des prisons, des hôpitaux ou des armées. L'inoculation dans ces deux
fièvres est encore la même, et, en allant plus
loin, on en retrouve des traces d'une identité parfaite jusque dans le typhus des animaux (1).
Ainsi on peut dire que l'histoire de ces différentes
contagions est soumise en général aux mêmes
lois physiologiques dans tout ce qui a rapport à
leur origine, à leur reproduction et à leurs af-
freuses suites.

Je suis donc autorisé à conclure d'après tous

(1) Les vétérinaires et les fermiers n'ignorent point que les
murs des étables, les rateliers, les litières qui ont servi à des animaux atteints de la fièvre charbonneuse ou de toute autre maladie épizootique, communiquent fréquemment la contagion,
lorsque ces objets n'ont pas été suffisamment désinfectés. Les
miasmes peuvent rester très-adhérens aux corps qui les renferment, surtout s'ils sont attachés à des tissus de laine, et résister
quelquefois aux moyens de purification les plus actifs. Ainsi,
Paulet rapporte qu'un morceau d'étoffe imprégné du virus pestilentiel, soumis à l'action des acides minéraux les plus forts,
même fumans au point d'en être corrodés, insinué sous la peau
d'un animal sain, lui communiqua la maladie Cet exemple nous
prouve combien nos moyens ordinaires de désinfection seraient
peu efficaces, si par un effet tout particulier de la divine Providence, nous n'étions à chaque instant préservés de la contagion
dans mille circonstances de la vie.

les faits que je viens de rapporter, et qui constatent que les miasmes pestilentiels ictéroïdes et ty-phodes peuvent repulluler à des intervalles plus ou moins éloignés de leur première irruption, qu'il n'y a point de termes fixes hors des quarantaines, pour regarder la contagion comme entièrement éteinte, dans les corps qui en ont été primitivement infectés, et que tout dépend, dans ce cas, des circonstances concomitantes. Ainsi on jugea que les hardes et les marchandises qui ont été entassées et privées du libre accès d'un air pur et souvent renouvelé, seront bien plus propres à conserver les miasmes, et à les répandre ensuite, par le moyen du contact ou de l'infection, que celles qui, étant placées dans des lieux spacieux et aérés, se purifient si promptement par les seuls effets de la ventilation. Ainsi tout ce que l'on peut dire sur les miasmes en général, relativement à la conservation de cette faculté contagieuse, ou à la perte de cette même faculté, sera toujours en rapport avec les circonstances locales qui auront présidé à l'exposition directe des différens objets qui ont été infectés.

Si l'histoire des anciennes épidémies pestilentielles qui ont ravagé l'Europe pendant tant d'années nous prouve qu'elles ne devaient leurs funestes progrès qu'à l'oubli des lois sanitaires

et à l'ignorance complète du caractère contagieux
de ces maladies, cette même histoire sert également à nous faire connaître aujourd'hui, que le
principe malin qui les avait formées finissait par
s'éteindre naturellement, et sans aucun secours
hygiénique; autrement leurs ravages, en devenant
perpétuels, auraient détruit infailliblement les
populations entières des contrées qui en avaient
reçu le principe. Pense-t-on en effet qu'il fût
possible que la peste suspendît ses ravages dans
tous les pays où règnent les préjugés de l'isla-
misme, une fois qu'elle y aurait éclaté, s'il n'y
avait quelque chose dans la nature de ses miasmes, qui en amène insensiblement la destruction! C'est ce qui nous explique pourquoi il est
généralement reconnu à Constantinople qu'après
une ou deux années cette maladie se détruit d'elle-
même, et a besoin d'une nouvelle importation
pour reparaître. Ce fait nous explique aussi comment l'Égypte, qui est le lieu où la peste a son
origine, la voit chaque année s'éteindre, aux approches du solstice d'été, pour revenir, avec plus
ou moins de fureur, à des époques indétermi-
nées, et pourquoi les soixante-six communes de
la Provence en ont été délivrées après la terrible
explosion de 1720; car dans cette dernière ca-
tastrophe on ne supposera jamais que la désin-

fection des objets contaminés ait été assez générale et assez parfaite, pour que tous aient pu être exactement purifiés.

Il en est de même de la fièvre jaune qui, en 1821, a ravagé Barcelone, Tortose et Mequinenza. On ne dira certainement pas que ce sont les mesures sanitaires et la vigilance de la police qui ont étouffé dans ces villes le germe de reproduction de cette fièvre, et en ont empêché le renouvellement en 1822. Le miracle de la préservation a été seul jusqu'ici l'effet de la Providence, et, bien heureusement pour l'humanité, on aperçoit encore les mêmes résultats dans toutes les maladies de mauvais caractère et à type contagieux, surtout lorsque l'exposition au grand air, à la pluie et au vent, favorise promptement la dissipation de leurs miasmes dans le vaste océan de l'atmosphère.

C'est cette désinfection par le moyen de l'air, qui a donné aux Européens établis dans le Levant et aux villes qui, dans le moyen âge, ont eu des relations fréquentes dans cette contrée par la voix du commerce, la première idée d'établir des lazarets et des quarantaines pour les personnes et les marchandises soupçonnées d'être atteintes du virus pestilentiel. Ces établissemens, qui ont été le salut de l'Europe, et surtout de l'Europe méridionale, ne sont, à mon avis, que des grands bassins aériens, où la purification s'exécute plus par l'influence des principes constituans de l'atmosphère que par les ingénieuses combinaisons de l'art, quoique l'intelligence humaine ait toujours été appelée à en diriger dès leur origine, avec tant de certitude, les merveilleux effets.

Ainsi, il ne peut rester aucun doute sur la désinfection qui s'opère chaque jour après les grandes épidémies, par les seules circonstances atmosphériques. C'est à cet éclatant bienfait de la Providence, que l'état social doit évidemment sa conservation et sa perpétuité. Qu'elle cesse un moment d'étendre sur lui sa main protectrice, et le monde ne sera bientôt plus qu'un désert.

L'opinion admise en dernier lieu par quelques médecins, relativement à la persistance du germe des typhus d'Amérique dans les organisations pendant une ou deux années, serait des plus accablantes pour l'humanité et semblerait devoir faire regarder comme entièrement inutiles les établissemens sanitaires, si elle pouvait acquérir l'autorité d'une doctrine universelle, et faire loi en matière d'hygiène publique. Mais le système actuel de nos lazarets, qui depuis plusieurs siècles a toujours préservé l'Europe de l'invasion de la peste ; l'expérience acquise depuis vingt ans dans

la péninsule, au sujet de la fièvre jaune, où la séquestration s'est montrée, dans les villes qui l'ont
adoptée, si éminemment préservative; le souve-
nir de ce qui s'est passé à Marseille lorsque cette
fièvre y a été importée en 18o4 et 1821, réfutent
hardiment cette opinion, et sont bien loin de pouvoir nous présenter un seul exemple d'une incubation aussi prolongée. Cependant un homme
auquel on ne peut disputer les connaissances les
plus profondes sur la fièvre jaune qui a régné si
fréquemment en Espagne depuis le commencement de ce siècle, le célèbre Arejula, s'exprime
dans un sens tout contraire. « Je pense, dit-il,
que lorsque la saison vient apporter un terme à
la maladie, il est de ses sujets qui ayant reçu le
germe contagieux, le gardent tout l'hiver et tout
le printemps suivant; immobile jusque-là, ce
germe ne s'éveille et ne se développe qu'à l'époque
favorable, c'est-à-dire dans l'été. » — « M. Arejula,
ajoute M. Pariset, justifie ce qu'il avance par
des analogies décisives; la petite vérole, la vaccine, la rage, inoculées, offrent des variations
toutes semblables. On connaît les exemples cités
par Mead et Galien de ces deux hydrophobies qui
ont éclaté, l'une onze, et l'autre douze mois après
la morsure. Ce dernier fait s'est renouvelé il y a
peu d'années à Grenade. Actuaines, au rapport

de Freind, a vu le même fait, et Paul d'Égine
affirme qu'on n'a vu quelquefois paraître l'hydrophobie que sept ans après l'inoculation. Le docteur Roussel, de Lyon, vient de citer pareillement
dans le journal de cette ville, du mois de mars 1824,
l'exemple d'une hydrophobie survenue chez un
charcutier, huit mois après une morsure qui lui
avait été faite par un chat enragé. Mais si le germe
de la fièvre jaune, reçu et caché chez un ou plusieurs sujets, peut franchir une année entière sans
agir et sans se décomposer, pourquoi, dans une or-
ganisation humide, molle, et peu propre à en ressentir l'impression, ne franchirait-elle pas ainsi
plusieurs années de suite? Cette supposition admise même pour une seule année, voilà le moyen
de perpétuer la maladie, et par conséquent de
la rendre endémique.... De tout cela il suit, ce
me semble, que plus on multiplie les combinaisons, plus il se présente de chances pour que
la fièvre jaune se naturalise décidément en Espagne, et peut-être en Europe : conclusion conforme d'ailleurs à l'opinion que se sont faite quelques médecins espagnols, entre autres M. Salva,
de Barcelone, savoir, que cette fièvre n'est ni
exotique ni nouvelle (1) ». On voit clairement

_____

(1) *Observations sur la fièvre jaune*, par M. Pariset, pag. 105
et 106.

par ce passage, que M. Pariset n'est pas éloigné de partager l'opinion des savans docteurs de Barcelone; mais sauf quelques faits extraordinaires qui rentreront toujours dans la classe des exceptions, dont toutes les branches des sciences naturelles nous offrent, au reste, un petit nombre d'exemples, il sera toujours vrai de dire que la persistance, dans les organisations, du germe des maladies contagieuses dérangerait au contraire les lois de la nature, puisqu'elle tendrait à rompre continuellement la chaîne d'harmonie que le Créateur a si merveilleusement établie parmi les hommes qu'il a destinés à vivre sous l'égide respective des droits et des devoirs sociaux. D'ailleurs j'ai déjà dit ci-dessus comment l'apparition des fièvres jaunes sporadiques détruit tout système au sujet de la préexistence du germe ictérique dans les organisations.

CHAPITRE XXV.

La distinction des objets susceptibles ou non susceptibles de transmettre le virus pestilentiel, admise jusqu'à ce jour dans nos réglemens sanitaires, peut-elle être appliquée sans danger au régime de la fièvre jaune et du choléra-morbus ? Ne serait-il pas plus conforme à l'état actuel de nos connaissances sur l'hygiène publique, de créer un code sanitaire spécial pour les nouvelles contagions, et de regarder indistinctement tous les corps comme plus ou moins susceptibles de se saturer de miasmes et de les répandre par communication, en exceptant toutefois quelques substances en petit nombre telles que les liquides, les acides, les graisses qui, d'après une longue expérience, ont toujours été reconnues exemptes de cette dernière faculté ?

C'EST une idée bien étrange, sans doute, que celle qui est attachée depuis de si longues années, par les réglemens sanitaires, à l'histoire physiologique des miasmes de la peste. La distinction établie entre les objets susceptibles et non susceptibles de transmettre les élémens contagieux de cette horrible maladie n'est rien moins que rationnelle, quoiqu'il semble au premier coup d'œil qu'elle repose sur une longue expérience. J'en respecterai cependant l'origine et l'application,

tant que le gouvernement ne jugera point'dans
sa sagesse devoir modifier cette doctrine. Mais je
crois, en ami de l'humanité et pour l'honneur
des fonctions que je remplis dans un des premiers
établissemens sanitaires de l'Europe, qu'il me
convient d'en signaler tous les dangers, et par rapport à la contagion pour laquelle elle a été admise,
et par rapport à celles qui, depuis quelques années, excitent si vivement la sollicitude générale.

Ce serait en vain qu'on pourrait citer à l'appui
de cette classification d'objets non-susceptibles,
et conséquemment mis dans tous les temps hors
de quarantaine, l'heureuse innocuité dont la
France a joui depuis la redoutable peste de 1720.
L'histoire des différentes contagions qui ont dé-
vasté le monde dans les divers siècles qui les ont
vues naître et qui se sont éteintes d'elles-mêmes,
lorsque l'on était encore bien loin de soupçonner
qu'elles pussent se propager et se répandre par
l'intermédiaire des effets contaminés, et à une
époque où l'on ne cherchait point à les repousser
par des mesures sanitaires, ne nous prouve-t-elle
pas qu'il y a réellement une Providence contre la
contagion? Si les miasmes pestilentiels, à quelque
origine qu'on les rapporte, ne tendaient pas naturellement à leur destruction, verrait-on dans le
Levant des pestes périodiques, lorsqu'elles de-

vraient y'être permanentes, d'après l'ignorance aveugle et le fatalisme qui dirigent avec tant d'immobilité les peuples soumis à l'empire du croissant? Pourquoi la peste s'arrêterait-elle en Égypte et cesserait-elle d'y être épidémique aux approches de la Saint-Jean, pour ne revenir qu'en automne? Pourquoi ne paraît-elle dans plusieurs villes de la Syrie, et notamment à Seide, que tous les treize ans, et en Dalmatie tous les quarts de siècle? Croit-on qu'il n'est pas de circonstances où la peste a été importée sur le continent, et qu'elle s'y est éteinte après avoir borné ses ravages à l'enlèvement de quelques victimes? N'y a-t-il pas toujours eu dans l'air et dans les localités certaines conditions qui ont favorisé l'action de la contagion pestilentielle, et qui la rendent éminemment diffusible? Le célèbre Bertrand ne nous dit-il pas que, dès le mois de février, on avait vu apparaître à Marseille des fièvres de mauvais caractère; quoique la peste ne s'y soit déclarée qu'au mois de juillet suivant? Mead, ce grand médecin anglais, a reconnu aussi toute l'influence de l'atmosphère sur la naissance et la propagation des maladies contagieuses. Un exemple récent, qui n'est malheureusement que trop célèbre, ne vient-il pas à l'appui de cette opinion? En effet, si la fièvre jaune a été importée à Barcelone en 1821, pourquoi n'y a-t-elle pas reparu en 1822? Croit-on que ce soit à la purification des hardes, des murailles et des effets infectés que cette grande ville a dû son assainissement? Ce serait trop présumer de l'excellence des lois sanitaires en Espagne, et j'aime bien mieux reconnaître, comme tous les grands observateurs en médecine, que la cessation des fléaux épidémiques provient autant des heureux changemens introduits dans les parties constituantes et viciées de l'atmosphère et de la destruction naturelle des miasmes, que des mesures sanitaires employées pour en détruire le germe.

L'on explique encore le peu de progrès de certaines maladies et leur anéantissement, par la non-susceptibilité d'un très-grand nombre d'individus à contracter la contagion. Ce phénomène, qui est aujourd'hui inexplicable, ainsi que celui des maladies qu'on n'a qu'une fois durant le cours de la vie, se renouvelle bien souvent en Turquie, où l'on voit les sectateurs de Mahomet et les Juifs braver impunément la peste, tandis qu'elle sévit avec tant de fureur sur les individus des autres nations qui habitent la même ville. N'a-t-on pas vu des milliers d'hommes qui sont restés exempts de toute contagion, quoique vivant au milieu des pestiférés. Lobb ne nous cite-t-il pas l'exemple

de ce prêtre vénitien qui, pendant toute sa vie,
soigna les malades attaqués de la peste à Constantinople, sans en être atteint lui-même. Un miracle de cette espèce s'est renouvelé pendant
quatre-vingts ans chez un autre prêtre dévoué aux
mêmes fonctions périlleuses dans l'hôpital de
Smyrne : mais après être parvenu à cet âge avancé,
l'horrible fléau en a fait sa victime. On n'ignore
pas que les médecins français qui ont été de l'expédition d'Égypte nous parlent d'une classe d'hommes qui sont destinés, au Grand-Caire, à tailler les
bubons pestilentiels, et en arborent avec ostentation les fragmens à leurs bonnets, comme de glorieux trophées, sans être jamais malades.

Ce qu'on rapporte ici de la peste se voit également à l'égard de la petite-vérole, de la syphilis,
de la gale, des fièvres rouges et de toutes les
épidémies. Il serait donc aussi absurde et aussi
contraire aux règles de la saine logique de conclure de ce que, s'il y a des hommes bruns ou
blonds, grands ou petits, d'une constitution bilieuse
ou sanguine, nerveuse ou mélancolique, etc., et
un très-grand nombre d'autres individus qui ne
sont point susceptibles d'être atteints par la contagion ou de la transmettre; de conclure, dis-je,
qu'il existe réellement une classe particulière
d'hommes qui jouit du privilège d'une insuscepti-

bilité générale, et qu'ainsi il y a dans l'espèce humaine deux ordres physiologiques distincts et séparés pour tout ce qui a rapport aux contagions. Cette conséquence ne serait pas plus forcée que celle qui découle du système sanitaire actuellement en vigueur, puisqu'il faut considérer, d'après son texte, certaines marchandises placées hors du genre susceptible. L'expérience journalière, que l'on invoque en faveur de cette opinion, ne constate pas plus l'inaptitude de ces marchandises à transmettre les miasmes contagieux, que les exemples précités au sujet de ces hommes qui ont eu le bonheur de rester invulnérables au sein des plus violentes épidémies. La nature ne peut pas suivre deux modes opposés dans ses organisations morbifiques, et il sera toujours vrai de dire qu'en tout et partout la susceptibilité est générale, quoique je ne l'admette dès aujourd'hui qu'à des degrés différens dans les corps qui doivent être soumis par la suite aux lois de la quarantaine.

Ainsi, dans l'état actuel de notre police médicale, ce serait être trop téméraire que de s'appuyer sur l'usage établi dans les lazarets au sujet des marchandises réputées non-susceptibles, pour continuer à les soustraire aux mesures ordinaires de désinfection. Si l'on a été plus heureux que sage et éclairé jusqu'à ce jour, en suivant une

pratique que le bon sens condamne et que la
raison peut élever tout au plus au rang d'un préjugé populaire, qui osera répondre de l'avenir?
Barcelone a bien échappé pendant plusieurs siècles
à la contagion, ainsi que tout le littoral de l'Espagne ; mais quels n'ont pas été leurs malheurs
pendant les vingt dernières années ! La Providence
a permis peut-être que les objets que l'on a toujours regardés comme à l'abri de toute infection,
et qui n'ont pas conséquemment subi le régime
quarantenaire, n'aient transmis jusqu'à ce moment
aucun accident de peste, quoique chargés de
miasmes. Mais jusqu'à quelle époque s'étendra
cette divine protection? Ne peut-elle pas laisser
tarir pour un jour seulement la source de ses mi-
séricordes? et alors quel deuil lugubre et affli-
geant pour l'humanité ! Si les partisans du non-
susceptible voulaient soutenir leur système, en se
fondant sur l'innocuité qu'ils ont rencontrée dans
leur adoption, leurs adversaires ne seraient-ils
pas autorisés à leur dire que leur expérience n'est
pas plus concluante que celle qui constate que
tous les jours des ballots infectés ne communiquent point la peste dans le Levant et dans les
provinces de l'Afrique et de l'Asie, qui commer-
cent ensemble sans précaution, et qui cependant
restent plusieurs années sans être ravagées par ce

redoutable fléau ? Qui doute que, depuis 1720,
la contrebande n'ait introduit en Europe plusieurs
germes pestilentiels? Cependant ils sont demeurés
inactifs, quoique ayant été soustraits aux rigueurs
des lois sanitaires. Ainsi je puis donc conclure,
avec le célèbre professeur Fodéré, « que la présence seule du virus contagieux ne suffit pas pour
produire une maladie, mais qu'il faut pour tous
ces virus la disposition des sujets à recevoir et à
nourrir la contagion ; et pour les virus qui sus-
citent des maladies fébriles, qu'il faut encore
une disposition de l'air inappréciable par nos lumières actuelles, pour qu'ils agissent épidémi-
quement (1). »

Ce sera donc une sage mesure d'hygiène publique pour le gouvernement que de réformer
une législation aussi vicieuse dans son principe,
et qui pourrait devenir aussi funeste dans ses conséquences. Elle ne peut sous aucun rapport être
soutenue même théoriquement. En effet, si la
peste est un typhus ou le plus haut degré des
fièvres miasmatiques en général, qui a pu jamais
imaginer avec fondement que ces émanations

_(1) *Traité de médecine légale et d'hygiène publique*, tom. v.
page 285.

I.   33

mortifères s'attachent à certains corps et s'éloignent de certains autres. Sont-ce des médecins, des naturalistes, des physiciens, des chimistes, en un mot, qui ont tracé à la peste son cercle de coaction ou ses lignes d'extension. Que l'on remonte à l'origine des réglemens sanitaires et que l'on prononce sur les connaissances médicales de leurs premiers auteurs, et surtout, que l'on examine l'état de l'hygiène publique qui à cette époque a pu les guider dans leurs opérations! Pourquoi refuser à la peste un attribut dont jouissent malheureusement nos simples typhus d'Europe, tels que nos fièvres des prisons et des hôpitaux? Quoi! l'on a toujours reconnu que les miasmes de ces fièvres, de quelque nature qu'ils soient, adhèrent intimement aux parois, aux murs des bâtimens, aux meubles, s'y conservent et se reproduisent dans leur état primitif, après plusieurs années, lorsqu'ils n'ont point été détruits par l'air, qu'ils jouissent de leur faculté d'infection tant que ces murs n'ont point été grattés, lavés, recrépis et aérés; et l'on voudra que les miasmes d'une fièvre aussi terrible que la peste ne puissent s'attacher au bois vermoulu ou piqué par les vers et à d'autres objets réputés non susceptibles? Il est bien plus vraisemblable de croire que tous les corps peuvent s'imprégner des

miasmes pestilentiels, les conserver pendant long-
temps, s'ils ne sont purifiés par l'immersion dans
l'eau ou par l'emploi des autres moyens désinfectans connus.

Pour connaître jusqu'à quel point la catégorie
des marchandises non susceptibles est vicieuse, je
ne citerai ici que l'art. 12 du tableau n° 5 annexé
à l'ordonnance royale du 27 septembre 1821. On
y considère comme non susceptibles *le bois en*
bloc, *les poutres*, *les planches*, *les tonneaux*, *les*
caisses, etc. Cet exemple suffit pour nous faire voir
à quel danger nos villes maritimes et commer-
çantes ne seraient point exposées dans un temps
de contagion, si le régime des purifications ne
s'étendait pas aux objets qui viennent d'être mentionnés. N'observe-t-on pas tous les jours que le
bois des lits dans les hôpitaux, dans les casernes,
dans les corps-de-garde, dans les prisons, s'imprègne avec la plus grande facilité des miasmes
de la fièvre typhode; que ces miasmes y restent
adhérens pendant plusieurs années avec la plus
grande ténacité, s'ils ne sont pas détruits par nos
agens chimiques; et l'on pourra croire de bonne
foi que dans des bâtimens où ont pu régner la
peste; la fièvre jaune, le choléra-morbus, la dyssenterie des nègres, le typhus naval et toute autre
fièvre contagieuse, le bois de ces mêmes bâtimens

n'aura pas été infecté, et ne devra être soumis à aucune mesure de purification?

Quelle que soit la nature des miasmes contagieux, soit qu'ils appartiennent à des gaz délétères, à des émanations morbides provenant d'une altération physiologique des solides et des liquides, soit qu'ils soient un produit instantané qui s'organise durant l'accès pyrétologique malin, et prenne la forme des corpuscules vivans, ces animalcules volatilisés par l'air, détruits par l'humidité de l'atmosphère, ravivés par les vapeurs malfaisantes qui entourent les malades dans les demeures insalubres, s'attachent avec plus ou moins d'adhérence à tous les corps, mais le bois ancien, comme le plus poreux et le plus piqué par les vers, est celui où ils se conservent le plus long-temps, et qu'ils appètent avec le plus d'avidité. Où sera donc la raison publique, si le bois en général est regardé comme non susceptible, et peut être indistinctement introduit des lieux les plus pestiférés, dans les villes les plus salubres, sans avoir subi l'épreuve d'aucune quarantaine.

Cependant je dois dire ici pour la tranquillité publique, que le précepte est quelquefois heureusement détruit par la pratique. Quoique le tableau des objets non susceptibles dans les réglemens sanitaires porte, comme je viens de le dire,

le bois au rang de ceux qui ne le sont pas ; néanmoins, dans un cas d'infection pestilentielle reconnue, les bâtimens sont lavés, raclés, blanchis
à la chaux, et même submergés après avoir été
déjà purifiés et livrés aux courans d'air par le débordage. Si le bois n'est pas susceptible, pourquoi
donc recourir à tant de fracas, et à des moyens
qui seraient au moins inutiles, s'ils n'étaient déjà
très-onéreux pour le commerce? Ne faut-il pas
dire ici, qu'il y a parmi les hommes un sens intime
qui dirige tout entier vers leur conservation, leur
commande par instinct ce que bien souvent une
raison peu éclairée ou un esprit de système mal
fondé leur interdit quelquefois par routine, ou
sous l'empire d'un vrai préjugé découlant d'une
fausse instruction et d'une expérience erronée.

Il n'y a qu'à parcourir les tristes détails qui
concernent la propagation de la fièvre jaune en
Espagne, pour juger combien il est urgent que
l'article 12 du tableau n° 3, contre lequel je viens
de réclamer avec tant de force, soit promptement
aboli ou rectifié. Ce qui s'est passé aux frontières
d'Espagne à l'époque où l'ordonnance du 27 septembre y a été mise en vigueur nous prouve que
l'opinion publique a elle-même signalé dès lors au
gouvernement le pressant besoin de cette réforme,
puisque tous les objets venant de l'intérieur de la

péninsule ont été indistinctement soumis à la
quarantaine.

Ce n'était donc pas sans fondement que le professeur Berthe, dans son *Précis historique de la
maladie de l'Andalousie*, avait conseillé d'enlever
les bois qui avaient été exposés aux miasmes, et
de les couvrir d'une couche de peinture à l'huile,
dans les cas où l'on n'aurait pu faire cet enlèvement. Je n'invoquerai point pour le moment l'autorité d'un autre auteur, tous n'ont qu'une même
opinion, et je n'en suis que le fidèle interprète.
J'ai dit ce qui se passait et ce qu'on pratiquait
dans les fermes rurales lorsque la fièvre gangréneuse, la morve ou la picote y ont disséminé
de violentes épizooties, et j'aime à croire que
cette analogie ne sera jamais à dédaigner dans la
discussion d'un objet qui est d'une si haute importance, et si vigoureusement attaqué par l'opinion,
sous le rapport de la salubrité publique.

Jusqu'à ce moment, aucun code sanitaire spécialement destiné aux quarantaines de la fièvre
jaune, du choléra-morbus de l'Inde et du typhus
pétéchial d'Europe n'a été publié. On est réduit
à n'appliquer à ces maladies que les réglemens
usités contre la peste. C'est là une lacune dans
nos lois sanitaires, et il est urgent que cette espèce
d'interdit hygiénique cesse, et que les Français

qui ont eu la gloire de fonder les premiers, les bases de la législation ancienne, puissent encore servir de modèles à tous les autres peuples, en créant la loi nouvelle.

CHAPITRE XXVI.

Aperçu ou nouvelles vues sur les quarantaines, selon les circonstances qui en déterminent l'application.

D'APRÈS ce qui vient d'être dit dans le chapitre
qui précède, on peut connaître d'avance mon
opinion sur le régime des quarantaines. Ce ne
sera jamais, sans doute, pour en proposer l'abo-
lition ou pour en abroger la durée, que j'aurai
cherché à combattre avec tant de vigueur la distinction des objets réputés si inconsidérément
non susceptibles. Cette erreur appartient au siècle
qui la vit naître, et on doit la pardonner à ceux
qui en furent les premiers propagateurs, en considération des services qu'ils ont rendus à l'humanité en créant leur code sanitaire pour la purification des marchandises de mer.

L'origine des quarantaines pour garantir les
hommes des maladies contagieuses remonte à la
plus haute antiquité. Moïse en fit une loi expresse
à son peuple, en prescrivant dans le Lévitique la

séparation des lépreux, d'abord dans le désert, hors des camps, ensuite hors de Jérusalem. La séquestration ordonnée par le grand-prêtre Aaron, de sept à quatorze jours, et celle qui était définitive, à tous ceux qui avaient des maladies de la peau, sont devenues, sans contredit, le premier type des quarantaines dans nos lazarets, contre ceux qui étaient soupçonnés ou atteints de maladies pestilentielles. Long-temps après Moïse, l'histoire nous apprend que les lois religieuses furent exécutées avec rigueur, et lorsque les croisés s'emparèrent de Jérusalem, ils continuèrent à établir hors la ville un lieu isolé destiné au traitement des maladies contagieuses, sous le nom d'hôpital de Saint-Lazare, d'où le nom de *lazaret* tire son origine, et cette dénomination fut ensuite adoptée en Europe, lorsque la lèpre y fut importée de la Palestine, et devint si commune, que du temps de Louis VIII, en 1225, on comptait déjà en France deux mille léproseries que le prince dota dans son testament. Ces établissemens, connus sous le nom de Lazarelly, se multiplièrent ensuite au point que chaque ville avait un hôpital pour ses léprenx. Il est digne de remarque que c'est même dès la fin du treizième siècle, et du commencement du siècle suivant, époque où la lèpre a paru s'étendre en Italie et en France, que datent nos lazarets d'Europe. En effet c'est en 1448, lors des ravages d'une peste horrible qui enleva quarante mille ames à Paris, que le lazaret de Venise a été établi par un décret du sénat, et celui de Marseille remonte à l'année 1587, et dut sa fondation à une peste qui ne laissa que trois mille ames de population dans cette ville et qui donna lieu, pour la première fois, aux magistrats de soupçonner la contagion de cette épouvantable maladie. Cependant on voit dans Falasius, que les empereurs d'Orient avaient prescrit des mesures contre ceux qui arrivaient des lieux où la peste régnait, ou qui avaient fréquenté des pestiférés, et que c'est alors qu'on avait fixé le terme de quarante jours pour les observer. Papon nous rapporte aussi que le pape Nicolas IV se déroba à la contagion qui ravageait Rome en 1288 en s'enfermant dans son palais et en s'entourant de parfums ; ce fut enfin, d'après ce que rapporte Russel, l'exemple des moines cophtes dans le Levant, qui se préservèrent de la peste en restant séquestrés dans leur couvent, qui donna la première idée aux négocians français établis à Alexandrie et au Caire, de s'isoler eux-mêmes dans leurs maisons, et de ne communiquer entre eux que par leurs croisées et sur les terrasses qui couronnent tous les édifices dans l'Orient. C'est dès cette époque que

les Européens ont été soustraits avec tant de bonheur aux atteintes du redoutable fléau qui désole
les musulmans, maintenus, comme on le sait, par
leur aveugle fatalisme, dans un état d'insouciance
et d'apathie qui mine de jour en jour leur population, et c'est de la même ère que datent la
prospérité et l'extension du commerce de Marseille, qui n'ont pu commencer qu'avec la fondation du lazaret, puisque cette ville a été exposée
à onze pestes, toutes plus ou moins meurtrières,
dans le cours du seizième siècle, et à quatre dans
celui du dix-septième.

Au reste, il est bon de faire observer ici, que
c'étaient les Vénitiens, les Génois et les Pisans qui,
dans le moyen âge, faisant le commerce presque
exclusif avec la Grèce, la Syrie et l'Égypte, et ne
prenant aucune mesure sanitaire contre le germe
pestilentiel, le chassèrent dans toutes les villes où
ils abordaient; et, par une singularité qui doit
nous surprendre, on ne voit ces peuples devenir
sages et éclairés sur les lois sanitaires et l'hygiène
publique, que lorsqu'ils approchèrent de leur
décadence.

Peste.

Peste. Le régime établi à Marseille depuis 1720
pour les quarantaines de la peste a eu des résultats

trop satisfaisans pour qu'on doive avoir même la pensée de le modifier dans ce qui concerne les hommes et les marchandises. Le code du Levant doit être considéré comme l'Arche sainte, à laquelle il n'est permis de toucher qu'en courant le risque d'être frappé de mort. La rigueur des quarantaines actuelles doit donc être maintenue ; et on ne peut, dans un objet de cette importance, proposer la plus légère amélioration, dans la crainte que quelque circonstance imprévue et le moindre adoucissement ne vînt à mettre en péril la santé publique. Ainsi rien n'est à refaire sur ce point, excepté que désormais il est de la sagesse du législateur de soumettre à la quarantaine tous les objets qui ont été regardés jusqu'ici comme non susceptibles, en ayant soin toutefois de proportionner la durée de cette quarantaine à la nature de ces objets, et à l'état physique et sanitaire des lieux de leur provenance.

Fièvre jaune.

Fièvre jaune. Jusqu'à ce jour, aucune législation spéciale n'a encore été introduite dans nos lazarets du continent, pour prévenir l'invasion de la peste des Antilles. Cette maladie cependant mérite des considérations particulières par rapport à son origine, et par rapport à la facilité qu'un sol souvent marécageux, une température ardente, l'état physique et moral des habitans de la Péninsule, des côtes de la France méridionale et de l'Italie, lui présentent pour son acclimatement. Les essais si malheureusement répétés qu'elle a déjà faits en Espagne, à Livourne et à Pomègue, ne peuvent qu'exciter de plus en plus la sollicitude des gouvernemens européens; et quelque opposition qu'il règne encore parmi les gens de l'art, sur la faculté contagieuse que le plus grand nombre d'entre eux lui accorde à l'instar des autres typhus, et que quelques-uns lui refusent avec une opiniâtreté qui tient du fanatisme, et bien souvent de la mauvaise foi, l'autorité ne doit pas moins être vigilante et repousser, par tous les moyens qui sont en son pouvoir, un fléau qui signale sa présence par tant d'effets meurtriers.

L'usage qui a déjà prévalu dans les lazarets de Marseille, de Gênes, de Livourne, de Venise et de Trieste, d'assimiler les quarantaines de la fièvre jaune à celles de la peste, tant pour les personnes que pour les marchandises, quoique aucun réglement particulier n'ait encore été adopté à l'égard de cette nouvelle contagion, doit être sévèrement maintenu. La facilité qu'ont ces miasmes d'être disséminés au loin, ainsi que nous le prouvent, et l'exemple cité par Lind, du vaisseau qui reçut l'infection pour avoir passé en pleine mer sous le vent d'un bâtiment qui était contagié, et la propagation de l'épidémie de Pomègue, exigent encore des précautions plus rigoureuses pour le placement des navires qui viennent des Antilles dans les ports à quarantaine, que pour ceux qui viennent du Levant, parce que tout nous démontre jusqu'ici que les miasmes de la peste sont beaucoup moins volatils que ceux de la fièvre jaune. Il serait même d'une bonne police sanitaire de suspendre, pendant quelques mois de l'année, la libre entrée des bâtimens qui seraient partis d'une contrée ou d'un port américain où règne la fièvre jaune. M. le docteur Bally avait déjà indiqué la même mesure dans son *Traité du typhus d'Amérique*, publié en 1814. Les intérêts d'une fraction du commerce ne sont rien quand il s'agit du salut de la grande population européenne. Les malheurs de Cadix, de Malaga, de Barcelone, qui peuvent se renouveler en France avec tant de facilité, si la police sanitaire y manquait d'énergie, sont là pour répondre à toutes les plaintes des commerçans, et n'ont pas besoin d'un nouvel anniversaire de 1720 pour nous instruire.

J'ajouterai de plus à cette interdiction momentanée une nouvelle mesure prophylactique, qui peut-être serait capable elle seule de prévenir, dans beaucoup de cas, l'importation de la fièvre jaune. Cette mesure m'est inspirée par tout ce qui s'est passé relativement à cette fièvre lorsqu'elle a été transportée d'Amérique et introduite sur le continent. On a toujours cru que ce sont moins les marchandises et les hommes qui sont infectés du virus des Antilles, que l'air vicié des bâtimens qui arrivent de la Havane et autres lieux suspects, qui communiquent le plus ordinairement la contagion. C'est en effet lorsque les charpentiers chargés du carénage d'un bâtiment qui vient d'un lieu suspect descendent dans la cale, ou lorsqu'ils enlèvent les bordages, que les miasmes, renfermés et stationnaires dans cette atmosphère impure mise en mouvement, font leur explosion, surtout dans les cas où ces bâtimens renferment les élémens d'un typhus nautique. C'est de cette manière que la fièvre jaune s'est développée à Barcelone en 1821, et en 1822 au Port-du-Passage, au rapport de MM. les docteurs Audouard et Bally, quoique les marchandises eussent été enlevées depuis long-temps sans danger par les porte-faix. Il est donc probable que c'est durant leur station dans les ports infectés de l'Amérique que les bâtimens européens s'y chargent des miasmes qui nagent dans l'atmosphère et en font pour ainsi dire leur lest meurtrier. Ces mias-

mes, refoulés par les marchandises, s'accumulent
et se réfugient dans la cale, dans les interstices
des bâtimens, dans les pores et vermoulures du
bois, où, concentrés, ils acquièrent, par la mal-
propreté qui y règne ordinairement et le défaut
d'air renouvelé, un degré de virulence qui leur
est inconnu dans leur pays natal, et qui, à l'instar
de tous les virus exotiques, se développent avec
une fureur insolite dès qu'ils touchent un climat
nouveau et des organisations si propres à les recevoir, et inaccoutumés d'ailleurs à leurs funestes
atteintes (1). Pour rendre les bâtimens qui vont
aux colonies moins susceptibles de l'imprègne
des miasmes de la fièvre jaune durant leur station dans les ports infectés, il serait nécessaire
qu'avant leur départ ces bâtimens reçussent à leur
intérieur une couche de peinture à l'huile ; cette

(1) Si Rush a observé, en 1793, que l'atmosphère des rues était
entièrement corrompue durant une violente épidémie ; si, au rapport du célèbre de Humboldt, les étrangers qui débarquent à la
Vera-Cruz contractent la contagion sans s'y arrêter; si Savari a
vu un grand nombre de personnes être saisies dès leur première
descente à terre et mourir en deux ou trois jours; si les mêmes accidens s'étaient renouvelés des temps du père Labat et de Thi-
bault de Mentvellon, nous ne devons pas être étonnés que les
bâtimens qui font aux colonies un séjour de plusieurs mois dans
des ports insalubres, ne s'y infectent et n'apportent à leur retour
en Europe les germes de la terrible endémie qui exerce en Amérique tant de ravages sur les étrangers. Ainsi, un bâtiment qui

opération, si salutaire sous le rapport de l'hygiène, deviendrait encore très-avantageuse au commerce sous le rapport de la conservation des bâtimens, et de plus très-économique sous celui de l'emploi moins long et moins multiplié des appareils ordinaires de purification lorsqu'ils seraient infectés, parce que, dans ce cas, le simple lavage au vinaigre et l'aération pourraient suffire comme moyen désinfectant. Je parlerai ailleurs de l'emploi des chlorures de soude et de chaux, comme une des plus grandes découvertes de l'époque pour le commerce maritime.

Hygiène sanitaire des bâtimens qui arrivent des colonies.

Ce sera toujours une mesure de prudence très-louable, que de soumettre à une quarantaine d'observation les hommes et les marchandises qui,

arrive des colonies, quelle que soit sa patente, doit opérer son déchargement au lazaret, n'importe le genre de ses marchandises, parce que l'air de son intérieur peut être vicié et répandre ainsi la contagion dans un port, long-temps après que ses marchandises n'existeraient plus à bord dès que l'atmosphère de la cale viendra à être agitée, ou que des marins y descendront, ce qui a déjà eu malheureusement lieu dans beaucoup de circonstances, sans qu'on ait pu rencontrer aucun autre genre particulier d'infection, comme il a été déjà rapporté ci-dessus; et ce qui prouve de plus en plus que le carénage des bâtimens suspects doit se faire dans un lieu réservé.

sortis de ces contrées insalubres, touchent pour la première fois le sol du continent, quand même ils seraient accompagnés d'une patente nette. Le virus de la fièvre jaune est si subtil, qu'il peut rester long-temps inerte et caché, et tenu comme captif dans des effets réputés sains, pour éclater ensuite à la première occasion favorable. Mais on juge d'avance que la simple exposition à l'air de ces marchandises et des hardes de l'équipage et des passagers pendant quelques jours, suffira pour terminer cette quarantaine, si on a eu soin toute-fois de faire ventiler le bâtiment jusque dans la cale, et de le laver au vinaigre ou à l'eau de chaux chlorurée.

Ces précautions seront plus sévères et plus stric-tement suivies, le débarquement des effets et des marchandises sera beaucoup plus nécessaire, et la quarantaine aussi beaucoup plus longue, si la patente est suspecte ou soupçonnée. Mais dans le cas de patente brute, les mesures sanitaires, tant pour les personnes que pour les marchandises et les bâtimens, seront à l'instar de celles que l'on suit avec tant de rigueur dans toutes les infections pestilentielles. L'assainissement des navires devra surtout être, dans ce cas, le premier objet de la sollicitude de l'administration publique, puisque ce sont ces maisons flottantes qui, comme une nouvelle boîte de Pandore, recèlent et distribuent tous les maux.

Ainsi, je le répète, si l'on veut préserver le midi de l'Europe de la contagion des Antilles, il faut repousser de nos ports, à compter du 1er juillet jusqu'au 30 octobre, tout bâtiment qui viendra d'une contrée infectée ; ou, si l'on se décide à admettre dans tous les temps les provenances des régions équatoriales, il faut qu'elles soient soumises à la quarantaine de rigueur et aux grandes purifications, lors même qu'elles arriveraient avec patente nette. L'histoire de *la Colombia*, en 1802, que nous avons déjà rapportée, prouve la nécessité de cette mesure. C'est par le développement de mesures aussi énergiques, dans les circonstances critiques, que les états se sauvent, et qu'ils se montrent souverainement justes, parce que, assurés des bienfaits d'une extrême prévoyance, ils oublient tout intérêt commercial pour ne s'occuper que du salut public.

Des appareils divers de purification dans les quarantaines.

L'exposition à l'air, au vent, à la rosée, au serein et à la pluie, est la méthode la plus commune dans les lazarets, pour procéder à la désinfection des grandes marchandises. Ainsi les balles

de coton sont ouvertes et soumises à l'influence
du grand air, des météores atmosphériques et du
soleil ; la laine en toison est, au contraire, placée sous des hangards et n'a que l'air et le vent
pour agent purificateur. Quant aux étoffes, aux
tissus et autres produits industriels et agricoles,
que l'humidité pourrait altérer, ils ne se purifient
également que par le contact de l'air, et sont
conservés sous des voûtes qui laissent une libre
entrée aux courans de ce fluide, toujours si im-
pétueux et si violent sous la température boréale,
qui est si fréquente dans notre climat.

Les hardes et les effets des matelots et des
voyageurs, indépendamment de leur sereine, sont
encore lavés et fumigés suivant les circonstances,
et quelquefois même brûlés à la suite des accidens de peste qui exigent cette grande mesure de
salubrité. Les fumigations se font avec le chlore
ou avec le gaz sulfureux ; celles de Smith sont
aussi quelquefois employées. Il serait à désirer
que les ablutions de vinaigre et les bains tièdes
avec les eaux de la mer ou avec le sulfure de potasse fussent impérieusement prescrits à tous les
marins et passagers qui entrent au lazaret sous
le poids de la patente brute. Ils devraient même
commencer leur quarantaine par ce lavage et cette
immersion, et prendre la tunique *pestifuge,* qui

leur est si appropriée durant ce temps d'épreuves, et qui leur permettrait de mettre en sereine tous les habillemens qui les ont couverts à bord des navires ou dans les pays suspects de contagion (1).

Choléra-morbus.

Cette maladie, n'étant que la fièvre jaune de l'Inde, et ayant pu être transportée par le commerce de Calcuta à Bagdad, et de cette ville suivre deux directions différentes pour aller se manifester à Astracan, et parvenir de Seyde et de Tripoli jusqu'à Alep, menace, comme on voit, l'Europe d'une prochaine invasion. Depuis que cette redoutable épidémie a exercé de si grands ravages dans le Bengale, elle a été également importée de son pays natal à l'île Maurice et à l'île Bourbon. Ainsi ce fléau ne suit pas la même route pour étendre ses effets destructeurs ; nos craintes ne peuvent donc que redoubler, si nous pensons, comme je l'ai déjà dit, que la fameuse peste noire du quinzième siècle n'était que le *choléra-morbus* de l'Inde, qui parcourut et dépeupla presque toute l'Europe, faute de mesures sanitaires propres à s'opposer à sa propagation. Les bâtimens

(1) C'est une robe de toile ou de tafetas ciré.

qui fréquentent l'Inde peuvent donc nous l'apporter directement, ainsi que ceux qui longent les côtes de la Syrie, dans le cas où cette effrayante épidémie se renouvellerait aux approches de la chaleur à Alep, à Antioche et autres lieux circonvoisins. On doit voir que la nature de cette maladie trace elle-même les mesures sévères qui peuvent prévenir son invasion. Son acclimatement serait d'autant plus facile sur les bords de la Méditerranée, que personne n'ignore que, pendant le mois de juillet et d'août, nous avons des *choléra-morbus* sporadiques, qui ne diffèrent de ceux de l'Inde que par un moindre degré d'intensité, et par l'absence de tout principe contagieux, de la même manière que nous voyons nos fièvres jaunes estivales du midi n'avoir point le caractère miasmatique de celles qui sont endémiques en Amérique, et dont cependant le virus se développe avec une nouvelle énergie lorsqu'il est importé d'outre-mer sur notre continent.

Le transport au lointain de cette maladie indique donc que les miasmes qui la constituent peuvent s'attacher aux marchandises, aux hardes et aux personnes qui sont soumises à leur influence, et infecter l'air intérieur et les bois des bâtimens, à l'instar des autres contagions. Conséquemment les quarantaines et les purifications des navires et des hommes qui viennent des lieux ravagés par ce fléau doivent être les mêmes que celles des bâtimens et des individus infectés de peste et de fièvre jaune.

Typhus pétéchial ou nautique.

Il n'y a pas de fièvre qui soit plus commune en Europe. On la voit naître à la suite des armées, dans les hôpitaux, dans les prisons et sur les vaisseaux, dès qu'il y a encombrement de malades, de prisonniers et de matelots. Il paraît même que c'est le type générique qu'affectent toutes les maladies fébriles qui sont contagieuses et qui ne le deviennent que par la réunion de quelques-uns des élémens constitutifs du typhus. Ainsi, il est vrai de dire que cette maladie tire son origine des émanations qui s'élèvent du corps de l'homme en santé comme en maladie, et que dès que ces émanations sont multipliées et ont vicié l'atmosphère des lieux étroits et resserrés où l'air ne circule pas, alors la contagion s'engendre et se communique au-dehors par le contact des choses et des personnes qui sont infectées. Si cette maladie n'est pas plus fréquente aujourd'hui sur les bâtimens de commerce, c'est que le nombre des matelots y est très-borné, et que comme ils passent une grande partie du jour sur le pont, ils y respirent un air pur et salubre qui neutralise les mauvaises qualités de celui qui est renfermé à l'intérieur de ces navires, où tant de causes d'insalubrité se réunissent ordinairement pour en opérer l'altération.

En consultant les annales historiques, on voit que cette maladie remonte à l'enfance des sociétés. Elle ravagea le camp des Grecs au siège de Troie ; Rome en fut atteinte peu de temps après sa fondation, et, durant les plus beaux jours de sa gloire, ses armées de terre et de mer n'en furent pas exemptes. Il me paraît démontré que la fameuse peste d'Athènes n'était qu'un typhus qui avait suivi la guerre du Péloponèse, et qui s'était manifesté lorsque les Lacédémoniens ravageaient les terres de l'Attique (1). La description aussi admirable que fidèle qu'en donne Thucydide le prouve d'une manière évidente, puisque cet au-

(1) Voici le tableau de cette horrible maladie Invasion subite, chaleur à la tête, yeux rouges et enflammés, gorge et langue sanguinolentes, respiration déréglée, haleine fétide, éternuement, toux forte, crampes de l'estomac, envie de vomir et vomissement de matières bilieuses ; peau rougeâtre, livide, couverte d'ulcères ; chaleur brûlante à l'intérieur et modérée au dehors ; soif dévorante et inextinguible, insomnie ; mort au septième ou huitième jour ; diarrhée quelquefois violente devenant mortelle par la faiblesse qu'elle occasionait ; gangrène chez quelques malades aux pieds, aux mains, aux organes sexuels ; dans certains cas perte de la vue et de la mémoire.

teur célèbre, en mentionnant tous les symptômes
qui appartiennent à la fièvre des armées, n'a rien
dit du bubon, qui est pourtant le signe caractéristique de la véritable peste du Levant. Dans le
moyen âge, du moment que les armées des différentes puissances de l'Europe sont devenues nombreuses, qu'elles ont fait des expéditions lointaines
et ont été occupées à faire des sièges, cette peste
de guerre est devenue très-commune. Tout le
monde sait en effet que, durant les guerres de
la révolution, elle s'est tellement propagée, qu'on
aurait pu en quelque sorte la regarder comme
épidémique. Il n'y a pas de doute, enfin, que
ce soient des maladies de ce genre qui, sous le
nom de *pestes*, ont dépeuplé à diverses époques,
dans les siècles passés, une grande partie de l'Europe, l'ignorance des lois hygiéniques n'opposant
alors aucune barrière à leurs dévastations.

Les miasmes de cette fièvre doivent être également combattus par des quarantaines de rigueur,
si on veut les empêcher de se répandre de proche
en proche, de se disséminer et causer de nouveaux accidens. Mais, comme il est reconnu en
général que le grand air s'oppose aux progrès du
typhus, et suffit même pour l'étouffer dans son
berceau, il sera toujours facile dans un lazaret
aussi vaste et aussi salubre que celui de Marseille,

d'en borner les effets et d'en détruire la violence. On n'oubliera point cependant que les purifications qui seront opérées par les sereines, le lavage, les acides et le gaz sulfureux, doivent avoir toujours pour but principal d'assainir les hardes des malades et des passagers, parce que ce sont ces tissus qui, dans une infection quelconque, se contaminent de préférence, et qui sont si propres à retenir les miasmes dont ils se saturent avec tant d'avidité.

Dans cette espèce d'épidémie, il n'est pas rare de voir des hommes en santé servir de véhicule à la contagion, uniquement parce que leurs habillemens auront été atteints à leur insu de quelques miasmes ; c'est de cette manière qu'en 1717, des mendians descendus du Tyrol, ou venus de la Lombardie, charrièrent dans les états de Parme, et à Livourne, une fièvre typhode qu'ils répandirent ensuite dans l'Italie méridionale. Les villes populeuses et maritimes ont toujours été très-exposées, pendant l'hiver, aux ravages de cette maladie, surtout lorsque la misère publique et le défaut de travail augmentent le nombre des malheureux. C'est aux soins éclairés d'une police sévère et vigilante que Marseille a souvent dû, en pareil cas, la conservation de ses habitans et de la prospérité de son commerce, ainsi que le

prouvent les mesures qui arrêtèrent les progrès
du typhus paupéral qui s'y était développé spontanément, en 1813, à la suite de la misère publique.

Dyssenterie du Sénégal et des autres côtes de l'Afrique.

Cette maladie est pour l'ordinaire très-conta-
gieuse ; lorsqu'elle est ancienne, elle est presque
toujours mortelle, et beaucoup d'Européens en
sont fréquemment les victimes, malgré leur acclimatement dans certaines contrées brûlantes de
l'Afrique. Mais c'est l'espèce noire, lorsqu'elle
est enfermée dans les bâtimens qui font la traite
par contrebande, qui recèle les germes les plus
pernicieux de cette affreuse maladie. C'est là sans
doute ce qui a donné lieu au docteur Audouard
d'attribuer l'origine de la fièvre jaune à l'infection
sénégalienne. Il est rare que les voyageurs qui veulent s'enfoncer dans l'intérieur des états africains
n'en reçoivent pas promptement les mortelles
atteintes. Belzoni, de si courageuse et de si infa-
tigable mémoire, n'est que la millième victime de
ce genre que le monde savant a déjà eue à dé-
plorer dans cette terrible et si féroce contrée.

Nos colonies françaises, l'île de Cayenne surtout, et plusieurs de celles qui appartiennent à

l'Angleterre ou à la Hollande , sont également funestes aux étrangers , par les flux dyssentériques
qu'elles leur occasionent; et , dans quelques circonstances, leur retour en Europe devient leur
seule voie de salut. Il arrive fréquemment aussi ,
dans les Antilles , que la fièvre jaune laisse aux
malades ce reliquat funeste.

Toutes ces considérations sont plus que suffisantes sans doute pour que les marins qui sont
atteints de dyssenterie soient surveillés avec
soin , surtout s'ils viennent de pays suspects et ravagés par des maladies épidémiques. Ici , comme
dans les contagions précédentes , tout doit tendre
à la rigueur, parce que l'indulgence serait non-
seulement une faute, mais même un crime, dès que
la santé publique pourrait être sérieusement compromise.

Ophthalmie d'Égypte.

Les ravages que cette maladie a exercés sur les
troupes anglaises qui , à leur retour en Belgique ,
l'ont communiquée aux troupes prussiennes et
hollandaises , nous indiquent combien il importe
de nous en préserver dans nos relations commerciales. C'est en vain que l'on voudrait nier encore
la contagion de cette ophthalmie : un si grand
nombre d'auteurs l'ont reconnue , que ce serait

aujourd'hui résister à l'évidence, que d'élever des doutes sur cette question ; les faits observés par Mongiardini, à Chiavari, en 1801 ; par Penada, à Padoue, en 1804, constatent que cette maladie avait été transportée d'Égypte dans ces deux villes. En 1802, le docteur anglais Edmonston défendit la même doctrine, et on compte au nombre de ses partisans, Vetch, Mac-Gregor, Brigges, Cicuba, Vasani, Farrelli, Omodei, enfin le célèbre Scarpa, qui n'a pas craint d'écrire, en 1812, au ministre de la guerre du royaume d'Italie, au sujet de l'ophthalmie qui affligea les soldats du sixième régiment d'infanterie de ligne italienne, en garnison à Ancône, que la maladie est contagieuse et de nature à nécessiter l'application des règlemens usités en cas de pestilence. Que faut-il conclure de l'avis unanime de ces différens et si illustres docteurs, sinon que les amis de l'humanité et les habitans des côtes maritimes ont à se préserver d'une nouvelle contagion, jusqu'ici non mentionnée dans leurs règlemens sanitaires.

Quarantaines des malades, et des passagers en santé.

Elles se divisent en quarantaines de rigueur, et en quarantaines d'observation. Les premières sont fixées par les règlemens, qui doivent être tou-

jours, et dans toutes les circonstances, sévèrement et strictement maintenus et exécutés. Le
régime de la patente nette, brute, touchée ou
suspecte, est connu, et on ne peut, dans aucun
cas, s'en écarter sans compromettre la santé publique et livrer la France méridionale et une
grande partie de l'Europe aux fléaux les plus destructeurs. On ne devra surtout jamais oublier
qu'un bâtiment qui vient d'un pays suspect ou
contagié, quoique sous la sauvegarde d'une patente nette, peut néanmoins receler à bord,
dans ses marchandises, dans les effets de son
équipage, dans des émanations insalubres de sa
cale dans les interstices de ses bordages, des
miasmes pestilentiels, qui, méconnus et ignorés,
font ensuite une explosion terrible, lorsque, par
une cause quelconque, ils viennent à être mis en
mouvement, et en contact avec les différens objets
qu'ils infectent. C'est ainsi qu'on a vu leurs effets
meurtriers à Marseille, en 1802, sur le vaisseau
américain *la Columbia*; sur *le Grand-Turc*, à
Barcelone en 1821, et sur *le Donostierra*, au Port-
du-Pasasge, en 1823. Veut-on encore un exemple
plus décisif, qu'on se rappelle que la peste de
1720 fut introduite à Marseille par le capitaine
Chataud, venu de Seyde, avec une patente
nette!....

Quant aux quarantaines des passagers non malades, elles sont toutes fixées et déterminées par les règlemens; et on les modifie suivant les circonstances et les événemens de mer.

Il n'y a aucun doute que les règlemens qui forment le code sanitaire actuel dans tous les lazarets de la Méditerranée, ne présentent des lacunes au sujet de la fièvre jaune, du choléra-morbus, du typhus nautique, de la dyssentérie du Sénégal, du scorbut de Terre-Neuve, et de l'ophthalmie d'Égypte. Ces six différentes maladies n'y sont point mentionnées; c'est donc rendre un grand service à l'humanité, que de signaler ici cette omission. Dans le nouveau travail, on aura à examiner quelles sont les modifications à introduire dans les quarantaines, relativement à chaque espèce de maladie. A notre avis, les trois premières peuvent être assimilées à la peste; et les dernières sont loin d'exiger une pareille rigueur.

Je n'émettrai ici aucune opinion particulière sur les réformes dont notre code sanitaire actuel peut être susceptible, ou les progrès actuels de la science et les lumières nouvellement acquises par les hommes de l'art qui ont observé, en pays étranger, avec impartialité et sagesse, tous les faits qui peuvent inspirer aux gouvernemens le désir de faire d'heureuses améliorations;

mais ce ne sera jamais d'après ce qu'ils auront recueilli de la marche et du caractère de telle ou telle maladie dans telle ou, telle contrée, qu'ils pourront conclure avec certitude, qu'elle se conduira toujours de même sur un continent nouveau. L'expérience des siècles dépose contre cette assertion.

J'aime à croire que les hommes de l'art seront consultés sur un objet de cette importance ; nul ne peut mieux apprécier les services qu'ont rendus à l'humanité et au commerce les auteurs des anciens règlemens sanitaires. Ces services sont écrits dans nos annales historiques. Depuis qu'ils ont été exécutés avec rigueur, la France a été préservée de toute contagion pestilentielle. Les lazarets de l'Europe ont emprunté à celui de Marseille, leur code de police sanitaire. Ils l'ont toujours considéré comme la métropole de la santé publique européenne. Les décisions de son administration ont toujours fait leur loi. Cette administration, qui a résisté à tous les orages de la révolution, qui est restée debout, au milieu de la tempête, comme un de ces monumens antiques, de ces rochers éternels que la nature conserve depuis le commencement du monde au sein des mers, pour servir de phare, d'abri ou de refuge aux naufragés, ne peut perdre aujourd'hui sa brillante renommée. Elle n'oublie point que sa gloire sera intacte, tant qu'elle sera éminemment sévère, rigide et fortement cramponnée à ses règlemens. Leur exécution littérale a fait jusqu'ici leur plus beau titre à la reconnaissance publique ; une modification quelconque deviendrait leur arrêt de mort. Les lumières du siècle, en nous découvrant un plus grand nombre de maladies contagieuses, doivent nous rendre encore plus religieux observateurs de nos anciennes mesures sanitaires. Un esprit d'innovation trop indulgent, ou irréfléchi, rouvrirait sous nos pas les tombes des quarante mille victimes qui, en 1720, ne durent leur funeste destinée qu'à une aveugle et fatale imprévoyance; leurs ossemens, entassés autour de notre ville, comme un de ces trophées que la mort a élevés pour l'instruction des siècles à venir, et qui attesteront toujours ses ravages, doivent être sans cesse présens à notre pensée; ils sont là pour provoquer à jamais notre vigilance, et pour nous ramener continuellement à l'observation des vrais principes; car admettre aujourd'hui qu'un intendant de la santé peut ne pas avoir des idées fixes sur la contagion, ce serait constater l'existence physique et morale d'un prêtre qui professerait l'athéisme.

CHAPITRE XXVII.

Quels sont les procédés les plus sûrs et les plus convenables pour
la purification des lettres du commerce et les dépêches du
Gouvernement?

———

La purification des lettres tient de trop près
à celle des marchandises, pour que je ne doive
pas m'occuper, immédiatement après cette dernière, d'une question qui me paraît de la plus haute
importance. Elle offre d'autant plus de difficulté,
que, pour la résoudre, on ne travaille presque
que sur des inconnus. En effet, la nature des
miasmes pestilentiels, celle du virus de la fièvre
jaune et de quelques autres maladies contagieuses
ayant échappé jusqu'ici à toute analyse chimique,
et aux recherches médicales les plus scrupuleuses,
il m'est impossible de pouvoir indiquer *à priori*
le procédé le plus sûr et le plus propre à nous
garantir de la contagion qui peut se transmettre
par la voie de la correspondance épistolaire. Ici
la raison et la théorie doivent céder à l'expérience,

et l'expérience, en administration sanitaire, doit être le guide suprême. Car comment oser détruire brusquement et sans crainte ce qui est sans danger depuis des siècles, pour établir, avec quelque espoir de sécurité pour l'avenir, ce qui n'est pas?

En rapportant ici le texte même du rapport que j'eus l'honneur de faire à l'intendance sanitaire le 6 juillet 1822, au nom d'une commission spéciale composée de médecins et de chimistes (1), je crus ne rien oublier de tout ce qui peut compléter la solution du point d'hygiène sanitaire qui m'occupe. D'ailleurs, comme interprète fidèle d'une opinion émise par une élite d'hommes choisis et distingués par leurs connaissances profondes en médecine et en chimie, je ne puis que m'appuyer sur une autorité qui fera toujours loi sur cette branche de l'administration publique, parce qu'on ne pourra jamais, sous aucun motif, lui contester sa compétence.

Pour procéder avec méthode et suivre, dans le cours de la discussion, un véritable ordre analytique, la commission crut devoir poser et résoudre successivement, dans ses conférences,

(1) MM. Labric, Robert, Muraire, Girard, médecins et chirurgiens du lazaret; MM. Comboz, Chirol, Laurens, Poutet, Rougier et Pechet, pharmaciens ou professeurs de chimie, à Marseille.

une série de questions qui toutes se rattachent naturellement à l'objet majeur sur lequel on la consulte. Ces questions sont les suivantes :

1° Dans l'état actuel de la science, convient-il d'employer, pour la purification des lettres et paquets, les fumigations d'acides minéraux, de préférence au vinaigre, consacré à cet usage depuis un temps immémorial ?

2° L'histoire des épidémies et des grandes contagions prouve-t-elle que les méthodes désinfectantes de Guyton-Morveau et de Smith aient été réellement utiles et préservatives ?

3° Dans le cas où il serait reconnu que ces fumigations auraient eu des insuccès dans une infinité de circonstances, faudrait-il néanmoins les employer, à l'exemple des lazarets qui les ont nouvellement mises en pratique ?

4° Est-il permis, en fait d'administration sanitaire, de faire des essais, en abandonnant l'ancien mode de purification jusqu'ici employé avec succès, pour lui en substituer un nouveau dont l'efficacité est contestée ?

5° L'expérience constate-t-elle que le vinaigre ait joui jusqu'à ce moment d'une réputation antipestilentielle, et l'immersion des lettres dans le vinaigre a-t-elle suffi jusqu'à ce jour pour leur entière purification ?

6° Est-il vrai que le vinaigre altère l'encre, empâte ou détruit le papier? Quelle en est la raison chimique et comment y remédier, si quelquefois cette altération existe réellement?

7° Est-il nécessaire que l'administration de la santé fasse faire elle-même et conserve le vinaigre qu'elle emploie dans les lazarets et à la consigne pour l'immersion des lettres, et qu'elle substitue le vinaigre blanc au vinaigre rouge, 'ou que du moins celui-ci soit rendu incolore par les moyens connus?

Telles sont les questions que nous avons soumises successivement à une prudente et mûre discussion; le pour et le contre ont été alternativement agités, et la délibération n'a été prise qu'après que chaque membre de la commission a déclaré être convaincu et entièrement fixé sur son opinion.

Chaque article a été motivé et admis ainsi qu'il suit.

1° Dans l'état actuel de la science, convient-il d'employer, pour la purification des lettres et paquets, les fumigations d'acides minéraux, de préférence au vinaigre, consacré à cet usage depuis un temps immémorial?

Réponse. On ne peut disconvenir que la découverte faite par Guyton de Morveau, en 1773, pour

désinfecter, au moyen des fumigations muriatiques, l'église de Saint-Étienne à Dijon, remplie
d'émanations putrides qui s'étaient échappées des
caveaux qu'on avait vidés, n'ait excité l'admiration
et l'enthousiasme. Vicq-d'Azyr fut le premier, en
1774, qui a dit s'être servi avec succès de ces fumigations pour combattre une épizootie qui déso-
lait le midi; et le docteur James Carmichaël Smith
arrêta, en 1780, les funestes ravages d'une fièvre
maligne qui s'était développée parmi les prisonniers espagnols transportés à Winchester. C'est à
Fourcroy qu'on doit l'usage de l'acide muriatique
oxigéné pour désinfecter les salles d'hôpitaux.
Depuis cette époque elles ont été généralement
employées, et on leur a accordé plus ou moins
d'éloges, selon l'enthousiasme de ceux qui les
prônaient. Mais en admettant même toutes les
vertus qu'on leur attribue pour la désinfection
des lieux remplis de miasmes putrides, on n'en
peut réellement rien conclure par rapport à leurs
propriétés antipestilentielles. En effet, si les virus
de la peste, de la fièvre jaune, sont inodores, im-
palpables, invisibles, et inconnus dans leur nature,
comment croire qu'ils peuvent être entièrement
détruits par des fumigations acides? Mais écou-
tons sur ce point le savant professeur Fodéré,
dont le nom est devenu aujourd'hui une autorité

si imposante dans toutes les questions qui touchent
à la médecine légale sanitaire. « De l'ignorance où
» nous sommes, dit ce savant médecin, sur le
» principe de la contagion, on ne croira pas faci-
» lement que nous ayons trouvé, dans telle ou
» telle fumigation, un moyen infaillible de nous
» en préserver, quelles que soient les vapeurs
» acides auxquelles on donne la préférence ; il ne
» faut pas oublier, 1° qu'en admettant que ces
» vapeurs possèdent parfaitement toutes les ver-
» tus anticontagieuses qu'on leur a attribuées, il
» serait peu philosophique d'en conclure qu'elles
» doivent avoir la même vertu dans d'autres mala-
» dies. La nature des poisons engendrés dans le
» corps humain est d'une telle subtilité, que nous
» sommes dans une ignorance complète de leurs
» propriétés et de leur action. Nous ne pouvons
» pas par conséquent raisonnablement appliquer
» à l'un ce que nous savons de l'autre. Par exemple,
» nous supposons qu'il est prouvé que l'acide du
» nitre ou du sel marin détruit le poison de la
» fièvre d'hôpital ; mais de cette connaissance
» nous ne pouvons nullement conclure qu'il dé-
» truise aussi le poison de la rougeole, de la peste,
» de la fièvre jaune, etc.,
» 2° L'on doit faire attention qu'infection et
» contagion ont été des termes synonymes pour

» la plupart des auteurs qui ont traité des moyens
» de purifier l'air, qu'ils ont pris la pourriture des
» cadavres pour le symbole de la contagion, et
» qu'en général on a regardé d'une nature alca-
» line les virus contagieux; qu'il est cependant
» très-possible qu'il n'en soit rien ; que l'air in-
» fecté des plus mauvaises odeurs ne donne pas
» toujours des maladies contagieuses ; tandis'que
» celui qui paraît le plus pur renferme quelquefois
» un poison mortel. Après de telles réflexions,
» nous n'hésitons pas à recommander l'essai des
» vapeurs ci-dessus, pourvu que, pratiqué avec
» doute philosophique, il ne nous fasse oublier
» aucune des précautions qui ont été détail-
» lées précédemment; telles que le lavage, le se-
» reinage, etc. »

On voit par ce passage, si sagement pensé et si
philosophiquement écrit, que M. Foderé est loin
d'adopter exclusivement les fumigations d'acides
minéraux comme un préservatif sûr de la peste, de
la fièvre jaune et des autres maladies contagieuses;
sans les proscrire, il veut néanmoins les faire suivre
du lavage, du sereinage et autres précautions
usitées. Nous partageons avec d'autant plus d'empressement son avis, qu'il est aujourd'hui adopté
par tous les médecins qui ont publié en dernier
lieu les ouvrages les plus marquans sur les mala-

dies épidémiques, et porté dans l'étude de leurs causes et de leurs effets un véritable esprit analytique.

2° L'histoire des épidémies et des grandes contagions prouve-t-elle que les méthodes désinfectantes de Guyton de Morveau et de Smith aient été réellement utiles et préservatives?

Réponse. Sans doute il est pénible de révoquer aujourd'hui en doute des faits qui ont paru jadis si authentiques; mais comment se refuser à l'évidence d'une multitude de faits nouveaux qui semblent détruire entièrement les assertions anciennes? Voici comment s'exprime à ce sujet M. le docteur Bally, un des commissaires envoyés par le gouvernement français en Espagne, pour étudier la fièvre jaune de 1805, et auteur d'un excellent traité sur cette maladie, publié en 1814, par les ordres du ministre de l'intérieur. « Des faits » multipliés sembleraient avoir acquis une juste » réputation aux fumigations des gaz acides pour » désinfecter les hôpitaux et les prisons; mais » l'effet a-t-il répondu aux espérances, et l'infection » a-t-elle été réellement bornée dans les hôpitaux? » C'est ce que le plus inexorable des maîtres, le » temps, ne tardera pas de nous apprendre. On » savait déjà que l'emploi des acides réduits en va- » peurs n'avait pas empêché la naissance de la

» fièvre jaune sur des vaisseaux. C'est ainsi que la
» frégate *le Général Guen*, récemment infectée,
» le fut de nouveau pendant sa station à l'embou-
» chure du Mississipi, vers le mois de septembre
» 1779, malgré les fumigations d'acide nitrique
» faites avec soin pour prévenir ce fatal événement.

    « Au moment des épidémies de la péninsule,
» dit encore M. Bally, un enthousiasme général
» s'empara des Espagnols, qui s'engouèrent des
» fumigations, et l'on put à peine suffire à la
» préparation et à l'envoi des appareils. Des détails
» transmis officiellement annoncèrent des effets
» prodigieux opérés par le gaz muriatique oxi-
» géné. Mais, quand il fallut venir à la grande
» preuve, et lorsque des milliers d'individus eu-
» rent péri, malgré les nuages épais de ces gaz, qui
» les enveloppaient de toutes part, alors le charme
» disparut, et l'on négligea un moyen qui ne fut
» réellement utile qu'à quelques spéculateurs. »

    On lit encore à l'article *désinfection* du Diction-
naire des Sciences médicales, rédigé par M. Nysten, un des commissaires français également envoyés en Espagne avec M. le docteur Bally, « que
» les fumigations, auxquelles on avait attribué des
» effets si merveilleux, à la fin de l'épidémie de
» 1800, n'empêchèrent nullement la propagation
» de la maladie, lorsqu'elles furent employées à

» Cadix, à Malaga, et à Carthagène, dans la force
» des épidémies de 1803 à 1804. Parmi les vic-
» times de cette dernière ville qui firent avec beau-
» coup de soin des fumigations, on peut citer le
» gouverneur de Carthagène. Pendant le règne de
» la maladie, il ne quitta point son hôtel; il espé-
» rait échapper à la contagion par les fumigations
» d'acide muriatique oxigéné, qu'il fit pratiquer
» avec beaucoup d'exactitude dans toutes les par-
» ties de sa maison ; il s'isola entièrement dans
» son appartement, et prenait les plus grandes
» précautions tant pour recevoir ses alimens, que
» pour communiquer avec ses administrés : il
» mourut de la fièvre jaune, avec cinq ou six per-
» sonnes, tant de sa famille que de sa suite.

M. Nysten ajoute : « La fièvre des prisonniers
» espagnols fit beaucoup de ravages à Auxerre
» en 1812. Les fumigations d'acide muriatique
» oxigéné furent pratiquées avec soin dans l'hô-
» pital et les casernes; cependant la plupart des
» personnes qui entrèrent dans celles-ci n'en
» gagnèrent pas moins la fièvre des prisons, à
» laquelle succombèrent plusieurs médecins, des
» religieuses hospitalières, des prêtres, etc.

» M. Frémy, pharmacien distingué qui se ren-
» dait trois fois par jour, par ordre des autorités
» constituées, dans l'hôpital et les casernes, pour

» y faire des fumigations, fut lui-même victime de
» la maladie. »

_ Des citations pareilles et aussi précises n'ont
pas besoin de commentaires, pour vous éclairer
sans doute, messieurs, sur la confiance que vous
pouvez accorder aux fumigations acides relativement à leur effet préservatif. Si elles ont échoué
dans les deux maladies précédentes, il n'est
guère probable qu'elles pussent mieux réussir
dans une épidémie pestilentielle. Mais je dois citer ici quelques passages extraits des deux beaux
ouvrages que viennent de publier MM. les docteurs Pariset et Mazet, envoyés, comme vous sa-
vez, en Espagne par le gouvernement, pour y
étudier la fièvre jaune qui s'est développée à Cadix en 1819. « Cet art est bien supérieur, dit
» M. Pariset, aux petites ressources des fumiga-
» tions beaucoup trop vantées, ou de ces parfums
» que la tromperie conseille et vend à la crédu-
» lité. »

M. Mazet n'énonce pas une opinion moins tran-
chée. « En Andalousie, dit-il, on faisait bien des
» fumigations d'acide nitrique et d'acide muria-
» tique oxigéné, mais tout le monde était con-
» vaincu de leur parfaite nullité. Comment pré-
» tendre neutraliser un principe avant d'en avoir
» étudié les propriétés, avant de l'avoir soumis à

» des expériences analytiques? Jusqu'à présent
» celui de la fièvre jaune, s'il existe isolé, a été in-
» saisissable et n'est connu que par ses effets gé-
» néraux. Tout ce qu'on sait du traitement préser-
» vatif, c'est qu'il faut fuir promptement les lieux
» où règne la fièvre jaune. Ce moyen est le seul
» connu, mais il est infaillible. »

La médecine vétérinaire n'est pas très-favo-
rable aux fumigations. Gilbert, dans ses savantes
Recherches sur les maladies charbonneuses, dit
« que les fumigations si vantées sont encore moins
» propres que la chaux à annuler les miasmes
» contagieux. Ce moyen ne doit être regardé que
» comme accessoire.»

Et si, après tant d'opinions concluantes et de
faits aussi bien précisés, il est permis de rapporter ce qui s'est passé sous les yeux de la plupart
d'entre nous, lors de la maladie contagieuse et
typhode qui a régné à Marseille durant l'hiver de
1812 à 1813, nous vous dirons que les fumigations
n'ont jamais produit aucun effet pour arrêter ou
prévenir la contagion dans les maisons particulières ou à l'hôpital. Aussi le médecin militaire, le
docteur Guinet; le médecin des dispensaires, le
jeune Bodin ; quatre élèves en chirurgie de l'hôpital, trois religieuses hospitalières et plusieurs
servans, succombèrent à l'épidémie, quoiqu'ils

fussent constamment entourés d'une épaisse et
piquante fumée d'acides minéraux ; tandis qu'en
1818, lors du *typhus langlade*, on ne vit aucune
contagion communiquée par les individus des
treize familles qui en étaient également atteints,
et qui avaient été réunis dans une même salle de
l'hôpital, parce qu'on eut l'attention d'ouvrir, dès
leur entrée, toutes les fenêtres de cette salle, et
de laisser ainsi renouveler l'air à chaque instant
de la nuit comme du jour. Cet exemple prouve
jusqu'à l'évidence que l'air fournit le meilleur
mode de désinfection, et qu'il produit des effets
bien plus certains que les fumigations acides.
D'ailleurs, n'a-t-on pas journellement à l'hôpital
de Marseille une démonstration publique que
les fumigations n'empêchent pas ce qu'on appelle
la pourriture d'hôpital parmi les blessés, et les
fièvres typhodes lorsqu'il y a plusieurs malades
atteints de fièvres de mauvais caractère, à la suite
d'une infection première.

D'où nous pouvons conclure qu'il est bien constaté que les fumigations guytoniennes ne sont
pas un sûr préservatif des maladies contagieuses,
et que dans nombre de circonstances elles ont
paru être d'une parfaite nullité.

. 3° Dans le cas où il serait reconnu que ces fumigations auraient eu des insuccès, faudrait-il

néanmoins les employer à l'exemple des lazarets qui les ont nouvellement mises en pratique?

Réponse. D'après ce que nous venons de dire sur la question précédente, il serait sans doute d'une extrême imprudence d'avoir une confiance entière dans les fumigations. Il suffit qu'il s'élève des doutes sur leur efficacité, pour qu'un lazaret comme celui de Marseille, fait pour donner d'aussi beaux exemples à tous les autres lazarets de l'Europe, ne coure pas après une innovation qui peut devenir aussi dangereuse et avoir des résultats aussi funestes. Est-ce que le lazaret de Marseille aurait à rougir d'une gloire qui est plus que séculaire, en suivant sa vieille méthode désinfectante? Qui peut assurer quel sera le sort des fumigations acides pour l'avenir? Marseille debout, et à l'abri de toute contagion, sera toujours dans le cas de s'enorgueillir de son lazaret tel qu'il est aujourd'hui, et de ses vieux parfums, quoiqu'elle repousse, en fait de préservatif pour la peste, toute innovation accréditée même par l'autorité d'hommes célèbres et d'une haute réputation. Une expérience qui date de plus d'un siècle sera toujours, pour elle et pour vous, un des plus redoutables argumens que vous pouvez opposer aux partisans des fumigations pour la garantie de vos succès à venir.

4° Est-il permis, en fait d'administration sanitaire, de faire des essais, en abandonnant l'ancien
mode de purification des lettres, jusqu'ici employé avec succès, pour lui en substituer un
nouveau dont les effets préservatifs sont contestés?

Réponse. Quoique les fumigations aient été
jusqu'ici employées sans danger pour la purification des lettres des agens diplomatiques ou consulaires du Levant, ainsi que dans quelques lazarets
et aux frontières de Turquie, néanmoins, quel
est celui qui oserait prendre sur sa responsabilité
personnelle les événemens à venir? On peut avoir
vu écouler bien des années et avoir reçu des
milliers de lettres sans qu'il se soit développé aucun accident, quoiqu'on n'ait eu recours qu'aux
fumigations, mais si une lettre était récemment
infectée, si elle renfermait quelque tissu contaminé, quelque parchemin ou de la ficelle,
comme cela arrive si souvent, et que le tout fût
bien enveloppé sous plusieurs bandes de papier,
pourrait-on croire qu'elle fût assez purifiée pour
nous mettre à l'abri de toute contagion, si elle n'a-
vait été soumise qu'aux vapeurs acides? nous pro-
nonçons affirmativement que non, d'après les expériences que nous avons faites, et d'après ce que,
rapportent les auteurs. D'ailleurs, qui peut croire
qu'un sectateur de Mahomet ou tout autre négo-

ciant imprudent, aviserait toujours au moyen de ne point infecter leur correspondance. Il ne faut qu'un accident malheureux pour nous replonger dans toutes les horreurs de 1720. Mais comme il faut appuyer notre assertion par des exemples, nous avons l'honneur de vous mettre sous les yeux deux paquets de lettres. Celles-ci ont été traitées par le chlore ou acide muriatique oxigéné, et par le gaz muriatique que vous employez ordinairement dans votre boîte de parfums.

La lettre, renfermée dans le paquet n° 1 a été exposée pendant une heure à l'action du chlore gazeux; l'écriture, et le papier ont été altérés ou même détruits sur tous les points où le chlore a touché; mais une grande partie est restée intacte. Il est donc facile de voir que le chlore n'a pas pénétré partout, malgré qu'il ait pu agir pendant une heure, et que la lettre eût été préparée pour le recevoir; d'où il est permis de conclure, que si cette lettre eût été contaminée, il y aurait eu des points qui n'auraient pas été désinfectés, et la peste aurait pu être propagée par elle. Ainsi, le docteur Savaresi, un des médecins français qui avaient fait partie de l'expédition d'Égypte, nous dit qu'un négociant européen y contracta la peste en l'an VII, en touchant simplement une lettre qui provenait d'un pestiféré.

Le paquet n° 2 contient deux lettres et un fragment de papier écrit, qui ont été pendant demi-heure exposés à l'action de votre boîte de parfums ordinaires; l'écriture et l'encre n'en sont point évidemment altérées. Cette expérience prouve donc d'une manière irréfragable, que toutes les lettres qui sont soumises à l'action des vapeurs muriatiques, dans votre boîte de purification, n'éprouvant aucune altération, sous le rapport du tissu du papier et de l'écriture, ne sont point désinfectées. Jugez quelles peuvent être les conséquences terribles d'une pareille méthode, et à quel danger la France et l'Europe ne sont pas exposées par cette étrange nouveauté. Car nous serons toujours en droit de dire aux partisans exclusifs du chlore ou de l'acide muriatique, en accordant à ces acides la vertu désinfectante, lorsqu'il y a des émanations putrides dans des lieux renfermés, quelle expérience directe avez-vous contre le virus pestilentiel ou contre celui de la fièvre jaune? Si dans les circonstances les plus ordinaires de la vie on doit s'en rapporter à l'expérience, il n'en est point, sans doute, qui réclame une plus juste application de ce principe, que celle qui concerne d'une manière essentielle la police sanitaire d'une grande nation. Dans les arts, les manufactures, et les exploitations agricoles, on peut faire dés essais; mais en fait de peste, où serait la prudence humaine si, fatigués des bienfaits d'un préservatif plus que séculaire, nous voulions, sous le prétexte d'être mieux, courir après les chances périlleuses d'un antidote plus qu'incertain, lorsque surtout l'efficacité en est si puissamment contestée par de grandes autorités ?

5° L'expérience constate-t-elle que le vinaigre ait joui jusqu'à ce moment d'une vertu antipestilentielle, et l'immersion des lettres dans cet acide a-t-elle suffi jusqu'à ce jour pour leur entière purification ?

Réponse. Il est certain que, depuis la plus haute antiquité, le vinaigre a toujours été employé comme préservatif dans toutes les maladies pestilentielles et épidémiques. On sait que les Romains en donnaient à leurs soldats comme une boisson antiputride. Si nous nous rapprochons des temps plus modernes, nous apprendrons de *De le Boë* dans son Traité de la peste, qu'il se préserva de cette maladie en prenant, tous les matins avant de sortir, de la mie de pain, arrosée d'une cuillerée de bon vinaigre ordinaire. Diemerbroeck conseille aussi comme un excellent préservatif, qui vaut mieux que beaucoup d'autres, de prendre à jeun deux cuillerées de bon vinaigre, et de manger ensuite un morceau de pain. Or, on

sait que ce médecin vécut exempt de la contagion, au milieu des ravages affreux que la peste
exerçait à Nimègue, sans cesser un seul jour de
visiter plusieurs centaines de pestiférés.

On sait encore avec quelle étonnante profu-
sion le vinaigre a toujours été employé dans le
Levant, et quelles vertus préservatives attachent à
son usage les étrangers qui veulent se garantir
de la peste. Ainsi le docteur Assalini, un des médecins qui avaient suivi l'armée française en
Égypte, nous dit, dans l'ouvrage qu'il a publié,
qu'il a toujours soigné les pestiférés, leur a tâté
le pouls et ouvert leurs bubons sans être atteint
de la maladie, quoiqu'il n'ait jamais employé
d'autre préservatif que le vinaigre, le citron pour
se laver les mains après ses visites. Le capitaine
Reboul de la Siolat a assuré à l'un de nous, que
dans ses différens voyages dans les mers du Levant,
il a eu trois fois la peste à bord, et qu'il s'en est
constamment préservé en se lavant fréquemment le visage et les mains avec du vinaigre et
exposant ses habits au grand air, en les frottant
seulement avec du linge imbibé de vinaigre, après
avoir touché des pestiférés. Il a même ajouté
qu'en l'année 1783, il avait eu soixante hommes
atteints à la fois de la contagion, sur trois cents
pélerins qu'il transportait de Constantinople, à

-Alexandrie, et qu'il n'avait jamais employé pour lui-même, ainsi que pour ses vingt-deux matelots embarqués sur le même navire, d'autres préservatifs que le vinaigre en ablutions ou en lavages. Les fumigations acides sont encore loin sans doute de présenter des faits aussi concluans.'

Pour ce qui concerne l'immersion des lettres dans le vinaigre, nous ne remonterons pas plus haut que la célèbre époque de 1720. Depuis lors, aucune espèce de contagion pestilentielle ne s'est communiquée par la voie de la correspondance épistolaire. Cependant pourrait-on raisonnablement supposer que parmi tant de milliers de lettres écrites du Levant, des colonies, et des autres pays infectés, il n'y en a jamais eu une seule de contaminée? Dans le cas contraire, il est donc reconnu que le vinaigre a eu une propriété désinfectante; et si une expérience qui date de plus d'un siècle manifeste cette propriété, pourquoi vouloir faire l'essai d'une méthode qui est bien loin encore de présenter la même garantie?

Ici, messieurs, nous interrogerons votre conscience, votre raison, vos lumières. Sera-ce au moment même où vous venez de célébrer l'anniversaire séculaire de la cessation de la peste de 1720, que vous voudriez courir la chance funeste de compromettre la santé publique par une innovation? n'avez-vous pas toujours présent à votre mémoire que ce fut par l'impéritie des gens de l'art et le défaut de précautions sanitaires, que la contagion franchit alors les barrières du lazaret pour s'établir dans la ville, et se répandre ensuite dans soixante-six communes de la Provence, qu'elle dépeupla. Croyez-vous qu'une expérience aussi malheureuse n'ait pas servi de leçon, dans les six pestes qui se sont déclarées dans le lazaret depuis 1720, sans que la santé publique en ait conçu les moindres alarmes. N'avez-vous pas eu vous-même, en 1819, une preuve bien frappante de l'efficacité du vinaigre pour la purification des lettres, puisque celles du bâtiment du capitaine Anderson et des Suédois atteints de la contagion, ont pu circuler sans danger dans la ville, après avoir été soumises à l'immersion du vinaigre. Quel est celui qui aurait été assez courageux pour recevoir directement de la main d'un de ces pestiférés une lettre qui n'aurait subi que l'épreuve des fumigations acides! On peut conseiller à Paris cette dernière méthode pour la purification des lettres du gouvernement, mais ici, en face de l'enclos de Saint-Roch et d'un pestiféré qu'il renfermerait, on jugerait sans doute beaucoup plus prudent de recourir au vinaigre. Ce qui se passerait dans ce fait isolé doit se représenter tous les jours dans l'esprit d'un intendant de la santé publique. Il doit voir et craindre la peste partout et dans tout; sa vigilance alors, ne sera jamais prise en défaut.

Ce qui vient à l'appui de cette assertion, c'est que l'histoire des miasmes contagieux nous est encore inconnue, et que l'on ignore complètement l'époque où des corps infectés cessent de pouvoir devenir dangereux, tant qu'ils n'ont pas été soumis à une exacte purification : et le docteur Foderé dit positivement à ce sujet qu'il n'y a point de prescription pour les choses, relativement à leur faculté contagieuse. Il cite ensuite le fait rapporté par Hildenbrand, dans son Traité du typhus contagieux ou peste des armées. Ce médecin dit qu'ayant repris, au bout d'un an, un habit noir qu'il avait porté durant une épidémie de fièvre scarlatine, et ayant été en Podolie, il communiqua dans sa première visite cette fièvre à la femme d'un boulanger. Que dire conséquemment du virus pestilentiel? que dire encore de celui de la fièvre jaune? puisque, d'après les faits rapportés par M. le docteur Pariset, il semble prouvé que le germe de la contagion, introduit chez un individu à l'époque où la saison apporte un terme à cette maladie, peut rester immobile pendant tout l'hiver et le printemps, et ne se réveiller et

se développer qu'à l'époque favorable, qui est
l'été. Si à ces idées on ajoute encore que tout
annonce malheureusement que la fièvre jaune va
se naturaliser en Espagne, comme c'est l'opinion
des plus savans médecins de ce royaume, comme
c'est l'opinion bien formelle de M. Pariset, qui
s'exprime ainsi : « Je n'ai pas la prétention de
» lire dans l'avenir et de proposer mes décisions
» comme infaillibles; j'ose seulement soutenir que
» la fièvre jaune nous touche d'assez près, pour
» que le gouvernement ne persiste plus dans la
» sécurité où il s'est tenu jusqu'à présent. Il me
» suffit d'apprendre que, après avoir uniquement
» régné à la Gayra et sur le littoral de Caracas, la
» fièvre vient de franchir la côte, et de se montrer sur
» le haut du plateau où est bâtie la ville de Léon,
» pour qu'une pareille migration d'Espagne en
» France me semble non-seulement très-possible,
» mais encore très-probable et même très-pro-
» chaine; peut-être ne faudrait-il pour la consom-
» mer qu'une nouvelle épidémie. »

Serait-ce au moment où cette épouvantable pré-
diction retentit à vos oreilles, que vous renonceriez
à un moyen de désinfection qui jusqu'ici a été aussi
efficace? Serait-il même politique dans une ville
comme Marseille, journellement exposée aux différentes contagions qui la menacent de tous les

côtés, de détruire la sécurité morale et la confiance qu'a le peuple dans le vinaigre comme préservatif antipestilentiel, pour accréditer une méthode qui est bien loin de jouir, dans l'esprit même des savans, de la même efficacité? Dans un cas de contagion, même le plus étranger à toute correspondance épistolaire, la malveillance ne pourrait-elle pas attribuer à la nouvelle méthode ce qui lui serait totalement étranger?

Loin de se laisser entraîner par les exemples si imprudens des lazarets qui ont renoncé au vinaigre pour lui substituer les fumigations, le lazaret de Marseille doit intervenir pour que le gouvernement français invite les gouvernemens étrangers à revenir à l'ancien mode de purification pour les lettres suspectes, et qu'il ordonne dans ses propres lazarets l'emploi du vinaigre de préférence aux fumigations nouvelles.

Enfin, pour donner la preuve la plus démonstrative que ces fumigations ne peuvent, dans aucun cas, nous rassurer complètement contre la crainte de la contagion, nous citerons ici le fait rapporté par Gilbert dans ses Recherches sur les maladies charbonneuses des animaux. Cet auteur dit en propres termes, « que le docteur Paulet de » Fontainebleau, l'homme qui a le mieux écrit sur » les épizooties, communiqua à un animal sain

» la maladie charbonneuse, en lui insinuant sous
» la peau un morceau d'étoffe empreint du virus
» pestilentiel, quoiqu'il l'eût soumis à l'action des
» acides minéraux les plus forts, même fumans, au
» point d'en être corrodé. » Après un pareil
exemple, pourrait-on être encore indécis sur son
choix, lorsqu'il s'agira d'une mesure sanitaire,
pour repousser la plus terrible des contagions qui
puisse attaquer l'espèce humaine?

L'idée qu'on pourrait émettre sur ce que Marseille, en restant trop attachée à son ancienne
méthode désinfectante, semblerait vouloir ne pas
se mettre à la hauteur des connaissances du jour
et des progrès des sciences naturelles, et de
l'hygiène surtout, n'est que spécieuse; car, bien
loin d'être en opposition avec ces progrès, c'est
se mettre d'accord avec la seule méthode qui a
rendu ces derniers si rapides, en ne suivant que
l'expérience, et refusant de se soumettre aux
théories que le temps n'a pas justifiées. D'ailleurs,
pourquoi renoncer à la réputation qu'ont les
Marseillais d'être, depuis plus de deux siècles,
d'excellens désinfecteurs? car, nous dit Papon,
dans son Histoire de la peste, l'ordre de Malte
en fit venir un certain nombre en 1675, lorsque
l'île était livrée aux horreurs de la peste; il dut à
leur habileté le salut du pays. Or, à cette époque,

il n'y avait que les vieux parfums de nos pères qui fussent employés.

6° Est-il vrai que le vinaigre altère l'encre, empâte ou détruise le papier? Quelle en est la raison chimique? comment prévenir cette altération, si elle existe réellement dans beaucoup de circonstances?

Réponse. Les nombreuses expériences qu'a faites la commission à ce sujet prouvent que le vinaigre pur, fût-il même à dix degrés, qui est le maximum d'acidité du vinaigre de bois, n'altère jamais l'encre, ni le papier. Le paquet n° 3 contient des lettres qui sont restées plongées dans le vinaigre pendant plusieurs jours, et qui ne présentent aucune trace d'altération. Mais si le vinaigre contient un mélange d'acide sulfurique, même en très-petite quantité, alors l'écriture est enlevée, et le papier est changé dans sa couleur : or, rien de plus commun aujourd'hui que cette falsification. Les marchands de vinaigre, et même les propriétaires, commettent souvent cette fraude, pour donner plus de piquant à l'acide. La chimie nous fournit divers moyens pour reconnaître la présence de l'acide sulfurique dans le vinaigre : ainsi on peut éviter très-facilement les altérations qui dépendent de ce mélange des deux acides, et l'on peut être bien sûr qu'en employant du

vinaigre pur et surtout décoloré, on n'aura jamais
à se plaindre d'aucune altération, ni dans l'encre
ni dans le papier, pour toutes les lettres qui auront été immergées dans le vinaigre pour leur
purification. Mais le mode actuel d'immersion
peut être beaucoup amélioré. Ainsi les lettres,
après avoir été coupées, doivent être plongées
dans le vinaigre successivement, et non jetées en
en masse ; elles doivent être isolées, et rester au
moins dix minutes dans cet acide, afin qu'elles
en soient entièrement imbibées. On les retire ensuite avec précaution, on les exprime légèrement
sans les froisser, ni les tordre, et l'on évite de les
entasser, pour qu'elles soient plus promptement
desséchées. L'art peut beaucoup hâter ce dessè-
chement, par l'emploi de la ventilation ou du ca-
lorique. Nous joignons ici à notre rapport un ap-
pareil extraordinairement simple qui réunit le
concours de ces deux moyens ; au besoin on peut
n'avoir recours qu'à un séchoir en tuiles.

7° Est-il nécessaire que l'administration sanitaire fasse fabriquer le vinaigre qu'elle emploie à
la consigne et au lazaret, et qu'elle préfère pour
l'immersion des lettres le vinaigre blanc naturel
ou le vinaigre rouge décoloré par les moyens
chimiques connus, ou le vinaigre rouge ordinaire?

Réponse. On conçoit facilement que l'opinion

de la commission n'a pu être sur ce point qu'unanime. La grande quantité de vinaigre qui se con-
somme annuellement à la consigne et au lazaret,
réclame cette fabrication, non-seulement sous le
rapport de l'économie, mais sous le rapport de
la bonté de cet acide. En achetant du vinaigre
pour l'usage journalier, on s'expose à avoir, du
mauvais vinaigre, ou du vinaigre qui contiendrait
de l'acide sulfurique. · Alors l'immersion des lettres, dans ce dernier cas, produirait l'altération
de l'encre, et du papier, comme nous l'avons
déjà dit. Cette falsification est commise avec
d'autant moins de scrupule, que l'on sait que ce
vinaigre n'est point employé à l'intérieur, mais
simplement pour un usage externe.

L'art de fabriquer le vinaigre est aujourd'hui,
si facile et si expéditif, qu'il me semble que
l'administration ne peut pas s'empêcher de l'a-
dopter de préférence aux achats divers qu'elle
est obligée de faire dans le courant de l'année.
Il ne peut y avoir dans cette détermination
qu'utilité et économie.

Les expériences comparatives que la commission a faites du vinaigre blanc naturel, du vinaigre
rouge décoloré, et du vinaigre rouge ordinaire
pour l'immersion des lettres, ne laissent aucun
doute sur le choix que l'on doit faire. Les deux

prémiers vinaigres ne causent aucune altération
ni à l'écriture, ni à la couleur du papier, tandis
que lé vinaigre rouge altère toujours la blancheur
de ce dernier, fait des taches désagréables à la vue,
quoiqu'il ne détruise pas l'encre. En supposant
que le vinaigre blanc naturel fût trop cher, ou
qu'on ne pût pas s'en procurer en assez grande
quantité, lé vinaigre décoloré le remplace avec
le même succès; et la chimie nous a appris à
obtenir ce vinaigre avec la plus grande économie
et la plus grande facilité. La commission a pensé
que M. le pharmacien attaché à l'administration
sanitaire pourrait diriger tout à la fois, et cette
fabrication du vinaigre, et sa décoloration, sans
causer le plus petit embarras à l'administration,
et se charger de tous les procédés chimiques qui
peuvent couronner cette double opération.

*Considérations générales sur l'emploi des fumi-
gations acides.*

Quoique la commission ait pensé que le vinaigre
doit être préféré aux fumigations guytoniennes
pour la purification des lettres; quoiqu'elle ait
rapporté différens faits appuyés sur l'autorité de
grands maîtres, qui prouvent qu'elles ont été impuissantes pour arrêter la contagion du typhus et
de la fièvre jaune, cependant elle est loin d'en

proscrire l'usage ; elle croit, aú contraire, qú'elles peuvent être éminemment utiles dans une infinité de circonstances. « Elles sont, comme l'a dit « M. Nysten', des agens très-puissans de désin-' « fection, elles agissent avéc efficacité sur des' « masses d'air circonscrites, lorsqu'il n'existe pas· « des foyers d'infection sans 'cesse renaissans ; « elles désinfectent parfaitement des espaces in-̄ « habités, et des objets imprégnés de quelque « émanation malfaisante. Mais les moyens de l'àrt, « quels qu'ils soient, sont bornés, et il n'est pas',' « jusqu'à cette heure, au pouvoir de l'homme' « d'arrêter les effets de certaines influences épi- « démiqueś. Lorsqu'un nouvel'agent hygiénique « ou thérapeutique a été trouvé avantageux dans « quelques cas particuliers, on doit toujours se « garantir de l'enthousiasme qui tend à en géné- « raliser outre mesure les applications. 'C'est én' « analysant avec attention et impartialité les di- « verses circonstances' où cet' agent peut être « utile, et en déterminant les bornes au-delà « desquelles' ses avantages sont nuls, qu'on' sert' « réellement là science. »

Néanmoins, parmi les fumigations nouvelle-ment mises en pratique, il est un choix particulier qu'il faut faire, lorsqu'il s'agit de désinfecter des lieux malsains, des marchandises contaminées, ou des individus soupçonnés, de renfermer quelque germe de contagion.

On emploie pour le premier cas les fumigations d'acide muriatique oxigéné ou le chlore. Les marchandises sont soumises à une forte fumigation faite avec un mélange de soufre et de nitrate de potasse. Mais les fumigations nitriques sont celles qui conviennent aux lieux habités, parce qu'elles n'incommodent pas la poitrine des personnes qui sont dans le cas de respirer dans leur atmosphère, comme cela arrive dans les fumigations avec le chlore ou avec le soufre, lorsqu'elles sont un peu fortes.

Les fumigations muriatiques, c'est-à-dire les premières qui furent employées par M. Guyton de Morveau, sans mélange d'oxide noir de manganèse, addition qui appartient à Fourcroy, n'incommodent pas également les personnes qui sont soumises à leur action.

Enfin nous pensons avec M. le docteur Foderé que, dans certains cas, les anciennes fumigations pratiquées dans le lazaret ne doivent pas être négligées (1), malgré le mélange bizarre et in-

(1) Elles se composent de deux livres de soufre, deux livres d'alun, deux livres d'encens, deux livres de poix résine, deux livres de poudre à canon, douze onces d'antimoine, quatre onces de sublimé, douze onces d'arsenic, quatre onces d'orpiment, quatre onces de

forme des substances qui les composent, parce que le soufre, le sublimé et l'arsenic, doivent y jouer un rôle très-actif; mais on sent que ces fumigations ne sont applicables qu'aux marchandises.

Résumé et conclusion.

Ce n'est qu'après avoir reconnu les effets préservatifs du vinaigre, employé depuis un temps immémorial à la purification des objets contaminés, que la commission vous propose, messieurs, d'en continuer l'usage. Elle a cru que l'antiquité de ce puissant antidote méritait d'être respectée, et que les fumigations acides ne pouvaient pas le remplacer. Loin de proscrire celles-ci, elle les a conseillées et en a spécifié l'emploi. Elle n'a pas cru qu'elles fussent totalement inutiles dans les grandes contagions; mais comment aurait-elle pu leur accorder une vertu antipestilentielle certaine et infaillible, puisque un quart de siècle leur refuse ce qu'une expérience plus que séculaire pour Marseille accorde au vinaigre. L'usage journalier que font les étrangers de cet acide, d'une manière si efficace dans tout l'Orient, ne peut qu'ajouter encore à ce qu'on a dit sur ses

cinabre, deux livres de graine de genièvre, ou de lierre ou de laurier.

propriétés antimiasmatiques ou anticontagieuses.

Le peu de succès qu'on a obtenu des fumigations acides en Espagne, lors des dernières épidémies de fièvre jaune qui se sont déclarées dans ce royaume depuis 1800 ; le silence que gardent sur leur emploi et leur vertu préservative tous les médecins français qui ont fait partie de l'armée d'Égypte, ont été pour nous de grandes autorités et de grands motifs, pour rester attachés à la vieille méthode désinfectante marseillaise, sans craindre les reproches que l'on pourrait nous faire, de vouloir demeurer étrangers aux progrès actuels de la science, parce que nous n'adoptons pas ici d'une manière exclusive l'effet antipestilentiel des fumigations. L'expérience qui a servi de fondement à notre décision est trop évidente par ses résultats, trop riche en observations pratiques, et trop reculée dans son origine, pour qu'on puisse nous regarder comme des barbares, qui vivent dans le coin de leur province, placés à l'antipode des connaissances chimiques du jour. Non, les savans dont nous combattons la doctrine ou la théorie sauront apprécier nos motifs, et s'ils étaient, comme nous, journellement en face de l'ennemi et sur la brèche, ils prendraient, n'en doutons pas, les mêmes armes pour se défendre.

Les différentes lettres qui ont été immergées

dans le vinaigre pur et dans le vinaigre altéré avec l'acide sulfurique, et qui sont sous vos yeux, prouvent que le premier ne détruit jamais l'encre, ni le papier, tandis que le second agit en sens inverse. Ainsi, il importe que l'administration n'emploie à la consigne et au lazaret que du vinaigre de la première qualité, c'est-à-dire pur et sans mélange d'acide sulfurique. Le vinaigre blanc naturel, ou celui qui a été chimiquement décoloré, nous a paru encore préférable sous tous les rapports. Pour se le procurer avec économie, et sans être obligé de faire tous les jours des essais chimiques pour reconnaître si le vinaigre acheté serait pur, nous avons cru devoir vous proposer de le faire fabriquer sous vos yeux, et de charger le pharmacien de l'administration d'en examiner la qualité, avant de l'employer pour la purification des lettres. Vous pourrez vous convaincre, de plus, que les lettres qui sont soumises au chlore ou aux vapeurs muriatiques et qui ne sont point altérées, sont loin d'avoir subi la désinfection. Ainsi une lettre qui contiendrait un germe pestilentiel, qui ne serait parfumée que comme celles du gouvernement qui restent intactes, pourrait répandre au loin la contagion. Cet objet mérite toute votre sollicitude, et vous devez agir pour qu'on revienne dans les autres lazarets à l'ancienne méthode de purification, avec d'autant moins de peine, qu'en vous proposant le vinaigre blanc ou décoloré, nous pouvons vous assurer que les lettres immergées dans cet acide, et soignées comme nous l'avons indiqué, n'offriront plus aucune trace d'altération dans l'écriture, ni dans le papier.

En vous présentant ici, messieurs, le résultat de nos conférences, de nos discussions, et des essais pratiques que nous avons faits, nous n'avons eu constamment qu'un but, celui de répondre à la confiance dont vous avez bien voulu nous honorer, et à l'appel que vous avez fait à nos lumières médicales et chimiques, au nom de l'humanité, pour avoir notre avis sur un objet qui touche de si près à la conservation et à la police sanitaire de l'Europe.

CHAPITRE XXVIII.

Y a-t-il des moyens préservatifs de la fièvre jaune, autres que l'indigénat ou l'acclimatement ? Peut-on espérer de trouver un
jour quelque remède spécifique contre cette fièvre ? Quelles sont
les précautions hygiéniques que doivent prendre, en arrivant
dans les Antilles, les Européens qui n'ont point encore subi les
épreuves des régions tropicales ?

Si, depuis l'insecte jusqu'à l'homme, le désir
de vivre est un besoin inspiré par la nature à tous
les êtres pour veiller à leur conservation , on ne
doit pas s'étonner que dans les grandes calamités
publiques qui menacent la vie, chacun cherche
à se mettre à l'abri du danger commun. De là
ces recettes mystérieuses que le charlatanisme
ou la sotte crédulité ont tour à tour inventées et
mises en crédit pour conjurer les fléaux pestilentiels. Sous ce rapport, la fièvre jaune n'a pu être
la dernière à exciter une sollicitude générale , et
conséquemment à devenir l'objet de la convoi-
tise et de la spéculation des empiriques. Cependant, quelle confiance a-t-on jamais pu accorder
aux préservatifs proposés contre les effets d'une

maladie qui est tout à la fois sous l'influence des
lieux, des climats, des saisons, de la température
équinoxiale, des mœurs, de l'habitude, et autant
du régime et de l'état particulier des organisations,
si évidemment soumises, sur des plages lointaines,
à l'empire de tant de causes excitantes.

Ce serait sans doute s'abuser étrangement, que
de croire pouvoir se soustraire par quelques pratiques minutieuses, dictées par la pusillanimité,
à l'action funeste d'une épidémie de fièvre jaune
qui dépend d'un si grand nombre de causes va-
riées. Ignore-t-on que la crainte donne une susceptibilité nerveuse qui rend les hommes plus
aptes à contracter la contagion, suivant cet axiome
sanctionné chaque jour par l'expérience : *Nam
timor et contagio unum et idem est?* Il faut donc
proscrire l'usage de toutes ces amulettes qui, en
faussant l'esprit, sont bien loin de garantir le
corps, et peuvent même inspirer jusqu'à une sécurité funeste. Ainsi, durant les ravages exercés
par une violente épidémie, la fuite, l'isolement,
un air pur et salubre, l'habitation de la campagne, un régime modéré, la séquestration de
toute personne et de tout objet suspect, sont les
seuls préservatifs que reconnaissent la prudence
et la raison. L'indigénat et l'acclimatement, qui,
suivant le cours des épidémies ordinaires, de-

viennent de sûrs garans, ne mettent plus à
l'abri du fléau dépopulateur lorsqu'il sévit avec
violence par l'accumulation d'une grande quantité de miasmes dont la virulence est encore
exaltée ou par l'encombrement des malades, ou
par l'affluence d'un grand nombre d'étrangers, ou
par l'état vicié de l'atmosphère. C'est ainsi que
l'on vit les aborigènes de Saint-Domingue, lors
du second voyage de Christophe Colomb, périr
de l'épidémie que les Espagnols leur avaient communiquée, et que lors de l'invasion du général
Leclerc dans la même île, en 1802, les créoles et
les nègres mêmes ne furent point respectés par
l'épidémie.

Ce qui détruit encore la puissance chimérique
de tous les antidotes, c'est l'insusceptibilité que
perdent les habitans indigènes des colonies et les
étrangers déjà acclimatés, par leur seule absence
pendant quelques années hors du continent américain, et par un séjour plus ou moins prolongé
en Europe. S'il est donc vrai que l'économie
humaine perd, hors des tropiques, les modifications et la faculté préservative qu'elle avait reçues
de l'influence du climat équatorial, et a besoin
de subir de nouvelles épreuves pour son nouvel
acclimatement ou pour reconquérir les bienfaits
de son ancienne naturalité, comment adopter de

confiance les vaines préparations parégoriques
qui, propagées d'abord par l'ignorance, ont pu
avoir ensuite une vogue éphémère par l'habileté
et le savoir-faire de leurs inventeurs.

Mais il n'y a point de préservatifs hors de ceux
que j'ai énumérés ci-dessus, et dont le plus sûr
est sans contredit la fuite des lieux infectés.
Peut-on espérer de trouver un jour quelque remède spécifique? Les miraculeux effets de la vaccine et de la belladone, pour ce qui concerne la
petite vérole, la fièvre scarlatine, la coqueluche
même, peuvent bien, jusqu'à un certain point,
nous faire croire que les règnes végétal et miné-
ral ne sont pas encore entièrement privés de
tout nouveau remède spécifique : la nature a des
secrets si cachés, qu'on ne pourra jamais, avec
quelque apparence de raison, assigner des limites à sa puissance et à ses bienfaits. Cependant,
comme les miasmes de la fièvre jaune, ainsi que
ceux de la peste et du typhus, agissent à l'instar
d'un poison plus ou moins délétère sur les différens systèmes qui les absorbent, et produisent,
suivant leur nature et leur virulence, des asphyxies, des inflammations et des gangrènes, je
doute qu'on puisse jamais paralyser leurs effets
meurtriers ou les prévenir par l'emploi de quelque substance chimique et médicamenteuse.

C'est par un art profondément raisonné que l'on attaque et que l'on combat les symptômes de ces redoutables maladies, sans qu'on puisse se promettre de grands succès. Mais lorsque leur action funeste est instantanée, où trouver un spécifique? le principe vital est alors mortellement atteint, et il ne faudrait rien moins qu'une puissance égale à celle du Créateur pour enchaîner la mort et souffler une seconde fois la vie pour ranimer l'être qui l'a perdue.

Espérons néanmoins tout de la Providence, elle peut accorder un nouveau miracle à l'humanité ; mais en attendant ce grand bienfait, employons toutes les lumières de notre raison et le secours de l'expérience, pour repousser à jamais loin de nous cet épouvantable fléau. Bornons-nous à indiquer les précautions hygiéniques que doivent prendre de jour en jour les Européens pour obtenir un prompt acclimatement, et diminuer ainsi les chances défavorables de leur mortalité dans les Antilles.

Pour y connaître les conditions les plus favorables de l'acclimatement des Européens, il n'y a qu'à examiner quels sont les peuples qui éprouvent le plus de difficultés à être pour ainsi dire *créolisés*. L'expérience et l'histoire constatent en effet que les Russes, les Suédois, les Danois,

les Anglais, les Allemands et les Suisses, ont toujours plus eu à redouter l'influence des pays
chauds, que les Portugais, les Espagnols, les
Français du midi, les Italiens; ce qui ne peut
s'expliquer que par ce que le tempérament des
premiers est plus musculaire, plus pléthorique,
plus riche en énergie vitale, et conséquemment
plus apte à contracter les maladies dont les causes
premières tendent toutes à faire naître des phleg-
masies. Une nouvelle preuve à l'appui de cette
assertion, c'est que les jeunes gens forts et vigou-
reux, les hommes à constitution sanguine, ceux
qui abusent de liqueurs alcooliques, qui vivent
de substances animales, et suivent un régime ex-
citant, sont beaucoup plus tôt atteints de la fièvre
jaune que les enfans, les femmes, dont la fibre est
toujours molle, les vieillards et les étrangers à
tempérament lymphatique et valétudinaire. Cet
aperçu trace déjà les principales règles de l'hygiène des Européens qui se proposent d'aller
dans les pays chauds. Pour être conséquent au
principe ci-dessus établi pour ce qui concerne
leur constitution, j'adopte très-fort les nouvelles
idées admises à ce sujet par M. Dariste (1). en

(1) *Memoire sur la contagion de la fièvre jaune, suivi de conseils pour ceux qui passent dans les pays chauds, et notamment
aux Antilles.* Bordeaux, 1824.

donnant le conseil à ceux qui doivent faire le
voyage aux Antilles, de suivre un régime débili-
tant avant de s'embarquer. Ce régime consistera
à ne vivre que de substances végétales, de poisson,
de légumes frais ou secs, de fruits, à s'abstenir
de l'usage des boissons alcooliques, de travail
d'esprit, et à ne manger, outre cela encore,
qu'avec modération dans la traversée. Ce même
régime sera suivi, autant que possible, et continué
long-temps encore après le débarquement.

Comme il n'est point indifférent d'aborder dans
les Antilles en toute saison, il faut choisir pour
point de départ celle qui est le plus éloignée de
l'époque où les maladies occasionées par l'hiver-
nage sont le plus à craindre pour les étrangers.
Ainsi l'arrivée en novembre et décembre permet
de passer plusieurs mois avant l'invasion de la
maladie endémique et de subir une espèce d'acclimatement, quoiqu'il ne soit pas rare que certaines constitutions ne jouissent du bienfait de ce
dernier qu'après trois ou quatre ans de séjour, s'ils
n'ont point passé par les grandes épreuves, et surtout s'ils ont eu le bonheur de n'y pas succomber.

Il est encore très-digne de remarque que les
précautions hygiéniques qui sont observées pen-
d nt la traversée, comme celle de se soustraire
fréquemment à l'air intérieur des navires, tou-

jours plus ou moins susceptible d'infection, et
de respirer l'air salubre du pont, concourent
efficacement à rendre. l'économie moins apte à
contracter la fièvre jaune. Car il est certain que
les équipages des navires qui ont eu des traver-
sées pénibles et des alimens de mauvaise qualité,
qui ont manqué de soins de propreté, qui ont été
en proie à la crainte, à la terreur, aux affections
tristes de l'ame et aux peines d'esprit, ont été
plutôt malades que ceux des navires qui se sont
trouvés dans des dispositions contraires.

· Le premier soin de l'Européen qui débarque
aux colonies doit être de loger dans un lieu aéré,
de s'éloigner des ports et des rades qu'avoisinent
des eaux marécageuses. Mais on conçoit qu'un
marin et un commerçant ne peuvent pas habiter
les mornes, et qu'ils sont exposés par leur profession à toutes les émanations des lieux malsains
où pour l'ordinaire sont bâties les villes maritimes. Aussi les voit-on, la première année, payer
un tribut excessif à l'insalubrité de ces climats
dangereux.

Si la diminution de l'excitabilité des systèmes
cutané et capillaire ; si l'apauvrissement du sang
et de la force constitutionnelle, ce qui se manifeste par la couleur de la peau, qui prend alors la
couleur *patate*, sont les moyens qui provoquent

promptement l'asthénie, qu'on n'obtient pour l'ordinaire que d'un long séjour dans les Antilles, et qui
est toujours en rapport avec l'idiosyncrasie particulière du nouveau débarqué, on sent bien que les
premières indications à remplir sont l'usage des
boissons rafraîchissantes, les bains, surtout ceux
de vapeur, la saignée et les sangsues quand la pléthore est manifeste et le tempérament sanguin,
surtout dans l'âge adulte et chez les jeunes gens
au teint vermeil et coloré. Les docteurs Michel,
Clark, Grant, Moseley, Makittrick, Monttrie,
Caldwell, Torwne, Pouppée Desportes, Rush,
Leblond, Frost, Palloni, Griffitl, Pinkard, et
beaucoup d'autres, ont reconnu ou préconisé les
bons effets de la saignée en pareil cas; mais le
docteur Dariste se prononce à ce sujet d'une manière bien précise, et propre à convaincre ceux
qui le lisent. Il s'exprime de la manière suivante
dans l'ouvrage précité : « Il résulte que les moyens
les plus convenables pour prévenir la fièvre jaune
ou pour en diminuer l'intensité, consistent dans
l'emploi méthodique des antiphlogistiques. Ainsi
on fera usage des boissons de cette nature, des
bains légèrement dégourdis et des clystères analogues ; on aura recours aussi à des évacuations
sanguines lorsque la constitution de l'individu le
permet. Chez les sujets très-forts, les saignées

générales doivent être pratiquées et répétées selon
les forces. Par ce moyen on mettra la fibre à
l'unisson des gens du pays, ou, comme on le dit
vulgairement, on les *créolisera*. Lorsqu'on a diminué la pléthore générale, ou que les individus ne
la présentent pas naturellement, j'ai obtenu des
avantages de l'application des sangsues. Je crois
même être parvenu dans plusieurs circonstances
à faire avorter la maladie ; mais, pour cela, il faut
en faire usage de très-bonne heure, avant que
l'engorgement capillaire soit porté à un certain
degré. Cette application réussit particulièrement
dans les engorgemens locaux. Ainsi, lorsque la
tête est prise, qu'il y a douleur, pesanteur, il faut
la faire à la nuque, aux tempes, derrière les
oreilles, au cou ; sur le thorax, dans les embarras
du poumon ; sur la région épigastrique, quand
l'estomac est douloureux, surtout s'il y a des éruc-
tations ou des envies de vomir ; sur la région lom-
baire, à l'anus ou aux cuisses, dans la douleur des
reins, du bas-ventre, etc. Il ne faut pas craindre
de perdre un peu de sang ; il faut le laisser couler, et en récidiver l'application si les accidens
persistent. C'est, je puis le dire, un des meilleurs
moyens, et comme préservatif, et comme curatif ; mais, je le répète, il faut qu'il soit employé
de bonne heure. »

Les clystères mucilagineux peuvent être d'un grand secours, si on les emploie de concert avec un régime doux et végétal. En rafraîchissant les intestins, ils ne peuvent que tempérer l'irritation qui est ordinairement provoquée par l'acrimonie que la bile acquiert dans les pays chauds, par l'influence morbide que le soleil embrasé des colonies exerce sur l'organe hépatique, comme je l'ai dit ci-dessus.

L'huile de ricin étant laxative, l'usage en a été beaucoup recommandé comme un remède préservatif de la fièvre jaune. Elle est bien préférable à ces purgatifs drastiques dont quelques médecins ont si meurtrièrement abusé dans les îles. L'huile d'olive a même été employée avec succès en frictions et à l'intérieur, afin de prévenir l'absorption par la peau, des miasmes qui nagent dans l'atmosphère, ou qui sont le produit d'un travail morbifique.

Le quinquina n'a jamais été regardé comme jouissant de quelque vertu spécifique, ainsi que le calomélas, quoique les médecins anglais et américains, notamment Rush, en aient fait un usage si immodéré.

Si dans nombre de circonstances on peut attribuer à l'insolation l'invasion subite de la fièvre jaune, la fraîcheur de la nuit, celle des brouillards du matin avant le soleil levé , et la suppression de la transpiration, sont les agens les plus actifs et les plus ordinaires de l'infection. De là l'utilité de la flanelle, déjà recommandée par Grant, et que je crois indispensable sous la zone torride, afin de se préserver des effets pernicieux des vicissitudes atmosphériques, qui sont si fréquentes sous ce ciel de feu , de vent et de pluie , et qui ont toujours pour la santé des nouveaux arrivés des suites si funestes et si désastreuses. :

Le travail de cabinet et les jouissances érotiques doivent être encore considérés comme des causes débilitantes et propres à favoriser l'absorption des miasmes, ainsi que toutes les affections morales tristes, qui , dans ces climats insalubres, font si souvent naître la nostalgie , surtout durant les ravages et à l'aspect des horreurs d'une violente épidémie.

Après avoir tracé les principales règles de l'hygiène civile , je ne dois pas omettre ce qui concerne l'hygiène militaire et navale. La santé des troupes et des navires dans les colonies est un objet qui tient de trop près aux intérêts de la politique et de l'humanité, pour ne pas exciter vivement la sollicitude de l'autorité première. L'histoire ne nous apprend-t-elle pas les pertes que les armées européennes ont tour à tour éprouvées dans les îles, lorsqu'elles ont formé de grandes expéditions maritimes? C'est donc servir l'humanité et tous les gouvernemens, que de faire connaître les moyens hygiéniques qu'on doit employer pour veiller avec succès à la conservation des soldats qui sont subitement transportés des régions du nord dans l'Amérique équatoriale. Ce code hygiénique colonial embrasse, indépendamment de toutes les considérations générales qui s'appliquent à la santé des habitans du midi de l'Europe, des règles fixes et exclusivement réservées aux troupes de terre et de mer. Le célèbre philantrope Moreau de Jonnès a publié depuis plusieurs années ce code, d'après les notions locales qu'un séjour de quinze ans dans les colonies et qu'une expérience pour ainsi dire médicale lui ont fait recueillir, tout en remplissant de hautes fonctions militaires (1). Il serait impossible au médecin le plus habile et le plus familiarisé avec le climat des Antilles, de donner des conseils plus éclairés, des principes plus certains, des vues plus utiles, des renseignemens plus précis, que ceux que l'on trouve dans cet ouvrage, véritable encyclopédie pour les gens de l'art, et monument impérissable élevé à la gloire

(1) *Essai sur l'hygiène militaire des Antilles.* 1817.

de son auteur. Si l'acclimatement est nécessaire
à tous les Européens qui vont dans les Antilles ;
et si cet acclimatement n'est point le même chez
tous les nouveaux venus, et éprouve de grandes
modifications à raison de leur tempérament, de
leurs mœurs, de leurs habitudes, et de l'ancienne
climature, puisqu'il est constaté par l'expérience
que les habitans des contrées méridionales ont
moins à souffrir que ceux qui ont quitté les régions
reculées du nord, on conçoit sans peine le choix
que les gouvernemens doivent apporter aux
troupes destinées à servir en Amérique ou dans
les Indes. Ainsi, les soldats nés dans le midi doivent toujours être préférés à ceux qui ont habité
dans les contrées opposées ; et s'il fallait employer
absolument ces derniers, on devrait les habituer
aux effets de la chaleur brûlante des tropiques,
par un séjour plus ou moins prolongé sur quelque
point du sol méridional. C'est de cette manière
que les Anglais ont choisi Gibraltar et le cap de
Bonne-Espérance, pour faire subir à leurs troupes
les premières épreuves des pays chauds. Pourquoi
la France n'imiterait-t-elle pas un si salutaire
exemple ?

Les soins que réclame l'embarquement des
troupes intéresse principalement les chefs des
corps. Ils doivent veiller aux effets d'habillement

pour que les soldats aient dans leur sac tout ce
que leur accorde l'ordonnance. Ils feront constater, par un examen individuel, la santé de chacun
d'eux. Tous ceux qui auront quelque éruption
contagieuse, comme gale, teigne, dartres, etc,
seront rejetés ; car on a remarqué que la gale peut
provoquer, d'une manière extraordinairement
inusitée, l'apparition de la fièvre jaune chez les
nouveaux arrivés, dès l'époque du mois de janvier, ainsi que cela a eu lieu à la Martinique,
en 1808 et en 1815, pour des conscrits atteints
d'un vice psorique.

La traversée n'est pas un objet qui mérite moins
de sollicitude ; l'entassement des troupes à bord
des bâtimens de transport ou de guerre, peut
donner lieu aux affections miasmatiques, et au
développement même du typhus nautique. C'est
pourquoi il importe d'entretenir à bord la propreté, l'exercice et la gaieté parmi les troupes, et
de leur faire respirer fréquemment sur le pont
un air pur et salubre sans négliger les soins particuliers que réclament la purification des hardes
et l'assainissement intérieur des navires.

Le débarquement doit toujours avoir lieu dans
les circonstances les plus favorables, et l'on doit
éviter pour cela qu'il se fasse sous l'influence d'un
soleil brûlant, ou sous celle d'une pluie abon-

dante, qui en supprimant la transpiration peut
devenir instantanément une cause de la fièvre
jaune. C'est dans ce moment que les règles dié-
tétiques doivent surtout être observées tant sous
le rapport du régime alimentaire que sous celui
des boissons spiritueuses, dont les effets ont tou-
jour été si funestes aux Européens non acclimatés.

Si le voisinage des lieux marécageux a toujours
été reconnu nuisible à la santé, même sur le sol
européen, et l'habitation sur des lieux secs et
aérés éminemment utile, l'emplacement des gar-
nisons dans les Antilles est, sans contredit, une des
premières mesures de l'hygiène militaire. De là
l'utilité des barraques ou des casernes qui sont à
l'abri des émanations pernicieuses des palétuviers.
Cette vérité est trop généralement connue pour
que j'insiste sur son adoption. Les circonstances
doivent seules déterminer l'autorité à prendre une
résolution contraire. La position et la hauteur de
certains lieux ont trop souvent suffi pour mettre
fin à des épidémies qui s'étaient manifestées avec
violence dans les lieux bas et humides, pour que
ce bienfait étonnant et journalier des mornes et
des montagnes élevées ne lui soit pas connu par
tradition orale ou par les monumens historiques.

Le site, l'administration et la tenue des hôpitaux des Antilles, forment le complément de la

haute police médicale des troupes de terre qui y sont stationnées. La science et l'humanité réclament de grandes réformes dans cette partie du service public. Les abus sont signalés et les améliorations indiquées ; espérons que le gouvernement paternel qui dirige la métropole s'occupera d'un objet aussi important, et qui peut ouvrir tant de nouvelles sources à la prospérité des colonies, et de consolations aux malheureuses victimes d'un climat dont on ne peut diminuer l'insalubrité que par des bienfaits administratifs d'une haute conception et d'une rare philantropie.

« L'hygiène navale réclame aussi des mesures sanitaires à bord des vaisseaux. On ne saurait prendre trop de précautions pour mettre les marins à l'abri des atteintes de la fièvre jaune, qui se développe, pour l'ordinaire, parmi eux lorsqu'ils restent stationnés dans les ports. Rien n'est plus avantageux dans ces circonstances que de faire aérer les vaisseaux et de leur faire tenir la pleine mer. Les matelots seront astreints à des soins de propreté particuliers. Ainsi on les obligera à quitter leurs habits lorsqu'ils seront mouillés ; à prendre fréquemment des bains de mer ; à n'avoir aucun rapport avec les lieux et les individus suspects, et à ne jamais coucher à terre. L'autorité veillera de son côté à ne fournir aux équipages que des ali-

mens de bonne qualité ; à entretenir, parmi eux
la joie et la gaieté, et à favoriser les jeux et les
danses. Elle fera fréquemment exposer les effets
des matelots aux courans d'air ; laver et nettoyer
l'intérieur des vaisseaux ; laver et renouveler l'air,
au moyen de réchauds allumés ou de ventilateurs
connus. On suppose que les navires dont il s'agit
n'ont jamais été le réceptacle des miasmes de
quelque typhus nautique, car on sent qu'il n'y
aurait pas alors d'autre moyen de purification que
le débordage et la submersion. Si, malgré toutes
les précautions ci-dessus détaillées, quelque bâtiment venait à être infecté de la fièvre jaune, il
faudrait le diriger de suite, si cela était possible,
vers une latitude plus élevée ; car ce n'est pas
d'aujourd'hui qu'on a reconnu que Terre-Neuve
a toujours été le contre-poison de Saint-Domingue. Mais on sent facilement que les mesures ici
indiquées ne sont pas applicables, dans toutes les
circonstances, aux escadres qui fréquentent les
colonies, ainsi qu'aux bâtimens de commerce. Ils
sont très-souvent dans le cas de subir la dure loi
de la nécessité ; mais les chefs doivent chercher
à résister à l'ennemi qui les menace, en déployant
autant de vigueur que de prudence, par tous les
moyens usuels et extraordinaires que l'hygiène
locale met en leur pouvoir.

Mais, avant de terminer ce chapitre, je dois aux progrès de la science et au bien de l'humanité de faire connaître, d'après le docteur Dariste, qui a pratiqué pendant si long-temps avec succès dans les colonies, quelques-unes des lois de l'acclimatement.

1° L'expérience a prouvé à ce médecin, que les créoles qui sont atteints de la fièvre jaune sont toujours des habitans des lieux élevés, et qui sont venus dans des lieux infectés pendant le règne de violentes épidémies.

2° Ce sont les jeunes gens qui perdent le plus vite le privilège de l'acclimatement, lorsqu'ils passent quelque temps dans les pays froids; ainsi il n'est pas rare d'en voir plusieurs atteints de la fièvre jaune à leur retour d'Europe, après avoir fini leur éducation.

3° Les vieux marins perdent difficilement leur acclimatement, et sont à l'abri de la fièvre, quoiqu'ils n'aient pas fréquenté les Antilles depuis quinze à vingt ans.

4° Les Européens qui débarquent lorsque l'épidémie règne, et qui demeurent dans des lieux infectés, s'y habituent plus vite, et il est rare qu'après un an de séjour ils puissent la contracter.

5° Ceux qui, en arrivant aux colonies, fuient l'épidémie et vont se réfugier dans les lieux où elle ne règne pas, ne s'acclimatent pas aussi vite. Quelques-uns, après avoir resté trois ans dans l'intérieur des terres, la contractent en venant dans des lieux infectés.

6° Les individus qui ont habité l'Afrique et les Indes orientales ne sont pas exempts de la fièvre jaune.

Enfin, je conseillerai aux jeunes médecins qui vont pratiquer dans les Antilles, d'imiter, dans leurs précautions hygiéniques, la conduite courageuse et si rationnelle des Diemerbroëck, des Samoïlovitz, des Desgenettes, des Pugnet, des Savarezi et des Assalini, qui, dans les différentes épidémies pestilentielles qu'ils ont eues chacun à traiter, ont tracé les règles de prudence et de sécurité qui doivent être observées durant tout le cours des maladies contagieuses, quels que soient leur nature et les climats qui les voient naître. Ils auront aussi de beaux modèles dans un grand nombre de médecins français qui se sont immortalisés dans les colonies par leur dévouement héroïque, et dans le monde médical par des ouvrages aussi sagement pensés que savamment écrits.

Je crois faire plaisir au lecteur en traçant ici les principaux *moyens hygiéniques* à l'aide desquels Diemerbroëck s'est préservé de la peste qui dé-

sola Nimègue pendant les années 1635, 1636 et
1637, quoiqu'il visitât chaque jour un très-grand
nombre de malades.—Diemerbroëck s'était rendu
inaccessible à toutes les grandes passions qui
peuvent fortement remuer l'esprit et le cœur. La
colère et la terreur n'avaient aucun accès chez
lui. Il visitait aussi tranquillement les malades
atteints de la peste que ceux qui avaient d'autres
affections. Si par hasard il se laissait aller à la
tristesse, il la chassait bientôt et cherchait à s'é-
gayer en buvant trois ou quatre coups de vin,
tunc tribus quatuorve vini haustibus assumptis, cor
exhilarabam. Quoiqu'il engageât les autres à ne
pas dormir pendant le jour, comme bien souvent
le grand nombre de malades qu'il avait à visiter
l'empêchait de reposer aussi long-temps qu'il en
aurait eu besoin pour se remettre de ses courses
continuelles, il dormait tous les jours une heure
après son dîner. Il ne mangeait que des alimens
de facile digestion et buvait habituellement une
espèce de boisson ordinaire à Nimègue, préparée
avec des cerises et du vin blanc, *usque ad hilari-*
tatem, numquàm ad iberitatem. Il avait toujours
soin de tenir le ventre libre. Il commençait ordinairement à visiter ses malades entre quatre et
cinq heures du matin, étant toujours à jeun, se
contentant de mâcher quelques semencés de petit

cardamomome. Vers les six heures, il mangeait un peu de thériaque; de discordium, de confiture d'écorce d'orange, ou quelques morceaux de racines confites d'aunée. Entre sept et huit heures, il mangeait un morceau de pain avec du beurre, du fromage, un jaune d'œuf, et buvait par-dessus un coup de cette liqueur de cerise. A dix heures, s'il en avait le temps, il fumait une pipe de tabac. De suite, après dîner ou après souper, il en fumait toujours deux ou trois, et autant dans le reste de la journée s'il en avait le temps. S'il se trouvait tant soit peu fatigué par la mauvaise odeur des maisons infectées qu'il avait visitées, mettant alors de côté toute affaire, il fumait toujours, quelque heure qu'il fût, deux ou trois pipes de tabac. Instruit non-seulement par le raisonnement, mais par l'expérience, Diemerbroëck considère le tabac comme le premier préservatif de la peste. Il ne faisait usage d'aucune autre fumigation aromatique quelconque, et durant cette épidémie, il fit une très-grande consommation de cette herbe miraculeuse : *eaque causa fuit, quòd durante hâc malignâ constitutione, istius nobilissimæ herbæ, bonam quantitatem consumpserim* (1).

---

(1) *Tractatus de peste*, cap. xii, *de meo ipsius vivendi modo*, pag. 335.

, Assalini, dans la peste d'Égypte et de Syrie ,, s'est préservé de la contagion par les précautions suivantes. Il s'éloignait, autant que possible, des lieux infects et marécageux, et chassait de son esprit toutes les affections morales tristes. Il se procura un logement commode et bien aéré; il ne sortait jamais qu'après le lever du soleil, et se couvrait d'un manteau pour se préserver du froid. Avant de faire sa visite à l'hôpital, il prenait une tasse de café amer sans sucre, dans lequel il avait fait infuser une écorce de citron ou d'orange, et quelques feuilles de sauge. Il ne restait auprès des pestiférés que le temps convenable pour les visiter, craignant plus l'atmosphère qui les entourait que de leur tâter le pouls et de panser les bubons en suppuration. Après la visite, il se frottait les mains avec le vinaigre et le citron, et quittait ses habits, qu'il exposait à l'air et au soleil. Il déjeunait avec des abricots bouillis dans l'eau et du sucre. Si le temps était beau, il allait se promener; s'il était nébuleux, il restait chez lui. Après avoir dîné à midi et avoir fait la visite du soir à deux heures, il montait à cheval pour se distraire avec ses amis et respirer le grand air, et courait assez de temps pour être un peu en sueur. Il soupait au coucher du soleil, et mangeait, de préférence à toute autre nourriture, du riz avec du sucre. L'eau pure, à laquelle il ajoutait un peu d'eau-de-vie de dattes, et le café, furent ses boissons ordinaires. Il ne prenait jamais moins de quatre tasses de café par jour, et jamais plus de six. Avant de se coucher, il prenait à peu près huit onces de limonade et du punch chaud, se couvrait bien dans son lit, et lorsqu'il suait pendant la nuit, il avait la certitude d'être préservé de la peste pour le lendemain. « Sans ce régime exact, je suis persuadé, dit-il, que j'aurais éprouvé le même sort que mes collègues; neuf sur onze que nous étions moururent de la peste (1). »

« J'ai touché le pouls et la langue à plus de deux mille pestiférés, dit Savarési, sans avoir jamais contracté la moindre affection; mais il faut dire que je jouissais d'une bonne santé, que je savais bannir la mélancolie, que mon moral n'a jamais été affecté, et que je n'ai pas éprouvé des atteintes de frayeur ou de peur; c'est à quoi j'attribue ma conservation miraculeuse. Quatre ou cinq de mes collègues se trouvaient dans le même cas; ils ont exercé leurs fonctions sacrées et périlleuses avec le même courage, et ont eu le même bonheur (2).

_____

(1) *Observations sur la peste d'Egypte.*

(2) *Mémoires et opuscules physiques et médicaux sur l'Egypte,* pag. 177.

CHAPITRE XXIX.

Des mesures sanitaires et de la police locale qui doivent être observées en Europe, par les magistrats et les conseils de salubrité publique, lors de l'apparition de la fièvre jaune dans une ville maritime.

RETRACER les mesures qui furent prises à Marseille, en 1821, par le premier magistrat du département, M. le comte de Villeneuve, conseiller d'état, préfet, et par M. le marquis de Montgrand, maire, à l'époque où le débarquement inconsidéré du pontonier Lampraye, atteint de la fièvre jaune à son retour de Pomègue; c'est publier une partie du code sanitaire de toutes les villes maritimes qui, à raison de leur commerce, sont dans le cas d'être infectées du fléau pestilentiel des Antilles.

Les événemens de Pomègue sont depuis longtemps connus. Mais on ignore sans doute que Marseille fut alors sur le point de devenir une autre Barcelone, et aurait eu à pleurer sur un nouvel anniversaire de 1720, sans les mesures énergiques qui furent prises par l'administration supérieure, et qui mirent la ville à l'abri de tout danger. M. le maire, sur l'invitation de M. le préfet, se hâta de créer un conseil de salubrité publique; ce conseil, choisi dans le sein de l'école secondaire de médecine (1), et présidé par cet estimable magistrat, fut installé à l'hôtel-de-ville, où il s'occupa de suite de tout ce qui était relatif à l'épidémie de Pomègue, et au débarquement de Lampraye. Le premier acte de son existence fut signalé par la publication d'une instruction qui, malgré toutes les attaques des médecins non contagionistes, n'en fut pas moins un des plus grands bienfait de l'époque (2). Les mem-

(1) MM. Lautard, Dugas, Robert, Martin et Ducros, membres du conseil de salubrité publique, et professeurs à l'école secondaire de médecine.

(2) Instruction *sur la conduite que doivent tenir MM. les médecins lorsqu'ils visiteront, pour la première fois, des malades qui ne leur seraient pas personnellement connus, et qu'ils pourraient soupçonner être atteints de quelque maladie épidémique ou contagieuse.*

Le premier devoir à remplir pour un médecin appelé auprès d'un malade qui lui sera inconnu, sera de s'informer de son état et de sa profession : les marins et les pêcheurs exigent surtout le plus sévère examen et la surveillance la plus éclairée, ainsi que des étrangers qui viendraient des côtes ou des frontières d'Espagne. Le médecin, en les interrogeant, se tiendra à la distance de quelques pieds, et ne les touchera point avant de s'être assuré que leur maladie n'a rien de suspect. Dans le cas contraire, il consi-

bres du conseil avaient voulu, par cette instruction familière, indiquer à tous les médecins de la ville et du littoral de la Méditerranée les caractères propres à leur faire reconnaître la maladie contagieuse importée de Malaga à Pomègue, et leur tracer les mesures à prendre dans le besoin pour la repousser, ou pour en arrêter la propagation, si des miasmes avaient déjà clandestinement

guerait les personnes de la maison, et il en donnerait de suite avis à l'autorité.

Il faut que le médecin soit aussi prudent que réservé dans ses interrogats et ses questions, afin de ne pas semer une épouvante inutile ou déplacée. L'habitude de l'art indique assez ce que l'on doit faire en pareil cas, pour parvenir à la connaissance de la vérité.

Les premiers symptômes qu'ont offerts les malades du lazaret atteints de la fièvre jaune sont : douleur à la tête et aux reins, frissons, vertiges, envies de vomir, faiblesse dans les jambes; les nausées se changent bientôt en vomissemens de matières jaunes verdâtres, avec anxiété et douleur plus ou moins vives à l'épigastre. La faiblesse des jambes augmente, se change au bout de quelques jours en prostration des forces, et la douleur de la tête et des reins persiste : quelques malades ont eu au début deux et trois accès complets de fièvre intermittente quotidienne, et la maladie s'est développée ensuite avec tous ses symptômes caractéristiques ou avec les plus marquans. Les lèvres et les gencives violettes, gonflées et saignantes, ont fréquemment été observées durant le cours de cette maladie, et en ont fourni pour ainsi dire le caractère spécifique.

Il est inutile sans doute de faire observer à MM. les médecins, que l'on rencontre dans beaucoup de maladies aigues ordinaires les mêmes symptômes que nous venons de signaler, et qui appar-

été introduits sur quelque point isolé de la côte.

Le conseil de salubrité n'eut qu'à s'applaudir de l'heureuse idée de cette instruction, et ses membres ont vu avec plaisir que MM. les docteurs Bally, François et Pariset en ont particulièrement recommandé l'adoption. « Il serait très-utile, disent-ils, qu'une commission de médecins, et mieux encore l'académie royale de

tiennent à la fièvre jaune des Antilles comme à celle d'Europe, lorsqu'elle est à son invasion. Conséquemment ce serait à tort qu'ils pourraient alarmer leurs malades avant de s'être assurés, par un examen préalable et bien réfléchi, qu'ils présentent à leurs yeux quelques signes de maladie épidémique ou contagieuse.

Délibéré, en séance, par les professeurs de l'école secondaire de médecine, composant le conseil de salubrité de la ville, à Marseille, en l'hôtel de ville, le premier octobre 1821.

Signé : *Dugas, Robert, Ducros, Martin, Lautard.*

L'ordonnance du roi de 1721, faite à l'occasion de la peste de Marseille, enjoignait aux médecins qu'aussitôt qu'ils auraient cru apercevoir quelque symptôme de peste, ils en avertiraient la magistrature sous peine de la vie. Elle voulait aussi qu'en temps de contagion, ils fissent une déclaration contenant le genre de maladies qu'ils traiteraient et les causes de la mort de ceux qui auraient succombé, sur l'obligation de retirer un certificat de cette déclaration.

L'instruction précisée du conseil de salubrité, n'avait donc rien qui n'ait été déjà l'objet de la sollicitude de la haute administration, et ne pouvait que recevoir un accueil favorable dans un moment où les malheurs de Barcelone excitaient de si vives alarmes et rappelaient aux habitans de Marseille ceux de 1720.

médecine, fut chargée de rédiger une instruction
courte, claire et précise, contenant le tableau de
la fièvre jaune et même de la peste, dans lequel
on ferait remarquer particulièrement les signes
constans et caractéristiques, tant pendant la vie
qu'après la mort. L'instruction, après avoir signalé d'une manière précise, les caractères de la
maladie, rappellerait les époques de l'année auxquelles elle peut se développer en Europe, donnerait les indications curatives reconnues pour
les meilleures, et tracerait les devoirs des médecins et des magistrats pour les époques où l'on
aurait lieu de soupçonner l'introduction d'une
maladie contagieuse. Cette instruction serait répandue dans toutes les villes, bourgs et villages
du littoral et de la frontière. Il en serait remis
officiellement à tous les maires, médecins, chirurgiens, officiers de santé des lieux par lesquels
la fièvre jaune peut être introduite. »

Une autre mesure qui devint le salut de la ville
fut le transport de Lampraye et de sa femme au
lazaret durant la nuit. Par cet enlèvement subit,
on prévint le foyer d'infection qui se serait formé
dans la rue étroite et si sale *des Trois-Soleils*, ce
qui délivra la population du quartier de Saint-
Jean et la ville entière de l'effroi que lui avait
causé à si juste titre le voisinage du fléau pesti-

lentiel introduit par Lampraye. C'est à cet acte
de rigueur et de prudence qu'on doit rapporter
le passage suivant, extrait de l'ouvrage des médecins français envoyés à Barcelone : « Qu'il nous
soit permis de louer ici la haute sagesse de l'administration de Marseille, qui prit des mesures
énergiques et sévères en 1821, et qui sauva peut-
être à cette époque cette belle et grande cité d'un
fléau égal à celui de 1720. Malheureusement les
mesures sanitaires sont toutes arbitraires; elles
sortent toutes de la règle commune. On enleva
une famille entière qui fut transportée au lazaret,
et le médecin qui avait visité le malade soupçonné,
fut consigné chez lui pendant quinze jours. » Qui
doute qu'une pareille mesure adoptée dans le
principe à Barcelone, n'eût prévenu tous les dé-
sastres de 1821, et ne doive par la suite servir,
dans des cas semblables, de règle de conduite à
l'autorité ?....

L'administration municipale de Marseille prit
en outre toutes les précautions hygiéniques qui
pouvaient devenir nécessaires, vu la gravité des
circonstances, et le gouvernement accorda l'approbation la plus flatteuse à toutes les mesures
qui furent soumises à son examen, et qui avaient
été prises dans des vues de salut public.

Sans doute que j'aurais eu ici à détailler bien

d'autres mesures de police, si le mal n'avait pas
été arrêté dans sa source. Tout avait été réglé,
prévu et déterminé, en cas de contagion, par le
conseil de salubrité publique ; et, grace à la sollicitude des magistrats, les progrès de la maladie
auraient été promptement arrêtés, si par quelque
accident imprévu celle-ci avait pu franchir l'étroite
enceinte destinée à la retenir captive (1). C'est
alors qu'on aurait vu tous les bienfaits que peut
rendre une administration éclairée par des gens
instruits qui, n'écoutant que les conseils de la
prudence et de la sécurité, marchent droit à leur
but, sans se soucier des clameurs impuissantes
de ceux qui, appuyés de l'éclat de vaines théories, négligent l'autorité des vrais principes, et
ne craignent point de compromettre le salut de

(1) Les fonctions de MM. les intendans de la santé publique
de Marseille étant concentrées dans le lazaret, quoique n'ayant
au dehors d'autres limites que la vaste étendue des mers, il ne
doit pas être étonnant que je ne fasse pas ici mention de ces
magistrats. On sait que la police sanitaire des villes appartient
aux maires exclusivement à toute autre autorité. L'intendance
sanitaire de Marseille est assez connue par son zèle et les grands
services qu'elle rend chaque jour à la France et à l'Europe, pour
qu'elle ait pu voir diminuer sa gloire par la privation qu'elle
aurait éprouvée, dans cette circonstance calamiteuse, du beau privilège de se rendre encore utile à l'humanité. Ses seuls travaux
dans le lazaret lui assurent journellement des titres assez amples
à la reconnaissance et à l'admiration de tous les Français.

tous, pour faire triompher l'opinion de quelques
hommes égarés par de faux systèmes.

Dans l'état actuel de ses connaissances pratiques dans l'art de prévenir la contagion et de
traiter la peste, Marseille pourrait bien se créer
dans vingt-quatre heures un code de police sanitaire, mais c'est pour faciliter le moyen aux autres
villes de la côte, moins expérimentées qu'elle
sur cet art, que je crois nécessaire de tracer ici
toutes les mesures qui s'appliquent en général à
la police des personnes, des choses et des lieux
qui sont dans le cas d'être plus ou moins com-
promis.

Les maladies suspectes ont toujours dû exciter
la sollicitude des magistrats; mais ce sont, surtout, ceux qui sont chargés de l'administration
des villes maritimes, qui doivent avoir une vigilance plus sévère, à raison des dangers qui les
menacent, par rapport à l'introduction des pestes
du Levant et de l'Amérique, moins encore par
la voie de leurs relations commerciales, que par
celle de la contrebande, ainsi que cela a eu si
fréquemment lieu dans la péninsule.

Mais, comme dans l'invasion de toute maladie
contagieuse, quelle qu'en soit la nature, la médecine a toujours été regardée comme le flambeau
de la police sanitaire, l'on conçoit que l'une des

institutions les plus utiles qui puissent exister dans une ville maritime, lors même que la santé générale est parfaite, c'est celle d'un conseil de salubrité publique dont le choix et la composition doivent être exclusivement réservés à l'autorité locale.

Les premiers magistrats seront toujours à même de connaître, par l'intermédiaire de ce conseil, le danger qui menace la santé publique ; et pourront agir avec modération et vigueur selon les circonstances.

Le conseil de salubrité entretiendra des relations journalières avec les hommes de l'art qui exercent dans son arrondissement. Pour faciliter cette correspondance, ceux-ci ne seront tenus que de remplir chaque jour un bulletin dont le modèle leur sera adressé par l'autorité, et qui fera connaître la nature des maladies régnantes (1).

(1) Voici quel pourrait être le modèle de ce bulletin.

Années.	Mois.	Jours.	Noms des maladies	Age	Sexe	Date de l'invasion de la maladie.	Symptômes ordinaires	Symptomes particuliers.	Observations.	Date de l'issue	
										heureuse.	funeste

Les médecins, les chirurgiens et les officiers de santé, seront tenus, au nom de l'honneur et de l'humanité, de remplir exactement ces bulletins, et d'en faire tous les jours l'envoi à M. le maire. Ils pourront être passibles des peines portées par la loi, si, ayant traité des maladies suspectes ou contagieuses, ils avaient négligé de les inscrire sur leurs bulletins.

Dans les grandes villes, on pourrait, suivant le besoin, nommer des médecins par quartier, qui, de concert avec un commissaire de police, surveilleraient l'état sanitaire de leur arrondissement par des visites à domicile ou par des appels. Un capitaine de santé pourrait aussi leur être adjoint ainsi que tous les autres hommes de peine qui leur seraient nécessaires, soit pour la distribution des subsistances, soit pour le transport des malades, et la désinfection.

Le conseil de salubrité publique, familiarisé avec l'étude des maladies contagieuses, assignerait facilement à chacune d'elles le cadre qui lui convient d'après la lecture et le recensement des bulletins sanitaires; dans le cas de doute, il ferait procéder en sa présence à des autopsies cadavériques, et il acquerrait par ce moyen des connaissances positives sur le véritable caractère pathognomonique de la maladie qui excite sa sollicitude.

Il indiquerait la méthode curative la plus en rapport avec le caractère de l'épidémie ; et, si celle-ci était dans le cas de nécessiter de grandes mesures préservatives, il proposerait de suite à l'autorité supérieure l'adoption des moyens les plus propres à en prévenir la propagation, et à en éteindre le plus promptement possible les effets destructeurs.

Ces mesures peuvent se rapporter à l'isolement et à la séquestration des malades dans un lazaret, et à l'établissement de maisons d'observation pour ceux qui pourraient le devenir. Les maisons infectées seraient de suite soumises à une purification sévère ou clôturées. Dans les villes où il n'y a point de lazaret en permanence, l'autorité devra s'occuper, dès que la contagion sera reconnue, de la création de trois hôpitaux établis dans des lieux très-salubres et bien aérés. Le premier de ces hôpitaux sera destiné à recevoir les malades ; le second les convalescens, et le troisième ceux qui, ayant été exposés à l'action des miasmes, doivent être regardés comme suspects, et ont conséquemment besoin d'être retenus en surveillance et en observation. Le régime particulier de ces hôpitaux et leur distribution seront réglés par l'autorité ; quant au service de santé, il sera établi d'après le conseil de salubrité.

Après avoir cerné la rue ou le quartier qui recèle la contagion, une proclamation doit inviter les habitans de la ville à se retirer à la campagne ou dans les villages voisins, et à prendre tous les moyens de surveillance domestique qu'exige la conservation de leurs meubles et de leurs effets, la police ne pouvant avoir dans ce cas qu'une action protectrice générale et non individuelle. Cette proclamation devra être réitérée ; et, trois jours après, la quatrième affiche, le cordon sanitaire sera établi. On donnera autant d'étendue que possible à ce cordon, suivant l'importance de la ville infectée, et il ne sera jamais moindre de six lieues de rayon.

Mais il est facile de comprendre que l'émigration volontaire n'ayant jamais lieu que de la part de gens riches, la classe ouvrière et les pauvres, aliment et pâture si ordinaires des maladies contagieuses dans les grandes villes, ont besoin d'être forcés à cette émigration. C'est pour les recevoir qu'on doit toujours établir des barraques en bois, ou des tentes sur des hauteurs, où des secours journaliers et des comestibles leur seront distribués par la caisse municipale ou avec le produit des aumônes publiques. Cette mesure, pratiquée à Barcelone, sauva des milliers de malheureux qui seraient morts victimes de l'épidémie s'ils n'avaient été soustraits à sa maligne influence. Les étrangers ainsi que les mendians et les gens sans aveu, seront renvoyés dans leurs communes après avoir subi toutefois des épreuves de santé pendant vingt jours dans les lieux réservés. Ils n'obtiendront leur liberté qu'après avoir été lavés et purifiés selon l'usage.

Indépendamment de l'émigration et du barraquement, l'isolement, lorsqu'on n'a pu fuir, devient encore un moyen préservatif très-efficace. C'est de cette manière que plusieurs habitans et un grand nombre de maisons religieuses furent garantis à Barcelone de la contagion, et c'est ainsi que Mercatus mit à l'abri l'hospice des orphelins lors de la peste de Moscou, à l'exemple de ce qui avait été pratiqué avec succès pour le monastère de Saint-Victor à Marseille, en 1720.

Une fois que le cordon général est établi, il faut poursuivre pas à pas la contagion dans l'intérieur de la ville, et la cerner de rue en rue, de quartier en quartier, jusqu'à ce qu'elle ait été détruite. Les malades se trouvant en très-petit nombre dans la première quinzaine, devront tous être transportés, sans distinction, au début de la maladie, à l'hôpital ou dans des maisons de santé isolées, pour y être soignés. On s'oppose par cet enlèvement à tout foyer d'infection, et on parvient

Il ne faut jamais perdre de vue que les miasmes, quelle qu'en soit la nature, sont volatils et s'attachent facilement aux hardes et aux effets qui ont été à l'usage des malades, et qu'ils se disséminent également dans l'air qui les environne, tant qu'il n'est pas renouvelé. Ainsi, il est très-dangereux de toucher leurs hardes et de respirer l'air de leur chambre, tant qu'il est vicié ou concentré dans des lieux étroits, en contact avec des couvertures et des vêtemens de lit infectés. Sous ces divers rapports, on ne peut disconvenir que la fièvre jaune n'ait été plusieurs fois importée d'Amérique sur le continent, par l'intermédiaire des navires qui en ont recélé les miasmes, et qui ont eu le malheur de la propager avant d'avoir subi leur entière purification.

Pour appuyer l'exécution des ordonnances de police, il faut avoir une force armée active, vigilante et dévouée, qui en impose au peuple toujours prêt à se révolter contre l'autorité dans des temps d'épidémies. C'est par des patrouilles fréquentes pendant la nuit et le jour qu'on assurera la tranquillité publique et l'observation des lois sanitaires ; elles seules peuvent commander la soumission et une obéissance passive à la rigueur des réglemens de police locale. L'autorité qui mollirait lorsqu'elle devrait être sévère, perdrait tout par sa faiblesse, ainsi que cela est arrivé lors des malheurs de Barcelone.

D'après les principes que je viens d'établir, il sera toujours facile aux magistrats de prendre des mesures pour arrêter la contagion dès qu'elle leur sera connue. Les hôpitaux, les lazarets, les maisons d'observation, l'isolement, le campement, le barraquemeut et la désinfection, joints aux autres mesures de police concernant la distribution des vivres, l'enlèvement des malades, la surveillance de la population qui est retenue en quarantaine ou en dedans du cordon, seront toujours plus que suffisans pour que, avec de l'intelligence, du zèle et du courage, les magistrats parviennent à triompher de tous les obstacles et à mériter le doux surnom de bienfaiteurs de l'humanité.

par cette mesure à préserver les autres membres de la famille, parce que ce n'est guère que vers la fin de la seconde et au commencement de la troisième période de toute maladie pestilentielle, que la contagion commence ordinairement à pulluler.

Ce sont surtout les rues et les quartiers où la population est agglomérée qui exigent le plus de surveillance. Là existent toutes les causes d'infection, telles que des maisons basses, humides, étroites et peu aérées ; des habitans pauvres, mal vêtus et mal nourris ; des hommes de peine et des ouvriers qui fréquentent les ports et les navires infectés, ou qui portent avec eux toutes les dispositions à l'invasion des fièvres typhodes. Aussi c'est parmi cette classe d'individus que les communications étant très-fréquentes, les contagions sont ordinairement les plus rapides et les plus meurtrières. L'autorité qui diminuera cette population par des barraquemens hors de la ville, agira conformément aux principes d'une saine police sanitaire, et imitera sagement ce qui se pratique aux États-Unis, où, quoique l'on ne croie pas en général à la contagion, cependant il n'est pas moins ordonné aux habitans de sortir des villes infectées, ce qui sans doute ne peut avoir lieu que pour ne pas augmenter le foyer pestilentiel, quoique théoriquement parlant dans le sens des non-contagionistes, cette mesure ne soit prescrite que pour se dérober à l'action délétère des causes locales.

Pour prévenir la dissémination des miasmes, il est nécessaire d'interdire toutes les assemblées religieuses et civiles. On sait par expérience tout le mal que ces réunions peuvent faire, dans les temps d'épidémie, à la santé publique, et avec quelle rapidité elles charrient les élémens contagieux et les répandent au milieu de la foule.

La désinfection des appartemens, des meubles, des effets et des vêtemens qui ont été contaminés dès l'origine de la maladie, ou durant son cours, mérite de fixer l'attention et la sollicitude des magistrats et des conseils sanitaires. Ces objets doivent être surveillés avec le plus grand soin, et détruits s'ils sont reconnus impurifiables. C'est à des lavages à l'eau de mer et à des immersions prolongées, que le linge et les étoffes de laine doivent être soumis pour leur purification, après avoir été préliminairement exposés à l'air libre pendant un certain temps. On ne craindra point de gratter, laver à l'eau de chaux et de recrépir les murs des appartemens infectés, et de prendre, pour les choses et les personnes sequestrées, toutes les précautions usitées en pareil cas dans beaucoup de lazarets.

OBSERVATIONS

SUR

LA FIÈVRE JAUNE

Importée de Malaga dans le port de Pomègue et au lazaret de Marseille, en septembre 1821.

ORIGINE DE CETTE IMPORTATION.

Le capitaine danois L. C. Mold, commandant le brick *Nicolino*, est parti de Malaga le 26 août dernier. Il fut du nombre des capitaines dont les bâtimens, ayant contracté la fièvre jaune importée dans ce port, furent renvoyés au lazaret de Mahon par la junte de santé. Il était parti précédemment de Stetin le 26 mai, avec un chargement de douves pour Malaga, où il était arrivé le 3 juillet en très-bonne santé.

La contagion avait été portée dans ce port par la goelette danoise *Gnicsion*, capitaine Decker, qui, partie de Barcelone vers les derniers jours de juillet, arriva le 1ᵉʳ août à Malaga. Pendant sa traversée, cette goelette avait perdu un homme,

et presque tout son équipage était dangereuse-
ment malade. La maladie s'annonçait par des
vomissemens et la dysenterie. On sait que Barcelone avait reçu primitivement l'infection par le
brick espagnol *le Grand-Turc*, capitaine Sayreras,
venant de la Havane, et arrivé dans la première
quinzaine de juillet, après avoir fait une quarantaine de rigueur à Malaga. Mais ce capitaine, au
lieu de déclarer que le mousse qu'il avait perdu
dans le détroit était mort d'une maladie suspecte,
avait attribué cet accident à une chute dans la mer.

Cependant Mold, au lieu de se rendre à Mahon,
comme il en avait reçu l'ordre, préféra venir faire
sa quarantaine à Marseille, parce qu'étant en lest,
il crut trouver plus facilement, dans cette dernière ville, un chargement, après qu'il aurait été
admis à libre pratique. C'est le 7 septembre qu'il
arriva à Pomègue. Trois jours après son départ
de Malaga, c'est-à-dire le 29 août, le matelot qui
était malade sur son bord mourut : il s'appelait
Ramus Stobuy. Ce malheureux fut délaissé pendant trois jours sans secours au fond de la cale,
parce que, d'après le rapport du capitaine Mold
lui-même, la présence de tous les gens de l'équipage était nécessaire sur le pont, pour aider à la
manœuvre. Il est bien plus naturel de penser
qu'ils craignaient tous de s'en approcher, à cause

de la nature de sa maladie, qui devait leur être parfaitement connue. Il nous a été impossible de savoir s'il avait eu des vomissemens noirs, des selles de la même couleur, ni de connaître les autres symptômes qui avaient précédé sa mort. Nous avons appris seulement que sa maladie s'était annoncée par un mal de tête violent, des nausées, des vomissemens et de la faiblesse dans les jambes. Il était âgé de vingt-trois ans, et naturellement ivrogne. Sa maladie dura dix jours.

Dans la traversée, le matelot Jenswersen eut, le 1er septembre, un frisson, mal de tête et des vomissemens. Le lendemain, le capitaine Mold lui donna un vomitif ; la douleur de tête diminua, et il fut soulagé. Le troisième jour un purgatif lui fut administré ; il procura des selles abondantes, qui furent suivies de beaucoup de faiblesse ; néanmoins, depuis ce jour-là, le malade fut de mieux en mieux, et nous l'avons vu en parfaite convalescence aujourd'hui 14 septembre au lazaret. Il conserve encore une légère teinte de jaunisse. Il est âgé de vingt ans.

N° 1. Petters Limberg, âgé de seize ans, mousse à bord du capitaine Mold, s'est plaint, le 11 septembre, d'un frisson, suivi de la toux et d'une faiblesse légère.

Le 12, même état dans la matinée ; mais le

soir il a éprouvé une céphalalgie violente : vomissement, hémorrhagie nasale légère, frisson, douleur aux reins ; durant la nuit, diarrhée abondante bilieuse : à chaque instant il allait à la selle ; pouls faible.

Le 13, à cinq heures du matin, vomissement brun, couleur marc de café ; grande faiblesse. Arrivé au lazaret à dix heures et demie du matin, il a été visité par M. Labric. Il était pâle et jaune ; il avait la langue sèche, et gonflée sur les bords, et d'une couleur brune ; les gencives étaient gorgées d'un sang de la même couleur ; les lèvres présentaient le même aspect, et les dents une croûte de matière noirâtre. Il se plaignait d'une grande douleur à l'abdomen, qui était météorisé et tendu ; il vomissait toutes les boissons qu'on lui donnait ; le pouls était faible et irrégulier. A six heures du soir, le délire est survenu et a duré pendant toute la nuit avec violence. Ce malade a rendu trois selles abondantes d'une matière noire, couleur marc de café, semblable à celle qui avait été rendue le matin par la bouche. Le vomissement n'a plus reparu. L'agitation a été extrême pendant toute la nuit, et le malade se déplaçait à chaque instant dans son lit. Il est mort à six heures et demie du matin, le 14 septembre ;

les urines ont toujours coulé avec facilité : elles étaient citrines.

Autopsie cadavérique, faite le 14 septembre 1821.

A cinq heures du soir, M. Barral, chirurgien quarantenaire, a procédé à cette autopsie en présence de MM. Labric, Robert, Muraire et Girard, médecins et chirurgiens du lazaret, assisté de MM. Boissier, intendant semainier, Roux-Bonnecorse, intendant, et Dalmas, capitaine du lazaret.

L'habitude extérieure du corps présentait une couleur jaune, à la face, au cou et à la partie antérieure de la poitrine ; mais la même couleur était très-prononcée au bras droit, et beaucoup moins au gauche. Quelques plaques violettes étaient répandues sur différentes parties du corps. Les conjonctives étaient jaunes, et les lèvres gorgées et couleur lie de vin.

Il n'a point été procédé à l'ouverture du crâne.

La poitrine mise à découvert, on a remarqué une adhérence très-forte de la plèvre costale droite avec le poumon. Cet organe était gorgé d'un sang noirâtre ; son tissu était mou ; le poumon gauche offrait le même état, mais il était moins gorgé de sang.

Le cœur était flétri, rapetissé et mollasse ; le péricarde contenait une sérosité jaunâtre. Le ventricule gauche n'offrait point de caillot albumineux jaune ; mais la membrane interne était luisante et d'une couleur jaune très-prononcée, ainsi que ses colonnes charnues.

Le foie avait un volume peu considérable : sa face convexe et concave était très-jaune. Il était mou au tact. Coupé par tranches, il présentait l'aspect d'une écorce de citron, tant il était jaune dans son intérieur, et remarquable par l'intensité de cette couleur. Aucun auteur n'avait encore observé un état pathologique aussi insolite.

La vésicule était distendue, enflammée, et remplie d'une bile noirâtre et abondante.

L'estomac contenait une matière brune, couleur marc de café, en assez grande quantité. La membrane muqueuse était frappée de gangrène ; une partie était détruite ou détachée, et flottante comme une toile d'araignée. La membrane musculeuse présentait des traces d'une forte inflammation.

Les intestins grêles et le duodénum contenaient du liquide noir, et étaient frappés extérieurement et à l'intérieur de mortification.

La vessie était petite, et on découvrait quelques points phlogosés sur sa membrane interne. Une petite quantité d'urine, légèrement colorée en brun café, était renfermée dans ce viscère.

- *Observations.* Les médecins et les chirurgiens du lazaret déclarèrent, dans leur premier rapport du 14 septembre au matin, que Petters Limberg avait succombé à une véritable fièvre jaune d'Amérique. Les symptômes qu'il avait éprouvés ; le motif qui avait fait chasser Mold de Malaga ; l'état de Ramus Stobuy qu'il avait, perdu et jeté à la mer ; celui du malade qui avait guéri dans la traversée ; enfin, l'invasion, les symptômes et l'issue. funeste de la fièvre qui avait enlevé Limberg, auraient suffi pour en faire établir avec certitude le diagnostic, quand même l'autopsie cadavérique n'en aurait pas donné la démonstration la plus complète. Mold venait d'un port infecté ; son bâtiment était infecté ; il ne pouvait conséquemment que communiquer l'infection à ceux qui l'avoisineraient. En effet, c'est le 8 septembre, le lendemain de son arrivée, que ce capitaine ouvrit les écoutilles de son bâtiment, et la vapeur délétère qui s'en exhala répandit à l'instant la contagion sur les bâtimens qui étaient à ses côtés (1). Ce n'est que le 22, que nous avons appris cette particularité. Ainsi, il est, bien reconnu que le

---

(1) On verra leur position respective par le tableau qui sera annexé ci-après aux pièces justificatives ou aux notes, qui donneront des détails officiels et très-circonstanciés sur l'origine de la contagion de Pomègue, ainsi que sur celle de Barcelone, de Malaga, de Tortose, du port Mahon et de Palma.

capitaine Mold a apporté la fièvre jaune qui était
dans le port de Malaga; qu'il l'a disséminée sur
six bâtimens stationnés dans le port de Pomègue,
parmi les trente-quatre autres qui y étaient également en quarantaine, et dont les équipages ou
les gardes de santé formaient une masse totale de
plus de six cents individus, tous en bonne santé,
avant d'avoir reçu l'infection des écoutilles de
Mold.

Limberg n'a point eu de suppression d'urine,
parce que sa maladie a été trop courte; et n'ayant
pas eu d'agonie, son cœur n'a pu présenter le
caillot de sang albumineux jaune dont parle
M. Bally; mais tout annonçait que ce caillot se
serait formé, d'après la couleur jaune si fortement prononcée des piliers charnus du ventricule
gauche, si le malade eût vécu quelques jours
de plus.

Traitement. Comme Limberg n'a resté que dix-
sept heures au lazaret, et qu'il vomissait, durant
cet intervalle, tout ce qu'on lui donnait à boire, il
n'a pris aucun remède. Il n'a pas même pu avaler
une cuillerée de la potion calmante qui lui avait
été prescrite par M. Labric, le 13 septembre,
quinze heures avant sa mort.

N°s 2 et 3. Le 15 septembre, à quatre heures
et demie du soir, les médecins et les chirurgiens

du lazaret ont examiné, en présence de MM. Bounin et Lazare Estieu, intendans de la santé, et Dalmas, capitaine du lazaret, les cadavres des nommés Salvador Sichière et Benedecto Brignole, matelots à bord du brick *Saint-Georges*, du capitaine Emmanuel Demore, sarde, parti des Aigles, près Carthagène, le 24 août, et arrivé à Pomègue le 5 septembre.

Les rapports du capitaine Demore, du garde de santé et des autres matelots de l'équipage présens, constatent que Salvador Sichière, âgé de vingt-six ans, s'est plaint, hier 14, d'une douleur de tête à midi, et, après le dîner, d'une grande faiblesse, d'un frisson, et d'une douleur aux reins ; dans la nuit, il a eu la diarrhée, le délire, une agitation extrême, et il est mort à onze heures du matin aujourd'hui 15, dans le bateau qui le transportait de Pomègue au lazaret. Il n'a point eu de vomissement, et il ne nous a pas été possible de savoir si les selles qu'il a rendues durant la nuit étaient noires.

La couleur du cadavre est jaune, mêlée de taches violettes ; ses lèvres sont gorgées et d'une couleur rouge vineuse. Les conjonctives sont très-jaunes.

Benedecto Brignole, âgé de vingt ans, a eu, d'après les mêmes rapports du capitaine et des autres gens de l'équipage, les symptômes suivans : le 14 à midi, il s'est plaint d'un mal de tête violent; il a voulu manger au plat avec les autres matelots, mais il n'en a pas eu la force. La douleur de tête avait commencé le 13 au soir, mais elle était légère ; il avait une grande faiblesse aux jambes et une douleur sous les jarrets. Dans la nuit du 14 au 15, il a eu la diarrhée et un délire violent. Il est mort ce matin à cinq heures et demie, sur son bord, à Pomègue ; il n'a point vomi, et nous n'avons pu savoir s'il avait rendu des matières noires par les selles.

Son corps est très-jaune à la partie supérieure ; les conjonctives sont de la même couleur, mais il a des taches violettes et des ecchymoses, qui forment de larges plaques sur toutes les parties du corps.

Nous n'avons pas cru devoir procéder à l'ouverture de ces deux cadavres, attendu leur prompte putréfaction ; et nous les avons regardés comme victimes d'une fièvre jaune foudroyante.

Nous ignorons de quelle manière précisément la contagion a gagné le bâtiment du capitaine Demore. Pourrait-on croire que c'est aux Aigles? Et alors il y a eu environ vingt-cinq jours entre l'infection première et la mort des deux matelots, qui a été si prompte et si effrayante.

Observations. Les dernières nouvelles d'Espagne, reçues à Marseille à la fin d'octobre, an-
noncent que la contagion règne aux Aigles depuis
le milieu de ce mois. Il ne serait donc pas impossible que le bâtiment du capitaine Demore
eût apporté la contagion de ce port espagnol. On
croit devoir observer, avec raison, qu'il n'y a pas
eu de navire plus violemment frappé que le sien,
puisque sur quatre malades on compte quatre
morts, et avec quels symptômes! Il est bon de
remarquer que le capitaine Demore n'a eu des
malades sur son bord qu'après avoir déplacé
beaucoup de paquets de sparte, dont son bâtiment était entièrement chargé. La poussière que
contenaient ces spartes, ou les miasmes dont ils
auraient pu être chargés, pourraient-ils être ac-
cusés avec quelque fondement d'être la cause
première de cette contagion? C'est une circonstance que nous avons dû rappeler ici, telle
qu'elle nous a été rapportée par M. Mouriez,
capitaine de Pomègue, qui le tenait lui-même
des gardes de santé de Demore, qui ont échappé
à l'infection, sans que nous puissions prononcer
d'une manière péremptoire et définitive : tels
étaient les doutes que nous avions sur l'origine
de cette infection le 15 septembre; mais ayant
appris, le 22 du même mois, l'ouverture des

écoutilles de Mold et les effets subits qu'elle avait produits sur le capitaine Chiozotto, et autres bâtimens voisins, il nous semble aujourd'hui bien naturel de penser qu'il est très-vraisemblable que Demore a reçu les miasmes contagieux de la même source empoisonnée, dont il était aussi très-rapproché.

N° 4. Le 15 septembre, à quatre heures après midi, les médecins et les chirurgiens du lazaret de Marseille ont visité en présence de MM. Bounin et Lazare Estieu, intendans commissaires, et Dalmas, capitaine du lazaret, le capitaine autrichien Joseph Chiozotto, commandant le brick *Comte de Goës*, venu de Saint-Jean d'Acre et de Chypre, et arrivé à Marseille le 29 août en très-bonne santé, ainsi que tout son équipage. Le 13 septembre, il s'est plaint, dans la matinée, d'une douleur de tête violente, suivie d'un vomissement de matières blanchâtres : il était faible, très-inquiet et agité, ne pouvant rester long-temps dans la même place ; tantôt il se levait, tantôt il se couchait : il eut le même jour une diarrhée abondante; le pouls était tumultueux et fréquent.

Le 14 septembre, la douleur de tête a continué, et il n'a eu aucun vomissement, mais le soir le délire est survenu, et il a continué durant la nuit.

Le 15, il a été amené au lazaret. A notre première visite, nous l'avons trouvé atteint d'une convulsion générale, avec suffocation extrême, respiration stertoreuse, yeux luisans et vitrés, écume à la bouche, et une couleur jaune pâle répandue sur les ailes du nez, la poitrine et les extrémités supérieures; la langue était brune, le pouls petit, dur et convulsif; la peau conservait sa chaleur. Après la cessation des mouvemens tétaniques, qui ont duré près de demi-heure, la carphologie s'est déclarée.

Ce malade est mort à sept heures et demie du soir : il était âgé de quarante-six ans; sa constitution était athlétique.

État du cadavre. La face était d'une couleur jaune plombée, les bras, le cou, la poitrine et l'abdomen, jaunes; plaques larges et violettes sur le dos et le derrière des cuisses; ecchymoses sur la partie antérieure des cuisses et des jambes. Le scrotum était frappé de gangrène.

Observations. C'est le 8 septembre à sept heures du soir, que le capitaine Chiozotto, étant sur le pont à prendre le frais avec une partie de son équipage, fut frappé de la vapeur putride et maligne qui s'exhala des écoutilles du capitaine Mold; on assure qu'il s'écria à l'instant : *Sono mórto.* Il était très-rapproché du capitaine danois, se trouvant placé à sa gauche, dans la direction du nord au midi. Cependant ce n'est que le 13 que la maladie à laquelle il a succombé s'est déclarée. Son fils s'était plaint, dès le 11, d'un mal de tête et de faiblesse. Il est peut-être très-intéressant de connaître quel fut l'état du ciel dans cette journée du 8, devenue si historique dans nos annales médicales du lazaret, par rapport à la contagion qui eut lieu cette journée-là sur six bâtimens stationnés dans le port de Pomègue, au moyen de l'ouverture des écoutilles du capitaine Mold :

Baromètre .. 28 — 3 — 1.

Thermomètre 18 — 22   fort chaud.

Hygromètre .   humide.

Ciel très-nuageux jusqu'à quatre heures après-midi, couvert le reste du soir.

Vent S. E. variable au N. O., vers l'après-midi; à cinq heures et demie du soir, pluie inégale, intermittente, précédée d'éclairs et de tonnerres. La pluie et le tonnerre n'ont cessé qu'à huit heures et demie du soir; le vent de N. O. a soufflé immédiatement après la pluie.

Comme nous ignorions, lors de notre première visite faite à ce malade, de quelle manière un capitaine arrivant de Chypre en bonne santé, ainsi que tout son équipage, au nombre de vingt et

une personnes, avait pu contracter la fièvre
jaune, et voyant des symptômes de typhus, tels
que les convulsions générales, la stupeur, l'écume
à la bouche, et plus tard la carphologie, dans
notre premier rapport, nous déclarâmes qu'il y
avait eu chez ce malade quelques signes de
typhus, ce qui formait une complication avec la
fièvre jaune apportée par Mold; et il est à observer que, parmi les cinq morts et les cinq malades de l'équipage de Chiozotto, qui ont guéri,
aucun n'a eu de vomissemens noirs, ni de selles
noires; mais quelques-uns ont eu la jaunisse. La
douleur des reins, les vomissemens jaunâtres, la
douleur de tête, les vertiges, les hémorrhagies
nasales, la prostration des forces, se sont déclarées chez tous; aucun n'a eu des pétéchies, qui
sont, comme on sait, le symptôme le plus caractéristique du typhus en général, et spécialement
de celui des vaisseaux. On ne saurait douter que
les miasmes concentrés au fond de la cale du bâtiment de Mold, et qui avaient dû s'engendrer
par l'infection qui est née de toutes les circonstances qui ont précédé la maladie et la mort de
Stobuy, n'aient donné lieu à l'intensité de la
contagion qui a frappé le bâtiment du capitaine
Chiozotto, et n'aient produit le caractère spécial
qu'elle a présenté.

Le bâtiment de ce capitaine contenait plusieurs caisses d'assa-fœtida ; mais nous n'avons jamais pensé que cette substance ait pu jouer un rôle quelconque dans cette maladie, surtout en voyant que son invasion ne date que de l'arrivée de Mold et de l'ouverture des écoutilles de son bâtiment.

Traitement. Ce malade étant mort quelques heures après son entrée au lazaret, et, lors de notre visite, étant déjà dans un état de convulsion générale et d'épilepsie, avec roideur tétanique à la mâchoire inférieure, a succombé sans avoir pris aucun remède. Aucune application externe n'aurait eu même le temps d'agir dans un cas si désespéré. Avec des symptômes aussi graves, nous ne pensions porter qu'un pronostic le plus prochainement funeste.

N° 5. Le 15 septembre, les médecins et les chirurgiens du lazaret ont visité et interrogé, en présence de MM. Bounin et Lazare Estieu, intendans commissaires, et Dalmas, capitaine, Jacques Chiozotto fils, âgé de seize ans. Il se plaint, depuis le 11 septembre, de faiblesse, de mal de tête ; sa langue est chargée et blanche. Les 12, 13 et 14, il a été dans le même état. Arrivé le 15 au lazaret, il nous a présenté les symptômes suivans : faiblesse générale, abattement,

yeux humides et un peu injectés; il a vomi dans
la matinée; le pouls était légèrement fébrile.

Le 16, point de douleur de tête, mais abattement extrême, vertiges. Le vomitif a fait rendre
beaucoup de matières amères. Le soir, toujours
faible, mais sa langue est nette; faiblesse, vertiges. Le 18, amélioration dans les symptômes,
mais il a encore de la stupeur; le pouls se relève.
Le 19, tête bien libre, plus de stupeur; le malade mange une soupe dans la journée. Le 20,
retour des forces; Chiozotto a mangé avec appétit sa soupe et du raisin; il a pu se promener
dans l'enclos pendant quelques minutes. Le 21,
continuation du mieux-être. Le 22, il a été bien,
et jugé guéri.

Observations. Comme ce malade ne nous a présenté aucun signe d'une irritation gastrique bien
évidente, nous avons cru pouvoir lui administrer
un vomitif avec l'ipécacuanha. Le succès a répondu à notre attente. Nous n'ignorions pas que
les auteurs sont très divisés entre'eux sur l'emploi
des émétiques, et qu'on leur attribue tour à tour
des effets utiles et des effets pernicieux. Si la pratique, dans les régions équatoriales, des docteurs
Moultrie, Makittrick, Warren, Hunter, Moselly,
Hume, Bancros, Jackson, Devèze, Dalmas, Va-
lentin, Bally, nous faisaient redouter l'emploi de

ce remède, les succès qu'en avaient obtenus Palloni et quelques autres médecins espagnols, sous une latitude et dans une saison semblable aux nôtres, nous encourageaient à le tenter; d'ailleurs, nous trouvant en présence de ce malade, nous lui prescrivîmes, presque d'inspiration, un remède que nous aurions peut-être proscrit dans le silence du cabinet. En effet, il est peu de praticiens qui, durant le cours de leurs visites, ne reçoivent de la nature ces subites inspirations, qui sont toujours suivies d'événemens heureux, dès qu'on les exécute aussi promptement qu'on les a conçues.

Traitement. 1er jour de l'entrée au lazaret, limonade; 2e, vomitif avec l'ipécacuanha, limonade; 3e, purgatif avec deux onces huile d'amandes douces, deux onces huile de ricin, et une once eau de menthe; limonade; 4e, limonade; 5e, limonade; 6e, limonade; 7e, limonade, et guéri. Vin amer pendant quelques jours de la convalescence, qui a été très-courte; les forces se sont rétablies le plus promptement. Notre traitement ne compte que du jour de l'entrée des malades au lazaret, et non de l'époque de l'invasion de la fièvre, ce qui s'appliquera à tous les malades en général, et doit être noté par les praticiens, afin de ne pas confondre, par exemple, le

premier jour de l'entrée au lazaret avec le troisième de la maladie, ce qui avait lieu pour l'ordinaire chez tous, parce qu'ils n'arrivaient jamais
de Pomègue qu'après plusieurs jours de fièvre.

N° 6. Le 15 septembre, les médecins et les
chirurgiens du lazaret ont interrogé et visité, en
présence de MM. Bounin et Lazare Esticu, intendans commissaires, et Dalmas, capitaine, le nommé M. A. Autier, garde de santé à bord du capitaine Chiozotto, âgé de quarante-sept ans. Il nous
a dit que, le 12, il avait été pris, à trois heures
après midi, d'un mal de tête violent et d'un vomissement provoqué par un bouillon. Il chercha
à le favoriser en buvant de l'eau tiède ; il rendit
une bile très-jaune et très-amère ; mais dans la
journée et dans la nuit, les envies de vomir ont
continué au moindre mouvement. Il avait des
vertiges ; il a eu une fièvre très-forte, suivie de
sueurs, mais elle n'avait pas été précédée de
frisson.

Le 13, il s'est trouvé dans le même état que la
veille. Le 14, les envies de vomir, la douleur de
tête ont persisté. Le 15, lors de son arrivée au
lazaret, nous l'avons interrogé sur son état ; il
nous a répondu avoir une grande faiblesse dans
les jambes depuis le premier jour de sa maladie ;
des envies de vomir, mal de tête et des vertiges ;

sa langue est sale et blanche ; il s'est plaint aussi d'une douleur des reins qui a commencé le 12; le pouls est fréquent et assez dur. Le 16, tête lourde, faiblesse et vertiges ; il est comme ivre ; il est altéré ; le vomitif a produit un très-bon effet, il n'a point de chaleur fébrile. Le 17, il a bien dormi dans la nuit ; il n'a point de faiblesse ; sa langue est nette ; amélioration dans son pouls. Il se trouve mieux ; il sera purgé demain avec l'huile de ricin. Le 18, le purgatif a produit un très-bon effet, et beaucoup de soulagement. Le 19, toujours bien ; il mangera une soupe. Le 20, convalescence. Les 21, 22 et 23, ont assuré la guérison.

Observations. Ce malade avait resté douze jours à bord du capitaine Chiozotto sans être incommodé. Le vomitif a produit chez lui un très-bon effet, nous le trouvâmes dans les mêmes circonstances que Chiozotto fils, et nos espérances, comme on le voit, ne furent point trompées. Nous n'avons qu'à nous applaudir de l'avoir soumis au même traitement curatif que cet intéressant jeune homme.

Traitement. 1er jour de l'entrée au lazaret, limonade ; 2e, vomitif avec l'ipécacuanha ; 3e, limonade ; 4e, purgatif ordinaire avec l'huile d'amandes douces et de ricin ; 5e, 6e, 7e, limonade ; 8e, guéri ;

vin amer dans la convalescence, qui, comme célle du malade précédent, a été très-courte.

N° 7. Le 15 septembre, les médecins et les chirurgiens du lazaret ont visité et interrogé, en présence de MM. Bounin et Lazare Estieu, intendans-commissaires, et Dalmas, capitaine, le nommé Lazare Ricolfe, âgé de trente et un ans, conducteur de canot. Il s'est plaint, le 13 septembre à quatre heures du matin, d'un mal de tête violent, de faiblesse et de vertiges ; il a vomi. Le 14, dans la matinée, il a été mieux, mais toujours faible ; le soir, la douleur de tête a augmenté, et les envies de vomir se sont renouvelées. Il a éprouvé une grande soif ; le pouls était petit, faible et fréquent.

Le 15, jour de son arrivée au lazaret, il nous a présenté tous les signes d'une grande faiblesse dans les jambes, une langue sale et blanche ; il s'est plaint de constipation dès le premier jour. Il continue d'avoir le mal de tête et des envies de vomir. Le 16, la douleur de tête a continué hier jusqu'à neuf heures du soir. Il a vomi ensuite, ce qui l'a soulagé ; il continue à avoir des envies de vomir, malgré le bon effet qu'a produit le vomitif qu'il a pris ce matin. Il a rendu quelques selles ; il conserve toujours de la faiblesse et des vertiges ; le pouls conserve sa faiblesse. Le 17 : il a dormi cette nuit; il n'a point de douleur de tête; sa langue est très-blanche; il n'éprouve plus de faiblesse dans les jambes, et n'a plus de vertiges. Il sera purgé demain avec l'huile de ricin. Le 18, le purgatif a produit des selles abondantes, et Ricolfe se trouve assez bien. Le 19, le bien-être se soutient; le malade mangera une soupe aujourd'hui. Le 20, les forces reviennent et le malade est convalescent. Les journées des 21, 22 et 23, ont suffi pour opérer son entière guérison.

Observations. Ce malade avait resté treize jours à bord du bâtiment du capitaine Chiozotto en bonne santé. Se trouvant dans la même situation que les deux malades précédens, nous avons eu recours aux mêmes moyens curatifs, c'est-à-dire à l'ipécacuanha et à l'huile de ricin, qui ont été suivis du plus heureux succès.

Traitement. 1er jour de l'entrée au lazaret, limonade; 2e, vomitif avec l'ipécacuanha; 3e, limonade; 4e, purgatif avec l'huile de ricin et d'amandes douces; 5e, limonade; 6e, limonade; 7e, guéri; vin amer pendant la convalescence, qui n'a duré que quelques jours.

N° 8. Le 16 septembre 1821, à neuf heures et demie du matin, les médecins et les chirurgiens du lazaret ont visité, en présence de MM. Bounin et Estieu, intendans de la santé, et Dalmas, capitaine du lazaret, Emmanuel Lenard, second du capitaine Charles Simon, commandant le navire *la Catherine*, venu de Malaga, dont il est parti le 19 août. Il est arrivé à Marseille le 3 septembre. Il s'est occupé, le 14 pendant toute la journée, la tête nue et exposée au soleil, à peindre le canot de son bâtiment. Le soir il s'est plaint de douleur de tête et de perte de l'appétit, mais sans envies de vomir. A dix heures, il a eu un frisson suivi d'un violent mal de tête et d'une fièvre qui a duré toute la nuit. Le 15, il a passé la journée dans le même état, c'est-à-dire avec la douleur de tête, les nausées, et la faiblesse dans les membres ; il ne pouvait rester long-temps debout ; le pouls était fort, dur, et pour ainsi dire rebondissant.

Le 15, arrivée au lazaret, nous lui avons trouvé les yeux injectés, la langue blanchâtre, une vive douleur de tête, surtout dans les orbites, la faiblesse dans les jambes, et il paraît que cette nuit il a eu du vague dans les idées à différentes reprises. Aucun autre symptôme à noter ; le pouls est toujours plein et dur. Il a été mis à l'usage de la limonade et à la diète, malgré qu'il demande à manger ; sa figure est rouge, mais non changée, il a seulement l'air malade et fatigué.

Son état est suspect, si l'on fait attention que

le bâtiment du capitaine Simon, est parti seulement trois ou quatre jours avant que la maladie se
soit déclarée à Malaga, du 23 au 24 août, et qu'il
a eu des communications avec la ville, et des matelots qui pouvaient être suspects à leur tour sans
être encore malades ostensiblement.

Le 17, nous avons trouvé Lenard dans son lit
avec une grande faiblesse; il a eu une hémorrhagie nasale assez abondante; le sang est décoloré ;
le pouls est devenu faible et intermittent. La douleur de tête a un peu diminué par cette hémorrhagie; mais il y a pesanteur dans cet organe,
et une sorte de stupeur. La douleur des lombes
persiste. Il est dans un état très-alarmant : point
d'envies de vomir, ni vomissement, ni diarrhée.
Le soir, il a eu une seconde hémorrhagie nasale ;
il est toujours faible. Le 18, l'hémorrhagie nasale a été presque continuelle depuis hier, et elle
persiste encore ce matin; il est très-faible et
abattu. Son état est alarmant. Le soir, hémorrhagie nasale, figure très-jaune, grande prostration
des forces. Le 19, léger mal de tête, langue rouge
sur les bords, noire au centre, forte douleur épigastrique, légère hémorrhagie nasale, selle légèrement brunâtre, jaunisse générale, prostration
des forces. Le soir, douleur épigastrique moins
vive que le matin, quelques gouttes de sang ren-

dûes par le nez à midi ; il a uriné abondamment ;
à quatre heures, hémorrhagie nasale très-abon-
dante ; elle a été arrêtée par l'immersion des
mains dans l'eau froide ; le sang est noir ; le pouls
est néanmoins assez fort ; la faiblesse continue,
mais la tête est libre ; point de selles. Le 20, Lenard refuse de boire ; il a resté assoupi une grande
partie de la nuit ; il a uriné assez abondamment ;
sa figure est jaune et décomposée, ses lèvres gonflées et noires. Il est à l'agonie. Le soir, il n'a
point eu d'hémorrhagie dans la journée ; à midi,
le hoquet à commencé et a duré jusqu'à deux
heures par intervalles ; il a le délire et il refuse de
boire ; il s'est levé et est tombé vers la porte.
Le 21, Lenard est resté assoupi pendant toute la
nuit ; la prostration des forces est extrême ; il n'a
rien voulu ou pu boire ; il n'a ni vomi noir, ni
rendu aucune selle noire, et il n'a pas uriné de
toute la nuit. Il est mort à huit heures et demie
du matin, lorsque nous faisions notre visite. A une
heure après-midi, le cadavre de Lenard a offert
une couleur jaune répandue sur toute l'habitude
extérieure, beaucoup plus intense que toutes
celles des autres cadavres ; ses lèvres étaient très-
noires, et il avait différentes ecchymoses éparses
sur toutes les parties du corps ; gonflement des
cuisses.

Observations. Il est reconnu de tous les habitans des Antilles, que les Européens qui ont
l'imprudence de s'exposer à l'ardeur brûlante du
soleil sont promptement atteints de la fièvre jaune.
Savaresi dit qu'il a vu, en pareils cas, des malheureux qui succombent tout d'un coup comme
frappés de la foudre. L'insolation a été évidemment chez Lenard la cause déterminante de sa
maladie ; mais nous pensons qu'il était déjà infecté. Il n'a jamais pu supporter les potions toniques, ni le quinquina, sous quelque forme que
nous ayons voulu les lui administrer. Il a, au
contraire, toujours bu avec plaisir la limonade et
le petit-lait gommeux, ce qui lui a été commun
avec tous les autres malades du lazaret. Depuis
la première hémorrhagie jusqu'à la dernière,
qu'il a eue le 19, ce malade a toujours paru être
dans une véritable dissolution ou cachexie scorbutique. Il est mort, pour ainsi dire, *ex-sanguis.*
Différens autres exemples nous prouveront que,
dans notre épidémie, il y a eu un très-grand rapprochement entre la fièvre jaune et les symptômes
d'un scorbut aigu, qui a marché très-promptement à la terminaison fatale d'une adynamie très-
prononcée, ce qui semble démontrer *à priori* que
le *nexus* de la vie est atteint dès l'invasion du
mal ; et que toutes les autres lésions organiques

sont une suite de l'altération du principe vital ou
élément nerveux dont le trouble, l'irrégularité ou
la suspension, même momentanée, constituent
l'état morbide avec tous les symptômes que nous
aurons lieu de décrire, et la mort instantanée
dont nous avons eu quelques exemples.

_.. *Traitement*. 1er jour de son entrée au lazaret,
limonade, petit-lait gommeux; 2e, potion tonique avec le quinquina : le malade a constamment refusé cette potion, ainsi que toute autre
tisane stimulante ou aromatisée; gargarismes antiscorbutiques, limonade, petit-lait gommeux; 3e,
limonade, petit-lait gommeux et gargarismes;
4e, *id.*; 5e, *id.*; 6e, *id.*; 7e, mort.

,.. Nos 9, 10 et 11. Le 16 septembre 1821, à midi,
les médecins et les chirurgiens du lazaret ont visité, en présence de MM. Bounin et Lazarre Estieu, intendans de la santé, et Dalmas, capitaine
du lazaret, le capitaine anglais Stiven Bexfield,
venu de Zante et arrivé à Marseille le 7 septembre :
il se plaint, depuis le 14, d'une douleur de tête et
des lombes; il n'a point de sommeil ni d'appétit.
Il a pris ce jour-là même un vomitif de son chef
qui lui a fait rendre beaucoup de matières jaunes,
amères; le 15, il a continué à avoir mal de tête,
ainsi que dans les reins, et à être faible. Arrivé
aujourd'hui au lazaret, il nous a présenté les symp-

tômes suivans : figure assez naturelle quoiqu'un peu jaune, légère douleur de tête ; douleur aux reins, constipation , langue assez nette, frissons irréguliers, pouls fréquent.

Son neveu, le mousse William Bexfield, âgé de 14 ans; ressent, depuis le 11 septembre, un mal de tête ; il n'a point d'appétit; il a vomi ce jour-là naturellement ; il a de la faiblesse et une douleur aux reins, ainsi que dans les extrémités supérieures et inférieures. Depuis le 11, il a langui dans le même état, et aujourd'hui il est encore tel qu'il était le 11 ; mais la figure a une légère teinte jaune, son pouls est faible, mais régulier.

Le matelot Guadet, du même bord, s'est plaint pareillement, dès le 11, d'un mal de tête ; il a vomi par l'effet d'un remède qui lui a été administré par son capitaine. Visité ce jour-là par M. Labric, médecin, il présenta une langue sale, la figure jaune et un abattement des forces. Un purgatif administré le 12 l'a beaucoup soulagé. Depuis lors il se trouve mieux ; il n'a plus qu'une douleur de tête légère le matin ; il a dormi cette nuit; il est sans appétit, sa langue est assez nette , mais il est toujours faible ; son pouls est assez bon.

Dans toute autre circonstance, ces trois malades n'auraient présenté que les symptômes d'une courbature avec affection bilieuse; mais si l'on considère que le bâtiment du capitaine Bexfield est placé à côté de celui du capitaine danois Mold, qui a perdu deux de ses matelots de la fièvre jaune depuis son départ de Malaga, et que les symptômes s'accordent assez, jusqu'à un certain point, avec ceux de cette maladie, lorsqu'elle est légère, ces trois malades méritent d'être observés, relativement aux symptômes qu'ils présentent.

Observations. C'est la crainte d'un encombrement de malades au lazaret qui nous fit renvoyer à bord ces trois individus, en leur prescrivant une tisane sudorifique. Quoique atteints d'une manière très-légère, il est impossible cependant de ne pas les classer parmi les contaminés, du moment que tout fait présumer qu'à raison de leur rapprochement ou de leur contact avec le navire de Mold, ils ont aussi pu recevoir l'infection par l'ouverture des écoutilles de ce capitaine danois. Les doux laxatifs leur ont été utiles. Le capitaine Stiwen Bexfield prit, de son chef, un vomitif le premier jour qu'il fut malade, et il en fut grandement soulagé. C'est là encore un exemple du bon effet de l'émétique, quand il n'y a pas de symptômes qui en contre-indiquent l'usage.

Traitement. Ces trois malades ont été guéris par l'effet des vomitifs qui leur ont été donnés, à l'exception du jeune mousse, qui a vomi naturellement. La tisane sudorifique, qu'ils ont ensuite bue d'après notre prescription, et les purgatifs huileux, les ont entièrement rétablis; ils n'ont jamais quitté leur bord, et il n'y a pas eu d'autre malade après leur guérison.

N° 12. *État du cadavre de Joseph Dimitri, garde de santé à bord du capitaine Chiozotto, autrichien, et décédé sur le bateau qui le transportait au lazaret.*

Du 17 septembre. La surface du corps était entièrement jaune, et couverte d'ecchymoses sur différentes parties. Ce malade a succombé le 16, à quatre heures après midi, sur le bateau qui l'amenait de Pomègue au lazaret. Il n'a pris aucun remède, et le mal l'a, pour ainsi dire, foudroyé comme les deux matelots de Demore.

Observations. Nous n'avons pu connaître tous les symptômes que Dimitri a éprouvés avant sa mort. Depuis trois jours, il avait du malaise; mais le 16 au matin, il ne devait pas être très-mal, puisque le capitaine de Pomègue ne l'envoya pas au lazaret avec les quatre malades qui y furent dirigés, au nombre desquels se trouvait Lenard, lieutenant du capitaine Simon, et les trois Anglais. Il faut donc reconnaître ici que la contagion a agi comme un poison stupéfiant chez lui, et que, dans de pareilles circonstances, l'art ne peut ainsi se trouver que dans une funeste impuissance, parce que la vie est comme frappée brusquement, et sans aucun prélude, d'asphyxie et de mort.

N° 13. Cejourd'hui 17 septembre, les médecins et les chirurgiens du lazaret ont visité et interrogé, en présence de MM. Roux-Bonnecorse et Crozet-d'Alayer, intendans commissaires, et Dalmas, capitaine, le nommé Antonio Scouparini, maître d'équipage du capitaine Chiozotto, âgé d'environ trente-six ans, et malade depuis trois jours (le 15 septembre). Il n'a point de douleur de tête, ni d'envies de vomir; mais il se plaint d'une douleur légère au ventre et aux reins; sa respiration est gênée; il a même de l'oppression; sa figure, son cou et la partie supérieure de la poitrine sont d'un jaune plombé; sa tête paraît embarrassée, et il est faible sur ses jambes, quoiqu'il soit resté debout, lorsque nous l'avons interrogé, à quelques pas, dans l'enclos du Midi, sur la porte de sa chambre. Le pouls est intermittent et mou. Il a été jugé dans l'état le plus alarmant. Le 18, Scouparini est mort dans la matinée à sept heures et demie. Depuis son entrée au lazaret, il n'a ni vomi, ni rendu des selles d'aucune espèce : il semble avoir succombé à une véritable asphyxie du poumon; et c'est ce que faisaient craindre la suffocation qu'il avait hier, et son teint jaune plombé, ainsi que nous l'avions pronostiqué.

État du cadavre. Figure noire-violette, et cou noir; sa tête et son cou resssemblaient à ceux d'un Maure couleur d'ébène; larges plaques violettes sur les jambes et la partie postérieure des cuisses; à la partie antérieure de celles-ci et sur la poitrine, taches violettes et jaunes, éparses çà et là; gonflement des cuisses.

Observations. L'aspect de ce cadavre peut, jusqu'à un certain point, nous donner une idée de la maladie qui est connue par les historiens sous le nom de *peste noire.* Il est vraisemblable que cette dénomination a dû être créée, dans l'origine, sur des faits semblables. Un rapprochement assez curieux entre les phénomènes pathologiques de cette peste et ceux de la fièvre jaune, c'est que la première était toujours précédée de lassitude, de faiblesses et de langueurs. L'estomac était bouleversé par des vomissemens perpétuels; tous les couloirs, destinés à diverses sécrétions, étaient forcés par des fluides qui leur étaient étrangers. Le sang sortait des vaisseaux par le nez, les poumons, les intestins et les reins.

Qu'on se rappelle les vomissemens et les grandes hémorrhagies qui accompagnent la fièvre jaune, et l'on jugera combien il est vrai de dire que, dans toutes les maladies extrêmement malignes et, pour ainsi dire, pestilentielles, la nature présente toujours des symptômes morbifiques qui se ressemblent par leurs funestes effets. Tous les organes principaux sont alors lésés et offrent des destructions horribles; le sang est dissous, et la putréfaction est, pour ainsi dire, vivante.

Au reste, en revenant à la mort de Scouparini, qui a été si prompte et que nous avons attribuée à une véritable asphyxie du poumon, qui, frappé, dans cette circonstance, par la vapeur délétère du *contagium*, a cessé ses fonctions de la même manière que lorsqu'il est atteint de la vapeur de l'acide carbonique ou de tout autre gaz stupéfiant, il sera toujours vrai de dire que le miasme a agi ici comme un véritable poison; ce qui se remarque d'ailleurs dans certains accidens de peste et même de typhus où la mort est instantanée.

Traitement. 1er. jour de son entrée au lazaret, limonade, vomitif avec l'ipécacuanha, qui est resté sans aucun effet; 2e jour, mort,

N° 14. Cejourd'hui 17 septembre, les médecins et les chirurgiens du lazaret ont interrogé et visité, en présence de MM. Roux-Bonnecorse, Crozet-d'Alayer, intendans commissaires, et Dalmas, capitaine, Antonio Bataglia, matelot du capitaine Chiozotto, autrichien, âgé de vingt-cinq ans, et arrivé hier soir bien portant au lazaret. Il avait ramé depuis Pomègue, avec beaucoup de force et d'ardeur, sur le bateau qui portait au lazaret Vignola, Radovich, Scouparini, malades, et le cadavre de Dimitri, garde de santé, mort dans la soirée du 16, sur le bateau qui l'amenait. Il s'est plaint à nous d'une douleur à la tête et aux reins. Sa langue est très-sale. Le 18, il a beaucoup vomi. Il se trouve très-faible, et ne peut rester debout sans défaillance. Le pouls est très-faible. Le soir, rien de changé dans son état. Le 19, léger mal de tête; langue blanche; selles jaunes au nombre de cinq; il a uriné trois fois. Le soir, trois selles jaunes; tête libre; il n'a point de jaunisse, mais de la faiblesse; il a uriné deux fois. Le 20, il ne se plaint que d'une douleur générale dans le corps; il a bien dormi et n'a point de mal de tête. Même état dans son pouls. Le sior, langue blanche; deux selles jaunes; il a uriné deux fois; point de jaunisse. Le 21, langue blanche, douleur vive à l'épigastre; dégoût, soif, deux selles blanches; il a uriné une fois avec sédiment. Il a rendu quelques gouttes de sang par le nez;

point de douleur à la tête, ni de vomissement; légère moiteur qui l'a soulagé et a diminué les douleurs de courbature qu'il ressent dans tout son corps. Le soir, la douleur à l'épigastre est moindre que ce matin; point de douleur à la tête, ni aux reins. Il a uriné une fois, et rendu une selle. Le pouls semble s'améliorer. Le 22, envies de vomir, douleur vive à l'estomac, qui augmente par la pression; langue rouge, malaise général, respiration gênée et suspirieuse, urines hautes en couleur sans être épaisses; sueur sans diminution des douleurs générales, point de douleur à la tête ni aux reins; figure un peu tiraillée, point d'ictère; faiblesse. Six sangsues sur la région de l'estomac. Le soir, la douleur de l'estomac a presque disparu par l'application des sangsues; le sang était d'une belle couleur, la langue est rouge; il éprouve un soulagement marqué. Le 23, la douleur de l'estomac n'est presque plus sensible; il a uriné une fois très-abondamment; sa langue continue à être rouge. Il n'a plus d'envie de vomir, il n'est pas jaune, il présente une grande amélioration dans son état. Le soir, toux légère qui renouvelle la douleur de l'estomac; léger hoquet. Le pouls redevient faible et fréquent. Il est moins bien que ce matin. Le 24, douleur épigastrique moins forte; langue

rouge, ventre légèrement tendu. Il n'est pas venu
à la selle depuis avant-hier; il a uriné deux fois,
les urines sont copieuses et rouges. Il a un peu
reposé cette nuit; il a rendu trois vers par la
bouche. Le soir, langue moins rouge; la douleur
épigastrique n'est sensible qu'à l'extérieur. Hoquet par intervalles; selle abondante; il a uriné
deux fois; légère envie de vomir. Son moral est
très-affecté. Il parle de sa mort comme très-pro-
chaine; cependant le soir il dit se trouver un peu
mieux que le matin. Le pouls est toujours mauvais. Le 25, langue un peu blanchâtre, yeux abattus, vue faible, douleur générale dans toutes les
parties du corps; envies de vomir; selles verdâtres;
urines rouges. Malaise, craintes renouvelées sur
l'issue funeste de sa maladie. Il croit mourir dans
la journée, et il le dit à son garde. Appétence pour
les boissons froides. Point de douleur de tête;
celle de l'estomac est bornée à l'extérieur. Plus de
hoquet. Le soir, il se trouve un peu mieux. Il a
rendu une selle brunâtre; il a uriné une fois; il est
moins inquiet et moins découragé. Le 26, hémorrhagie nasale légère dans le courant de la nuit;
il n'a ni vomi noir, ni rendu des selles noires.
Pouls extrêmement faible. Hier soir il avait sa
tête parfaitement libre; il est mort à sept heures
et demie du matin, sans agonie. La jaunisse ne

s'est déclarée qu'à l'approche de la mort, qui est arrivée le onzième jour de sa maladie.

- *État du cadavre.* Ictère général, mais d'une couleur moins prononcée qu'à l'ordinaire. Lèvres noires, affaissées; elles étaient tuméfiées avant la mort. Plaques noires sur le corps. Il a rendu beaucoup de sang par la bouche en le transportant au cimetière.

Observations. Ce malade a donné des alternatives de crainte et d'espérance, et il est mort quand il paraissait qu'il y avait une amélioration dans les symptômes physiques, et beaucoup moins de découragement dans le moral. La maladie a marché avec lenteur, et a paru se terminer encore chez ce matelot par dissolution scorbutique, comme chez Lenard, quoiqu'il n'ait eu qu'une hémorrhagie légère à l'approche de la mort; mais la grande quantité de sang qu'il a rendue durant son transport au cimetière annonce bien l'état adynamique et de décomposition putride qui a déterminé cette funeste terminaison au moment même où le malade, auparavant si découragé, s'y attendait sans doute le moins.

Traitement. 1er jour de son entrée au lazaret, vomitif avec l'ipécacuanha, limonade; 2e, limonade, petit-lait avec une once de gomme arabique et de sirop d'althea; 3e *id.*, potion tonique avec

le quina et les eaux aromatiques : elle est refusée ;
4ᵉ, limonade, petit-lait gommeux; 5ᵉ, tisane sudorifique ; 6ᵉ, sangsues sur la région épigastrique,
limonade, petit-lait gommeux ; 7ᵉ, même boisson ; 8ᵉ, purgatif huileux ; 9ᵉ, limonade, petit-lait
gommeux ; 10ᵉ, *id.* ; 11ᵉ, mort.

N° 15. Cejourd'hui, 17 septembre, les médecins et les chirurgiens du lazaret ont visité, en
présence de MM. Roux - Bonnecorse, Crozet-
d'Alayer, intendans commissaires, et M. Dalmas,
capitaine, le nommé Antonio Vignola, âgé de dix-
sept ans, matelot du capitaine Joseph Chiozotto.
Il se trouve malade depuis quatre jours (le 14 septembre). Il n'a point de douleur de tête, point
d'envies de vomir ; sa langue est un peu blanche ;
mais il se plaint d'une douleur aux reins et au
bas-ventre; le pouls est fébrile. Il est allé plus
de trente fois à la selle durant la nuit. Il a rendu
un ver lombric. Il a beaucoup de faiblesse dans
les jambes. Le 18, le malade a beaucoup vomi de
matières verdâtres, et il en a rendu par les selles.
Il continue à avoir la diarrhée, et paraît être
dans le délire, quoiqu'il réponde aux interrogats
qu'on lui fait. Le soir, la faiblesse continue, et
rien de nouveau dans son état, qui n'a pas changé
depuis ce matin ; pouls fréquent et agité. Le 19,
point de céphalalgie, langue blanche, douleur au

ventre et aux reins, deux selles brunes. Il a vomi
quelques matières blanches ; les urines sont abondantes, la figure est pâle sans jaunisse, les jambes
sont faibles et chancelantes. Le soir, il a plus de
stupeur que ce matin, assoupissement. Il a uriné
une fois ; selles bilieuses, point de jaunisse ; le
pouls se relève. Le 20, langue assez nette, tête
bien libre, faiblesse dans les jambes. Il a uriné
une fois ; l'urine était blanche, point de selles ni
de jaunisse. Le soir, langue belle, faiblesse dans
les extrémités ; il semble ivre lorsqu'il est debout ;
il a uriné avec abondance, il demande une soupe,
il n'est pas jaune ; soupe légère. Le 21, langue
nette, yeux sensibles à la lumière, une selle consistante, urines abondantes ; soupe. Le soir, langue
nette, peu d'appétit ; il a uriné avec abondance ;
soupe. Le 22, les yeux ne sont plus sensibles à la
lumière, une selle consistante ; il a uriné abondamment ; il n'a pas d'appétit ; il mange la soupe
et des raisins avec plaisir. Le soir, légère douleur
au ventre, point de selles, urines claires et ar-
dentes : il a uriné une fois. Le 23, Vignola a bon
appétit et il est bien. Il est guéri.

Observations. L'on remarquera sans doute que
ce malade n'a pas eu de jaunisse ; mais la faiblesse
des jambes, la douleur des reins, la diarrhée, la
sensibilité de ses yeux à l'impression de la lumière,

sont des signes assez certains de la contagion dont il a été atteint, surtout si l'on réfléchit qu'il est le septième malade de son bord.

Traitement. 1ᵉʳ jour de son entrée au lazaret, vomitif avec l'ipécacuanha, limonade ; 2ᵉ, limonade, petit-lait gommeux ; 3ᵉ, purgatif huileux, limonade et petit-lait gommeux; 4ᵉ, *id.* pour la boisson ; 5ᵉ, limonade, petit-lait avec la gomme arabique et le sirop d'althéa ; 6ᵉ, *id.* ; 7ᵉ, guéri.

Nº 16. Cejourd'hui 17 septembre, les médecins et les chirurgiens du lazaret ont interrogé et visité, en présence de MM. Roux-Bonnecorse, Crozet-d'Alayer, intendans commissaires, et Dalmas, capitaine, Antonio Radovich, âgé de vingt ans, matelot du même capitaine Chiozotto. Depuis le 12, il éprouve une ardeur et un resserrement au gosier, une douleur aux reins et au ventre ; sa langue est plutôt rouge que blanche ; le pouls est fort et tendu ; il n'a point de nausées, mais il est très-faible. Le 18, il est très-abattu et moribond, il a rendu plusieurs selles brunes, ses gencives sont saignantes ; il est très-mal. Le soir, même état que ce matin ; chute du pouls. Le 19, point de mal de tête, langue rouge-noire, douleur dans tout le corps; point de vomissement ni de selles; il a uriné deux fois ; il a reposé durant la nuit : point de jaunisse. Le soir, une selle jaune ; il a uriné

une fois : la faiblesse est accompagnée de stupeur.
Le 20, langue rouge sur les bords et noire sur le
centre ; gencives gorgées et rendant un sang noir;
tête libre ; le pouls reprend des forces : il a uriné
une fois abondamment ; urines citronées ; conjonctives un peu jaunes ; sommeil bon ; point de
vomissemens , de selles ni de cardialgie. Le soir,
la noirceur de la langue a disparu, sa langue est
rouge , ses gencives sont moins gonflées , moins
saignantes ; il a rendu une selle consistante ; il
urine abondamment ; le pouls est très-bon. Le
21, langue rouge, gencives peu engorgées, deux
selles ; le malade demande à manger. Le soir',
langue belle , gencives presque plus engorgées ,
peu d'appétit. Il est sorti et a resté demi-heure
dans l'enclos; il a mangé une soupe. Le 22, gencives dans l'état naturel, yeux jaunes ; le corps a
une teinte jaunâtre. Il dort assez ; point de douleur de tête, un peu d'appétit. Il a uriné deux
fois ; ses forces se rétablissent. Il a mangé une
soupe et des raisins avec plaisir. Nous lui avons
prescrit aujourd'hui une côtelette. Le soir, il a
mangé avec appétit sa côtelette ; il a uriné deux
fois ; son teint est jaune. Le 23, bon appétit. Rien
de nouveau. Le soir, toujours bien. Le 24, ce malade est en parfaite convalescence, et on peut le
regarder comme guéri.

Observations. La jaunisse ne s'est déclarée complètement chez Radovich que le 15ᵉ jour de sa maladie, et lorsqu'il était en parfaite convalescence. Le gonflement des gencives, et le sang noir qu'elles ont rendu pendant plusieurs jours, indépendamment des autres symptômes, sont assez caractéristiques de la fièvre qu'il a eue, quand même on n'aurait pas mis en ligne de compte le foyer d'infection dont ce malade provenait, étant le huitième de son bord.

Traitement. 1ᵉʳ jour de son entrée au lazaret, vomitif avec l'ipécacuanha, limonade, petit-lait gommeux; 2ᵉ jour, *id.* pour la boisson; 3ᵉ, purgatif avec l'huile de ricin et d'amandes douces; 4ᵉ, limonade, petit-lait, gargarisme antiscorbutique; 5ᵉ, *id.*; 6ᵉ, *id.*; 7ᵉ guéri.

Le 21, à midi, M. Muraire et moi avons interrogé, en présence de M. Crozet-d'Alayer, commissaire, et Dalmas, capitaine du lazaret, André Dimitri, âgé de vingt-cinq ans, frère de Joseph Dimitri, mort le 15 sur le bateau du capitaine Chiozotto, et garde de santé à bord du capitaine Laurent Vianello, parti de Tunis, et arrivé à Pomègue le 7 septembre. Ce malade a eu, le 18, à dix heures du soir, un frisson violent qui a duré toute la nuit, suivi de chaleur et de sueur. Le 19, point d'appétit et violent mal de tête, faiblesse

dans les jambes. Le soir, à dix heures, nouveau
frisson qui a duré trois heures, puis chaleur et
sueur. Hier 20, il a resté couché toute la journée
sur son bord, et le mal de tête a continué ; le
frisson revint à dix heures du soir, comme les
jours précédens, avec la chaleur et la sueur ; la
douleur de tête est moindre aujourd'hui 21 à midi,
mais il y a toujours faiblesse des jambes, grande
altération depuis le premier jour ; les urines sont
briquetées : son capitaine lui a donné un morceau
de rhubarbe à mâcher et à avaler, ce qui l'a fait
vomir et lui a fait rendre deux selles ; son pouls
est fréquent et assez dur.

La mort de son frère l'a beaucoup inquiété, et
il n'est malade que depuis cette époque. Il avait
une bonne santé avant ce fatal événement. Il nous
a dit qu'il n'avait point touché son frère, mais qu'il
lui avait souvent parlé s'en trouvant très-rapproché. Nous ignorons jusqu'à quel point cette déclaration est véridique, et éloigne le soupçon d'un
contact immédiat. Qui peut être assuré du contraire, dans les circonstances où s'est trouvé ce
malade, puisque les deux bâtimens sur lesquels
étaient embarqués les deux frères Dimitri se tou-
chaient, et qu'ils avaient de fréquentes conversa-
tions, se trouvant à peine séparés l'un de l'autre
par la plus petite distance.

Le 22 : il a eu, hier soir, un frisson léger qui n'a duré qu'environ trois minutes ; puis la chaleur, mais sans sueur, malgré la tisane sudorifique qui lui avait été administrée ; il a eu des envies de vomir durant toute la nuit, et la diarrhée ; il a été très-inquiet et agité ; le pouls a été irrégulier et très-faible. Le vomitif avec l'ipécacuanha qu'il a pris ce matin, lui a fait rendre beaucoup de matières jaunes et blanches ; la douleur des reins a diminué, mais elle persiste dans tous les membres ; il ressent une douleur vive à l'estomac ; sa langue est jaune et blanche, sans lignes noires, comme il en avait hier lors de notre première visite. Le soir, le mal de tête et des reins a diminué ; la soif est toujours vive ; il a uriné une fois en petite quantité ; il est toujours dans l'inquiétude et l'agitation, et dans une très-grande faiblesse ; le pouls conserve ce caractère. Il a dit se trouver mieux ; mais M. Dalmas nous a rapporté qu'il le trouvait plus mal, et avec du vague dans les idées. Le 23 : il a vomi hier soir le bouillon et l'émulsion ; il a encore vomi, durant la nuit, toutes les fois qu'on lui donnait à boire ; il a rendu une selle noire ; il ressent une douleur vive à l'estomac ; il y a suppression des urines ; il a eu ce matin une hémorrhagie nasale, et cette nuit quelques gouttes de sang lui coulaient du nez lorsqu'il vomissait ;

le pouls est très-irrégulier et d'une grande fréquence : il a le délire et il a passé une nuit très-
agitée ; sa figure est jaune, ses yeux sont abattus;
assoupissement et stupeur : son état est très-alarmant ; aucun malade n'avait encore présenté des
symptômes aussi complets de fièvre jaune; le pouls
s'affaisse de plus en plus. Le soir, Dimitri est toujours mal ; il n'a ni uriné, ni vomi, ni poussé des
selles; il est dans le délire. Le 24, mal de tête
violent, vomissement noir, point d'urine, point
de selles, grande fièvre, agitation durant la nuit,
figure décomposée, langue jaune et noire; délire
fugace. Le soir, il a moins vomi, la diarrhée est
verte, la tête est un peu débarrassée, la figure un
peu jaune, langue jaune avec raies noires, faiblesse
extrême ; il répond quand on l'interroge ; pouls
insensible. Le 25, il a encore vomi noir ; il est sans
connaissance; sa figure et son corps sont jaunes :
il est à l'agonie..... A dix heures, il a expiré.

État du cadavre, quatre heures après la mort.

Habitude extérieure. Très-jaune ; figure, cou et
partie supérieure de la poitrine jaunes; lèvres engorgées et noires ; plaques noires ; gonflement des
cuisses et des jambes ; le reste du corps bronzé.

Observations. La maladie d'André Dimitri démontre ici, de la manière la plus authentique, la contagion par voie directe. Certainement, on ne pourra pas dire qu'il avait contracté cette fièvre par infection. Il a été le seul malade de son bord ; il n'est jamais descendu dans le bâtiment du capitaine Chiozotto, sur lequel son frère, Joseph Dimitri, était garde de santé, et sur le bateau duquel il est mort, le 16 septembre, comme foudroyé par la maladie. Il a donc été atteint de la contagion par le seul approchement de son frère Joseph, s'il ne l'a pas été par contact immédiat ; car, malgré une déclaration contraire, qui peut assurer que ce contact n'a pas eu lieu ? Ceux qui prétendent que la fièvre jaune ne se communique jamais que par un foyer d'infection, seraient bien embarrassés de pouvoir trouver ce foyer dans le port de Pomègue. Quiconque connaît les localités, et se rappelle surtout le vent du nord qui a soufflé avec tant d'impétuosité durant l'épidémie de Pomègue, ne pourra jamais reconnaître ici *à priori* un foyer pestilentiel ; la contagion directe par le rapprochement de la personne malade, de son atmosphère miasmatique, ou de ses hardes contaminées, explique bien mieux les différens accidens morbifiques qui se sont développés successivement sur les six bâtimens qui avoisinaient plus ou moins Mold, lorsqu'il a ouvert sa fatale boîte de Pandore. Où trouver ici le fameux centre de putréfaction de M. Devèze, puisque, selon ce médecin, ce centre est toujours formé par des matières végétales ou animales en décomposition? Jusqu'à l'arrivée de Mold, le port de Pomègue avait été parfaitement sain ; aucune cause de maladie n'existait dans les trente-quatre bâtimens qui y étaient stationnés. Un bâtiment infecté y arrive, et le mal se propage sur les bâtimens voisins. Mais serait-ce à des causes atmosphériques qu'il faudrait attribuer cette contagion? Mais le vent du nord soufflait alors journellement ; on sait que ce vent est le purificateur par excellence. Serait-ce dans des causes d'infection locales ou environnantes qu'il faut en chercher l'origine? Non-seulement Pomègue est un port où l'air est des plus purs, mais le littoral entier de Marseille ne laisse rien à désirer sous le rapport de la salubrité publique. La contagion directe est donc ici manifeste; et il sera toujours démontré pour nous que, si Mold, au lieu de venir à Marseille, avait été à Mahon faire sa quarantaine, comme il en avait reçu l'ordre de la junte de santé de Malaga, Chiozotto et les autres capitaines n'auraient pas vu leurs bâtimens frappés de la fièvre jaune, au moment même où tous leurs équipages jouissaient de la meilleure santé. Il nous semble, au reste, impossible que les non partisans de la contagion puissent rien opposer à un fait aussi bien constaté, et aussi subversif de tout leur système. Où trouveront-ils ici un foyer primitif d'infection locale, provenant de substances animales et végétales en putréfaction?

Traitement. 1ᵉʳ jour de son entrée au lazaret, limonade, petit-lait gommeux; émulsion; 2ᵉ, vomitif avec l'ipécacuanha, potion avec le quinquina; mais elle est rejetée par le vomissement, et le malade la refuse avec opiniâtreté; 3ᵉ limonade, petit-lait gommeux, potion laxative avec l'huile de ricin, donnée par cuillerée; 4ᵉ, petit-lait gommeux; 5ᵉ, mort.

Nº 18. Cejourd'hui 25 septembre, à dix heures du matin, a été visité par les médecins et les chirurgiens du lazaret, en présence de MM. Roux-Bonnecorse, intendant commissaire, et Dalmas, capitaine, le nommé Antonio Raffi, matelot du capitaine Demore. Depuis le 21, il ressent une grande douleur de tête, sans envies de vomir; sa langue est blanche; il nous a dit n'avoir point de douleur d'estomac, ni des reins, ni de faiblesse dans les jambes, mais il s'est assis involontairement, ce qui annonce le contraire; il a, depuis trois jours, un frisson léger à quatre heures du

soir, puis une chaleur de trois heures, sans sueur.
Le pouls est fort.

Ce matelot vint au lazaret le 15, pour enterrer
les deux autres matelots du capitaine Demore,
qui avaient été, pour ainsi dire, foudroyés par la
contagion. Ainsi sa maladie n'offre aucun doute
dans son caractère.

· Le 23 au soir, langue très-chargée, assoupissement. Le 24 au matin, il a vomi des matières
noires, et rendu des selles de la même couleur;
suppression des urines, figure rouge-cuivrée, forte
douleur de tête, assoupissement, pouls dur et
fréquent. Le soir, il a vomi noir, point de selles,
point d'urines; hémorrhagie nasale très-forte à
neuf heures du matin, sang noir; grand mal de
tête, faiblesse extrême; il a beaucoup de courage,
et il répond lorsqu'on l'interroge; sa figure est
rouge, le pouls est dans le même état. Le 21,
Raffi a eu une hémorrhagie nasale depuis deux
heures du matin jusqu'à cinq heures; grand assoupissement, point d'urines (depuis trois jours
il n'a pas uriné), aucune selle, couleur jaune du
corps, langue chargée, noire et jaune, mal de
tête très-fort, faiblesse extrême; il est à l'agonie.
Le soir, hémorrhagies nasales fréquentes, vomissement noir, point de selles ni d'urines depuis
quatre jours, figure très-jaune, assoupissement;

toujours même état d'agonie. Le 26, vomissemens noirs, durant la nuit très-abondans ; selles
noires, langue blanchâtre, tête embarrassée,
point d'urines, grand mal de tête, yeux jaunes,
assoupissement, faiblesse, point d'hémorrhagie nasale ; même état d'agonie, pouls très-alarmant. Le
soir, la faiblesse augmente, les selles et les vomissemens noirs continuent, ainsi que la suppression
des urines. Le 27, Raffi a craché continuellement
du sang durant la nuit; il touche à sa dernière
heure. Le soir, il a craché encore beaucoup de
sang dans la journée, et il est mort à quatre heures et un quart après midi.

État de son cadavre, le 28 au matin. Face,
poitrine et bas-ventre jaunes ; lèvres noires et affaissées, pourtour des ailes du nez très-jaune,
menton noir, plaques noires par tout le corps,
avec un aspect horrible ; région des jambes jaune
sans taches ; partie postérieure de la cuisse droite
entièrement noire ; et à l'antérieure, taches noires
avec un mélange de jaune ; cuisse gauche mêlée
de taches jaunes et noires, tant à la partie antérieure qu'à la postérieure, et en tout semblable à
la peau du léopard.

Observations. Le vomissement noir et la suppression des urines se sont déclarés si promptement chez ce malade, que les trois jours qui se

sont encore écoulés avant sa mort n'ont été qu'une agonie continuelle. On peut juger de la force du tempérament de Raffi, en voyant, par le journal de sa maladie, qu'il a résisté à une suppression d'urine pendant cinq jours, et à une hémorrhagie nasale et pulmonaire, qui a eu la même durée, presque sans interruption. Il paraît que Raffi s'est infecté non-seulement par le contact des deux matelots de Demore, qui ont été enterrés le 15 septembre, mais par la chemise de l'un de ces matelots, qu'il avait cachée dans sa poche, et qui fut aperçue par M. Lazare Estieu, un des deux intendans de la santé présens au brûlement des hardes des deux morts. La chemise fut bien jetée alors au feu; mais, six jours après, la contagion se développa chez le malheureux imprudent qui en a été une si triste victime.

Traitement. 1er jour de l'entrée au lazaret, limonade, petit-lait gommeux; 2e, potion laxative avec l'huile de ricin, gargarisme antiscorbutique; 3e, potion tonique avec le quinquina: elle est rejetée; limonade et petit-lait gommeux; 4e, *idem*; 5e, mort.

N° 19. Cejourd'hui 23 septembre, à onze heures du matin, a été visité par les médecins et les chirurgiens du lazaret, en présence de MM. Roux-Bonnecorse, intendant commissaire, et Dalmas, capitaine du lazaret, le nommé Augustin Diffés, écrivain du capitaine Chiozotto, âgé de soixante-un ans. Il se plaint, depuis quatre jours, d'avoir la tête confuse, et il a sué depuis lors pendant toutes les nuits. Il est faible, n'a point de chaleur, de frisson, ni d'envies de vomir; mais sa langue est sale, il a une soif intense, et la diarrhée l'inquiète. Le pouls est faible et fréquent.

Comme Diffés est le dixième malade du bord de Chiozotto, il n'y a point de doute qu'il ne soit atteint de la même contagion:

Le soir, ce malade a la tête moins confuse; il a bu avec plaisir une bouteille de limonade, et un ample bouillon. Il n'a point de douleur; il a poussé une selle et a uriné deux fois : il dit se trouver un peu mieux. Le 24, tête dégagée, langue belle; les boissons lui fatiguent l'estomac; il n'a rendu aucune selle, et a uriné deux fois. Le soir, tête plus libre et assez dégagée, langue belle, urine jaune; il se trouve un peu mieux, et n'a point d'envies de vomir. Le pouls est toujours très-faible. Le 25, langue blanchâtre et sèche, bas-ventre tendu, faiblesse, selle jaune, urine de la même couleur, soif, envies de vomir, point de douleur d'estomac, ni aux reins. Le pouls ne s'est pas amélioré. Le soir, il est très-faible ; il a rendu une selle jaune et des urines de la même couleur : rien de particulier depuis ce matin. Le 26, ce malade a de nouveau la tête embarrassée et confuse ; il ressent une douleur vive à l'estomac ; il est très-faible ; il a rendu une selle jaune cendrée, et une urine épaisse et de la même couleur : ces deux symptômes sont du plus fâcheux augure : il n'est pas jaune. Pouls misérable. Le soir, langue blanche et sèche, tension du bas-ventre, grande prostration des forces, délire et suffocation à trois heures ; la suffocation a augmenté ; il a refusé de boire, râle et mort à quatre heures.

État du cadavre. Jaune sur tout le corps ; point de plaques, lèvres noires.

Observations. Ce malade a succombé le septième jour, sans avoir eu aucun des symptômes orageux de la fièvre jaune. Cette dernière couleur ne s'est même manifestée qu'après la mort. La selle cendrée et l'urine de la même nature qu'il a rendues quelques heures avant d'expirer, sa tête n'étant que légèrement confuse, furent cependant jugées comme du plus fâcheux augure, d'après les observations faites par M. Bally sur des malades qui, à Saint-Domingue, avaient présenté une jaunisse d'un aspect cendré, et répandue sur tout le corps. Si Diffés eût vécu encore quelques jours, il aurait peut-être offert le même symptôme.

Traitement. 1er jour de son entrée au lazaret, limonade, petit-lait gommeux; 2e, purgatif avec l'huile de ricin, limonade, et petit-lait gommeux; 3e *id.*, potions toniques, qui sont refusées; 4e, mort.

N° 20. Cejourd'hui 23 septembre, à midi moins un quart, a été visité, par les médecins et les chirurgiens du lazaret, en présence de MM. Roux-Bonnecorse, intendant commissaire, et Dalmas, capitaine du lazaret, le nommé Ignace Simitich, charpentier du capitaine Matcovich, autrichien, venù d'Alexandrie, et arrivé à Pomègue le 9 septembre. C'est ce capitaine qui a apporté à Marseille le fameux zodiaque de Denderah, le plus beau reste, sans doute, des antiquités égyptiennes après les gigantesques pyramides. Le 22 septembre, après avoir travaillé comme charpentier, exposé à un grand vent pendant plusieurs jours, il a eu le soir un mal de tête, un frisson et des douleur des reins. Le frisson a duré une heure, la chaleur de même, et le malade a mouillé de sueur deux chemises; il ne se plaint point de faiblesse; il n'a point d'envies de vomir; sa langue est blanche, peu de soif. La fièvre est modérée. Comme ce malade ne l'est que depuis

douze heures, il n'est guère possible de déterminer le caractère de sa maladie ; mais il vient de
Pomègue.... Le soir, Simitich a les yeux abattus,
sa langue est très-chargée. Le 24, il. n'a point
d'appétit ; il a resté couché toute la journée
du 23. Le pouls est fréquent et semble annoncer
une crise. Le soir, langue blanche, diarrhée,
urine abondante et jaune, aucune espèce de douleur de tête, ni au ventre, ni aux reins : il se promène et demande à manger. Le 25, Simitich a
rendu une selle et des urines jaunes ; il éprouve
de la douleur aux reins ; il se plaint de faiblesse ;
il a dormi dans la nuit. Le soir, Simitich est bien ;
désire manger un peu de soupe. Le 26, il est très-
bien, et il mangera une cotelette. Le soir, toujours bien. Le 27, de mieux en mieux. Le 28,
guéri.

Observations. La seule considération que ce
malade venait de Pomègue nous avait pu inspirer
des craintes sur son état. Divers malades ne nous
avaient pas présenté, dès l'origine, des symptômes plus graves que Simitich. Cependant,
quelques jours après, ils étaient morts frappés de
la contagion. Qui pourrait donc assurer que,
malgré la bénignité de tous les symptômes qu'il
a eus, sa maladie a été totalement étrangère à
celle qui nous a été importée par Mold? Ignore-

t-on que, dans toutes les épidémies, il y a toujours des individus qui sont si légèrement atteints, que même durant la peste de 1720, au rapport de Bertrand, on vit des malades qui n'en eurent que les signes les moins ostensibles ou de simples ressentimens.

Taitement. 1ᵉʳ jour de l'entrée au lazaret, tisane sudorifique, et potion avec quelques gouttes d'ammoniaque; 2ᵉ, potion laxative avec l'huile de ricin; 3ᵉ, limonade, petit-lait gommeux; 4ᵉ, *id.;* 5ᵉ, *id.*; 6ᵉ, guéri.

N° 21. Dominique Lamprayc, Napolitain, et ouvrier au ponton de Pomègue, est sorti de quarantaine samedi dans la matinée, après avoir passé seulement quatre jours à Pomègue, et resté cinq jours en observation à la chaîne du port; il a été transporté hier, à dix heures et demie du soir, au lazaret avec sa femme; il habitait la rue des Trois-Soleils, près Saint-Laurent. (1) Le rapport du capitaine du lazaret nous a appris ce matin 24

(1) Nous croyons devoir faire observer ici que l'intendance sanitaire, lors même qu'elle aurait conçu des doutes sur le caractère contagieux de la maladie de Lampraye, à raison de son éloignement du ponton où cet ouvrier travaillait, et de l'extrême difficulté qu'il y avait à ce que les miasmes eussent pu l'atteindre, a dû prendre les mesures les plus sévères à son égard, vu le système qu'elle a toujours suivi, de considérer comme décidément contagieuse toute maladie qui, dans un moment critique, peut présenter le moindre caractère douteux. (*Note officielle.*)

septembre, que Dominique Lampraye eut, le 20
au soir, un mal de tête violent, avec frisson, et
une douleur vive aux reins. Le 21, il fut très-
faible et très-abattu, et il avait des envies continuelles de vomir. Il cacha au garde sa maladie, et
le samedi 22, en sortant de quarantaine, il se rendit à sa maison, en marchant comme un homme
ivre; et, n'ayant pas trouvé sa femme, il fut se
coucher chez sa mère; là, il vomit des matières
jaunes et verdâtres, et il vint abondamment à la
selle. Le soir, il eut une défaillance en se mettant
sur le vase de nuit. Du moment qu'il fut rendu
chez sa mère, il perdit connaissance, et il ne l'a
plus reprise que le lendemain de son entrée au
lazaret. Le dimanche, à dix heures du matin, un
médecin des dispensaires le visita, et lui donna
quelques grains de magnésie pour faire cesser les
nausées, et lui fit appliquer douze sangsues sur
l'épigastre; ces sangsues firent couler beaucoup
de sang. Dans le trajet de sa maison au lazaret, il
a eu une diarrhée continuelle. Aujourd'hui 24
septembre, à huit heures du matin, il n'avait pas
encore vomi depuis son entrée au lazaret; la diarrhée est toujours abondante; il se plaint d'un
grand mal de tête; sa langue est sale; il urine peu;
il a soif, et est extrêmement faible : sa maladie a
été déclarée très-suspecte; son pouls est fréquent,
irrégulier.

Le soir, ce malade ressent une douleur vive à la tête, a les yeux abattus et jaunes, la vue très-faible, des envies fréquentes de vomir ; sa langue est blanche, sèche et gercée ; il a une soif vive ; la douleur de l'estomac, qui a été très-vive au début, a un peu cédé à l'effet des sangsues ; le sang ne peut pas s'arrêter, et continue à couler (par dissolution sans doute) ; il éprouve de la douleur aux reins ; il a le ventre tendu, et rend des selles verdâtres : son urine est épaisse, couleur brune, et en petite quantité ; il souffre en urinant ; il a un commencement d'ictère sur la figure, des frissons irréguliers et une faiblesse extrême ; le pouls est très-faible. Nous avons reconnu qu'il était atteint de la contagion. Sa femme se porte bien, mais elle s'inquiète, et ne mange pas. Le 25, Dominique Lampraye ressent une douleur vive à la tête ; il a la vue faible et sensible à la lumière, de fréquentes envies de vomir, langue blanche, gercée, et un peu humide, odeur fétide de la bouche ; douleur à l'épigastre, moindre qu'hier, mais forte douleur aux reins ; ventre tendu, point de selles ; il a uriné deux fois, urines rouges et épaisses, gencives d'un jaune pâle, saignantes, sang décoloré et jaune, grande prostration des forces, commencement d'ictère général sur tout le corps ; le pouls est irrégulier, petit et précipité. Le soir,

la langue noire sur le centre, rouge et blanche
sur les bords, douleur à la tête, fréquentes envies de vomir, faiblesse et syncopes rapprochées
au moindre mouvement; la douleur de l'estomac
augmente par le tact et l'inspiration; ténesme;
il a uriné une fois, et ses urines sont jaunes;
expectoration de quelques mucosités sanguinolentes, mais d'un sang jaune et décoloré; vue
faible et très-sensible à la lumière; lèvres légèrement tuméfiées et violettes; figure rouge et
pâle par intervalles; frissons irréguliers et quelquefois prolongés : il est très-mal; sa femme se
porte bien ainsi que son garde. Le 26, céphalalgie moins forte, enflure de la paupière supérieure droite, fréquentes envies de vomir, hoquet par intervalles, haleine toujours fétide, légère hémorrhagie nasale, gencives saignantes et
violettes, lèvres pâles, douleur épigastrique moins
forte, ventre légèrement tendu, ténesme, fréquens évanouissemens lorsqu'il essaie de venir à
la selle, urines rouges et safranées, langue noire,
gercée et blanche sur ses bords, tantôt sèche,
tantôt humide; la douleur des reins continue,
faiblesse extrême, la poitrine et la face sont jaunes; le pouls est toujours mauvais. Le soir, céphalalgie moins forte, nausées peu fréquentes,
langue noire sur le centre, rouge et blanche sur

les bords; gencives violettes, saignantes; lèvres violettes; ventre moins tendu, moins de ténesme; urines rouges et safranées, copieuses; moins de prostration des forces, ictère général. Le 27, vive céphalalgie; yeux abattus, nausées moins fréquentes, langue noire au centre, rouge et blanche sur les bords; légère enflure des ailes du nez, haleine fétide, hoquet continuel, gencives saignantes, violettes le matin et pâles le soir, lèvres pâles, bas-ventre tendu et sensible par la pression, moins de tenesme, point de selles, urines rouges safranées, abondantes, grande prostration des forces, frissons irréguliers, suivis de chaleur et d'une légère moiteur; ictère général sur tout le corps; le pouls devient meilleur. Le soir, céphalalgie moins forte, nausées moins fréquentes, langue noire au centre, rouge et blanche sur les bords; hoquet par intervalles, gencives saignantes, pâles; lèvres violettes, ventre légèrement tendu, point de ténesme, urines rouges safranées, assez copieuses, prostration des forces. Le 28, tête dégagée, langue brune sur le centre, rouge sur les bords; paupière inférieure légèrement tuméfiée, gencives violettes, moins saignantes; lèvres violettes, bouche fétide, nausées moins fréquentes, hoquet par intervalles, ventre souple: il a rendu quatre selles brunes sanguinolentes; point de té-

nesme (on n'a pu connaître les urines, à cause
de leur mélange avec les selles), moins de prostration des forces : il a assez bien dormi (nous
croyons plutôt que c'est de l'assoupissement),
légère moiteur durant la nuit : l'ictère général
continue ; sa femme et son garde se portent bien.
Le soir, tête dégagée, langue brune sur le centre,
et rouge sur les bords, gencives peu saignantes,
douloureuses; lèvres violettes , bouche moins fétide , plus de nausées , hoquet par intervalles
fort assoupissement dans l'après-midi, moiteur
générale, ventre souple, trois selles jaunâtres,
urines légèrement cendrées, rouges et safranées;
moins de faiblesse, ictère général, amélioration
dans son pouls. Le 29, tête libre, langue légèrement brune au centre, rouge et blanche sur les
bords ; gencives pâles et douloureuses , lèvres
pâles, bouche moins fétide, hoquet qui l'a fatigué
dans la matinée, moiteur assez forte, ventre souple, une selle jaune cendrée, urines rouges safranées, moins de prostration des forces, ictère
général : sa femme et son garde se portent bien.
Le soir, tête libre, langue nette et dépouillée,
gencives assez raffermies, pâles; lèvres violettes,
bouche pâteuse , hoquet par intervalles, légère
moiteur, ventre souple, urines safranées, point
de selles, retour des forces, le malade s'assied lui-

même sur son lit, ictère général, pouls à peine
fébrile. Le 3o, tête libre, léger vertige quand il
s'asseoit sur son lit, à cause de sa faiblesse; langue légèrement blanchâtre, gencives pâles, lèvres
violettes, bouche.pâteuse, le hoquet le fatigue
par intervalles, ventre souple, point de selles,
urines moins copieuses, rouges safranées; il a
bien dormi, les yeux commencent à s'éclaircir,
et sont moins jaunes, les forces reviennent, et il
demande à manger : crème de riz. Le soir, tête
libre, langue jaune blanchâtre, gencives pâles
(elles ne sont plus douloureuses, ni saignantes),
lèvres violettes, bouche pâteuse, hoquet par
intervalles, ventre souple, borborygmes, une selle
jaune, provoquée par une potion huileuse, urines
rouges safranées; il se trouve plus fort, ses yeux
sont animés : crème de riz, soupe légère. Le 1er
octobre, tête libre, langue légèrement jaune blanchâtre, gencives pâles, lèvres violettes, bouche
pâteuse, hoquet léger, ventre souple, deux selles
jaunâtres, urines rouges safranées, épaisses; les
forces reviennent : il est levé ; il mangera aujour-
d'hui deux soupes : sa femme et son garde se
portent bien. Le soir, il a mangé une soupe avec
plaisir, sa tête est entièrement libre, ses gencives
sont pâles, les lèvres restent néanmoins violettes,
sa langue est légèrement jaune, il a encore quel-

que ressentiment de hoquet, le ventre est souple,
point de selles, urines briquetés, les forces reviennent avec une rapidité extraordinaire; il a pu
faire quelques pas appuyé sur un bâton dans son
enclos. Le 2, tête libre, langue légèrement jaune,
gencives pâles, lèvres légèrement violettes, bouche moins pâteuse qu'hier, hoquet plus fréquent
aussi, ventre souple, urines briquetées, copieuses,
point de selles, l'ictère se dissipe, il se sent plus
fort qu'hier : deux soupes et un poisson, vin
amer ; le soir, Lampraye va très-bien, peu de
hoquet. Le 3, plus de hoquet dans la nuit ; le
soir, en convalescence ; les forces se rétablissent
promptement : il est guéri. Les 4 et 5, rien de
nouveau; mais le 6, après avoir dîné avec appétit,
et mangé une soupe de vermicelle fort épaisse, il
a eu une forte indigestion, la diarrhée dans la nuit,
des syncopes; il a été faible, s'est plaint d'un mal
de tête, d'une douleur des reins, la nuit a été
agitée, la fièvre est survenue, et il avait la face
très-animée. Le 7, c'est par le rapport de M. Barral que nous avons constaté les différens symptômes que Lampraye a éprouvés durant la nuit :
dans le moment il a dit se trouver un peu mieux;
le soir, il ne conseve qu'un peu de mal de tête.
Le 8, il n'a plus de céphalalgie, ni aucune douleur dans les autres parties du corps, langue lé-

gèrement pâteuse ; le soir, un peu de mal de tête, la douleur des reins s'est dissipée. Le 9, il est tout-à-fait bien, et a été remis à l'usage des alimens ; le soir, tête un peu lourde, douleur à l'épigastre avec resserrement, langue blanche, bouche pâteuse, son air est fatigué. Le 10, tête légèrement lourde sans douleur, une selle consistante durant la nuit, face moins fatiguée, langue blanche jaune, il se trouve mieux : le soir, Lampraye continue à être bien, il n'a plus de douleur à l'épigastre, urines sédimenteuses, quatre selles jaunâtres par l'effet de la potion huileuse, vue sensible à la lumière. Le 11, il s'est plaint d'un fort vertige hier soir, chaleur assez vive à l'épigastre, guérie par l'application d'une rôtie au vin sucré que lui a appliquée sa femme, bouche très-pâteuse, langue blanchâtre, urine légèrement jaune et sédimenteuse : crème de riz. Le soir, tête lourde, bouche toujours pâteuse, forte douleur à l'épigastre, qui lui donne des faiblesses ou légères syncopes, moiteur générale, urines sédimenteuses, il n'a pas pu se lever aujourd'hui. Le 12, légère céphalalgie ; hier soir à onze heures, grande douleur de tête, qui a été apaisée par l'application sur le front d'une rôtie trempée dans le vinaigre, et froide comme glace : langue blanchâtre et épaisse, bouche pâteuse et amère, hoquet durant la nuit, il n'a plus de douleur à l'épigastre, ventre souple, point de selle, urine légèrement jaune et épaisse, il n'est pas si faible qu'hier, et sa figure est moins abattue. Le soir, légère céphalalgie, bouche pâteuse, ventre douloureux et pesant, point de hoquet, moiteur aux extrémités supérieures et inférieures, urines copieuses et belles, léger ténesme, il rend des vents : il se trouve mieux, à ce qu'il dit. Le 13, léger mal de tête, bouche toujours pâteuse, langue blanchâtre, beaucoup de vents, tenesme : il se sent plus fort. Le soir, mal de tête léger, bouche pâteuse, il est beaucoup mieux qu'hier, il a pu se lever. Le 14, légère céphalalgie, il se trouve encore mieux. Le soir, point de changement, langue blanchâtre, bouche pâteuse, il a néanmoins appétit. Le 15, tête un peu lourde, il est très-bien; il a mangé hier du poisson avec plaisir, et il a passé une bonne nuit. Le soir, il est bien, légère douleur de tête, il mange avec appétit. Le 16, la nuit a été bonne, il se plaint encore d'une légère céphalalgie. Le soir, il est bien, rien de nouveau. Le 17, toujours bien. Le 18, entièrement rétabli.

C'est à dater de ce jour que sa quarantaine a été réglée à quatre-vingts jours par l'administration sanitaire, le 20 octobre dernier.

Observations. L'historique de la maladie de Lampraye, dont nous ne pouvons pas assigner l'origine d'une manière précise, puisque le ponton sur lequel il travaillait dans le port de Pomègue était à cent trente pieds environ du bâtiment du capitaine Mold, a offert cependant des symptômes si graves et si caractéristiques, que les gens de l'art impartiaux n'ont qu'à le lire pour être à même de prononcer. Les médecins et les chirurgiens du lazaret n'ont jamais varié dans leur opinion à cet égard ; ils l'ont consignée dans leur rapport du 24 au soir, dès leur seconde visite, comme on peut le voir ci-dessus, sous la dénomination de véritable fièvre jaune. Les symptômes qui se sont développés ensuite, n'ont fait que les confirmer de plus en plus dans leur diagnostic.

Traitement. Le 4ᵉ jour de sa maladie, on lui appliqua douze sangsues, qui firent couler du sang avec abondance ; magnésie. Dès le 1ᵉʳ jour de son entrée au lazaret, il prit la limonade et le petit-lait gommeux ; 2ᵉ, même boisson ; 3ᵉ, *id.* ; 4ᵉ, tisane mucilagineuse, potion sudorifique ; 5ᵉ, limonade, petit-lait gommeux, gargarismes antiscorbutiques ; 6ᵉ, *id.* et purgatif huileux ; 7ᵉ, limonade, gargarismes antiscorbutiques, suppression du petit-lait gommeux ; 8ᵉ, *id.*, et guéri ; les 9ᵉ, 10ᵉ, 11ᵉ, 12ᵉ et 13ᵉ, vin amer, limonade ; le 14ᵉ, rechute après une indigestion, limonade ; le 15ᵉ, *id.* ;

le 16e, *id.* et pilules avec le musc; le 17e, *id.*; le 18e, potion huileuse; le 19e, limonade et potion calmante avec vingt-cinq gouttes de laudanum liquide; 20e, limonade; 21e, 22e, 23e, 24e, 25e, 26e, 27e et 28e, *id.* et guérison assurée durant ce dernier jour, c'est-à-dire le 27e jour depuis l'invasion de sa maladie, et le 12e depuis sa rechute. ·

N° 22. Cejourd'hui, 29 septembre, à cinq heures après midi, M. Muraire et moi avons visité et interrogé, en présence de MM. Crozet-d'Alayer, intendant commissaire, et Dalmas, capitaine du lazaret, le nommé Jean-Baptiste Nivière, garde de santé du capitaine Mold, Danois, âgé de dix-sept ans. Depuis le 27, il se plaint d'un mal de tête qui lui prit dans la matinée; à trois heures et demie il eut un frisson qui dura quatre heures, et fut suivi de chaleur et d'une légère sueur; point d'appétit. Le lendemain 28, le frisson revint à quatre heures environ, comme la veille, et fut moins long; il eut encore de la chaleur et une légère sueur. Aujourd'hui, au moment où nous l'interrogions, il avait de nouveau le frisson. Les symptômes qu'il nous a présentés sont: tête embarrassée, confuse, légère stupeur, langue peu blanche, nausées continuelles, point de douleur à l'épigastre ni aux reins, faiblesse dans les jambes. Le bâtiment d'où vient ce garde, et les symptômes qu'il nous a présentés, ne nous laissent aucun doute sur le caractère de la contagion dont il est atteint.

Le 30, J. B. Nivière a dormi cette nuit, il a la tête libre, la langue blanchâtre, des vertiges et de la faiblesse; il a vomi et est venu à la selle; mais on n'a pu connaître la nature des matières qu'il a rendues, à cause de leur mélange avec l'urine; il n'a plus d'envies de vomir : la potion huileuse qui lui a été prescrite la veille lui a fait beaucoup de bien; le pouls est assez faible et fréquent. Le soir, tête libre, d'après ce qu'il dit, mais nous la croyons au contraire très-confuse; langue blanche, vertiges, faiblesse beaucoup plus grande que ce matin, légères coliques, point de nausées ni de selles; il a uriné dans son lit, et il ne peut plus se lever. Le 1er octobre, envies de vomir, forte douleur de tête, langue blanchâtre, gencives peu douloureuses, bouche pâteuse; il a eu de l'assoupissement dans la nuit, frissons dans la matinée, ventre sensible au toucher, selles et urines involontaires, grande prostration des forces; état alarmant; pouls misérable : le soir, forte céphalalgie, délire, langue blanche, ténesme, fréquentes envies de vomir, point d'urines ni de selles, grande prostration des forces, état de stupeur, commencement d'ictère à la face, au cou et à la poitrine. Le 2 , Nivière est mort, hier , à onze heures du soir, dans le délire ; il n'a eu ni vomissemens noirs, ni selles noires, ni hémorrhagies nasales , soit sur le bâtiment, soit au lazaret ; la suppression des urines a seulement précédé la mort de quelques heures.

Aspect du cadavre. Ictère peu prononcé, lèvres violettes; plaques livides sur le dos, les fesses et les cuisses ; aucune tache sur le reste du corps.

Observations. Nivière a resté vingt jours sans être malade à bord du capitaine Mold, et il ne l'est devenu que quinze jours après le transport de Pierre Limberg au lazaret. A l'époque du 27, jour où il ressentit les premiers symptômes de la maladie, Mold avait déjà pratiqué plusieurs lavages, fait des fumigations, et enlevé le bordage de son bâtiment. Cet exemple prouverait que l'infection peut couver long-temps avant d'éclore , et que même son intensité est toujours en raison de la lenteur de son développement, comme on le voit dans beaucoup d'autres maladies contagieuses. Il n'y a aucun doute que Nivière n'ait été victime d'une véritable fièvre jaune contractée sur le bâtiment du capitaine Mold, puisqu'il y avait déjà eu à bord deux morts, dont la maladie avait été signalée comme ayant eu la même nature que le typhus d'Amérique.

Traitement. 1er jour de l'entrée au lazaret, limonade, petit-lait gommeux et potion huileuse; 2e, même boisson et sangsues à l'épigastre; 3e, limonade et petit-lait gommeux; 4°, mort.

N° 23. Cejourd'hui 5 octobre 1821, à neuf heures et demie du matin, nous avons interrogé, M. Muraire et moi, en présence de MM. Pierre Plasse, intendant commissaire, et Dalmas, capitaine du lazaret, le nommé Frédéric Thoré, mousse du capitaine Charles Simon, âgé de dix-sept ans. Il se plaint d'avoir eu, dans la nuit du 30 septembre au 1er octobre, un frisson, avec mal de tête et aux reins, sans sueurs. Le lundi, 1er octobre, il n'eut point d'appétit et fut languissant; le mal de tête continua, et dans la nuit suivante il eut encore un frisson. Le 2 octobre, la douleur de tête disparut, et il resta dans le même état que la veille; il cherchait à dérober son indisposition aux yeux du garde, afin de ne pas venir au lazaret, et il disait même qu'il n'avait rien. Aujourd'hui, 3 octobre, il se plaint d'envies de vomir; il a eu la diarrhée ce matin; sa langue est sale au milieu, avec une teinte brune et rouge sur les bords; sa tête est lourde, et il a une assez grande faiblesse dans les jambes, quoiqu'il marche seul et sans appui; le pouls est fréquent et agité: le soir, tête lourde, douleur aux reins, nausées, langue blanchâtre sur le centre et rouge sur les bords, figure animée (cuivrée), vue sensible à la lumière, point de douleur à l'estomac, deux selles verdâtres, prostration des forces. Le 4, tête lourde, vue sensible à la lumière, langue légèrement blanchâtre sur le centre et rouge sur les bords, face animée, douleur aux reins, par fois aux jambes; point de nausées; il a uriné deux fois et rendu une selle verdâtre; prostration des forces; il a un peu dormi dans la nuit; sangsues à l'épigastre. Le soir, tête lourde, yeux sensibles à la lumière, langue légèrement blanchâtre sur le centre et rouge sur les bords, face un peu moins injectée, douleur aux reins et à l'hypocondre droit, deux selles verdâtres peu copieuses, prostration des forces. Le 5, tête un peu lourde, vue faible et sensible à la lumière, langue légèrement blanche sur le centre et rouge sur les bords, face animée, douleur aux reins, une selle; il a uriné deux fois; frissons irréguliers durant la nuit, suivis de moiteur : les sangsues ont bien coulé. Le soir, tête lourde comme ce matin, vue moins sensible à la lumière, langue légèrement blanche sur le centre et rouge sur les bords, face animée, douleur des reins moins forte, frissons dans l'après-midi, suivis de chaleur, une selle copieuse verdâtre, urine légèrement colorée, moins de prostration des forces;

il boit avec plaisir tout ce qu'on lui donne; le pouls se relève et se régularise. Le 6, céphalalgie légère, langue rouge, gencives rouges, un peu douloureuses au fond des deux mâchoires; il n'y a plus de sensibilité aux yeux; face moins animée que hier, légère douleur aux reins, soif, point de selles, urines presque naturelles, beaucoup moins de prostration des forces; il demande à manger une soupe. Le soir, tête libre, langue nette, point de douleur aux reins ni à l'épigastre, gencives un peu douloureuses, une selle, urines naturelles, beaucoup plus de forces. Le 7, point de douleur de tête, face moins animée et naturelle; il est très-bien : une soupe. Le soir, Thoré va très-bien : une soupe et cotelette. Le 8, guéri : il mangera deux cotelettes et la soupe.

Observations. Ce jeune mousse offre encore ici un exemple d'une longue incubation de la fièvre jaune. Lorsqu'il a été atteint, il y avait quinze jours que Lenard était entré au lazaret. Le capitaine Simon avait déjà employé alors les mêmes moyens de désinfection que le capitaine Mold; cependant voilà un second malade qui annonce que son bord n'est point encore purifié depuis le 16 septembre jusqu'au 1er octobre, à moins qu'on ne reconnaisse, ce qui est très-vraisemblable, que le germe de la maladie a agi ici très-lentement avant de se manifester.

Traitement. 1ᵉʳ jour de son entrée au lazaret, potion huileuse et limonade ; 2ᵉ, limonade, petit-lait gommeux ; 5ᵉ, limonade, pastilles d'aquila alba à la dose de neuf grains dans la journée, et sangsues sur l'épigastre ; 4ᵉ, limonade, petit-lait gommeux, pastilles d'aquila alba; 5ᵉ, *id.*; 6ᵉ, guéri. Vin amer pour la convalescence, qui a été des plus courtes et à peine de quelques jours.

Nᵒ 24. Cejourd'hui, 5 octobre 1821, à dix heures du matin, nous avons interrogé, M. Muraire et moi, en présence de MM. Pierre Plasse, intendant commissaire, et Dalmas, capitaine du lazaret, le nommé Joseph Capuro, âgé de vingt-six ans, matelot du capitaine Demore, Sarde. Il nous a dit qu'hier à midi, 2 octobre, il mangea à son dîner des haricots, et à quatre heures il fut obligé de les vomir; il eut ensuite une douleur de tête légère, sans soif, ni frisson, ni douleur aux reins; en vomissant les haricots, il vomit beaucoup de matières amères, et sa tête était lourde; pesanteur à l'estomac; il marche avec assez de fermeté, et ne se plaint pas de faiblesse dans les jambes; sa langue est peu chargée, son pouls est fort et vibrant. Le soir, céphalalgie, langue blanche très-chargée, fréquentes nausées, vomissemens du bouillon et de tout ce qu'il boit, à l'exception de la potion huileuse; vomissemens fréquens de ma-

tières verdâtres. Le 4, tête lourde, langue blanchâtre très-chargée, nausées et vomissemens très-
fréquens de matières blanchâtres; point de douleur à l'épigastre, ni aux reins; face sans caractère
particulier, une selle verdâtre, prostration des
forces: il a dormi. un peu dans la matinée, le
poul s'affaiblit. Le soir, tête lourde, langue très-
épaisse et blanche, nausées et vomissemens
aussi fréquens que le matin; il a vomi le
bouillon; la potion huileuse a fait rendre trois
selles, mais peu copieuses, d'un jaune foncé;
point d'urines, très-faible, aucune douleur, huit
sangsues à l'épigastre. Le 5 octobre, tête lourde,
langue blanche très-épaisse, vue sensible à la lumière, vive douleur au fond de la gorge, vomissemens fréquens jusqu'à minuit; depuis lors nausées
fréquentes avec mucosités blanchâtres; légère
douleur à l'épigastre, ainsi qu'*à l'aine droite;* face
un peu injectée, six selles jaunâtres; il n'a uriné
qu'une fois depuis cinq heures du soir, et en très-
petite quantité; prostration très-grande des forces.
Pouls alarmant. Le 5, tête lourde, langue blanche
très-épaisse, nausées et vomissemens fréquens
de mucosités blanchâtres, vue sensible à la lumière, forte douleur à la gorge, douleur assez vive à l'épigastre, ventre légèrement tendu,
face plus animée que ce matin, une selle sur-

montée de la cuillerée de la potion huileuse qu'il avait prise le matin; point d'urines, grande prostration des forces; commencement d'ictère aux yeux. Le 6, tête lourde, langue blanche très-épaisse, vue faible et sensible à la lumière, douleur à la gorge et à l'épigastre, ventre tendu, point de selles ni d'urines, fréquentes nausées; délire depuis hier soir onze heures, suivi d'une attaque de nerfs, avec soubresaut des tendons et mouvemens convulsifs qui ont duré cinq minutes; l'ictère est borné aux yeux depuis hier, figure noire et plombée, lèvres livides, point d'hémorrhagie, ni vomissemens noirs, ni selles noires, état d'agonie; mort à midi.

État du cadavre, le 6 octobre au soir. Ictère à la face, lèvres légèrement violettes, aucune tache, mais puanteur horrible du corps.

Observations. Capuro avait aussi accompagné, comme Raffi, de Pomègue au Lazaret, les cadavres des deux matelots de Demore, et avait aidé à les enterrer le 15 septembre. Si l'infection du premier pouvait dater de ce jour, il y aurait eu encore ici beaucoup de lenteur dans le développement de la maladie, puisque ce n'est que le 2 octobre qu'il a eu la première douleur de tête. Il est à remarquer que, quoique la maladie ait été violente et bien caractérisée, il n y a cepen-

dant eu aucun vomissement noir, ni aucune selle
noire, et la jaunisse a été bornée aux yeux. Cependant, Capuro provenait d'un bord où la fièvre
jaune a laissé des traces trop indubitables de son
existence, pour croire qu'il a pu être atteint
d'une autre maladie. Son exemple nous démontre donc que la fièvre jaune ne présente pas
toujours les mêmes symptômes; et que, si lorsqu'elle est très-intense et provient d'un germe
bien virulent, elle offre de si grandes différences;
il ne faut donc pas être étonné que, dans les cas
d'une légère infection, les symptômes varient et
soient même des plus bénins. Capuro est le seul
malade qui se soit plaint d'une douleur aux aines;
la nature aurait-elle voulu y faire paraître un bubon, comme cela arrive dans les violentes épidémies, ainsi que Chirac l'a observé à Rochefort
en 1694, et comme l'a vu quelquefois M. Bally
à Saint-Domingue. M. Moreau de Jonnès, rapporte de plus, que des bubons ont été observés à
la Martinique en 1694, par le P. Labat; en 1796,
par Davidson; en 1802, par Savaresi, à la Bar-
bade en 1715, par Hughes; à Minorque, en 1744,
par Cleghorn; à Saint-Domingue, à la Véra-Cruz,
à New-Yorck en 1798; à Cadix en 1801, et à Gibraltar en 1804.

Traitement. 1ᵉʳ jour de son entrée au lazaret,

limonade, petit-lait gommeux, pastilles d'aquila
alba, à la dose de douze grains par jour ; 2°, même
boisson et huit sangsues à l'épigastre ; 3e, limonade, petit-lait gommeux, potion tonique avec
le quinquina : elle est rejetée, et le malade ne
peut la boire qu'en la regorgeant ; 4°, mort.

   N° 25. Cejourd'hui 4 octobre, à dix heures du
matin, les médecins et les chirurgiens du lazaret
ont visité et interrogé, en présence de MM. Revest, intendant-commissaire, Crozet-d'Alayer;
intendant, et Dalmas, capitaine du lazaret, le
nommé Jean-François Gery, novice du capitaine
Charles Simon, âgé de dix-neuf ans. Hier dans
la matinée, il eut un frisson léger et mal de tête
après-midi, ainsi qu'une douleur à la cuisse droite ;
il perdit l'appétit ; dans la nuit il dormit assez
bien ; aujourd'hui, à notre visite, il ne se plaint
point de douleur à l'estomac ni aux reins ; la
langue n'est point sale mais un peu blanche ; sa
tête légèrement pesante, mais il marche avec assez de fermeté ; la douleur de la cuisse persiste ;
son pouls est fébrile. Le soir, tête libre, langue
un peu blanchâtre, douleur légère à la cuisse
droite (coup de barre du P. Dutertre). Le 5,
tête légèrement lourde, langue assez nette, douleur aux reins, celle de la cuisse droite est
moins sensible ; légère moiteur, il a rendu une

selle et uriné plusieurs fois ; pouls relevé. Le soir, tête libre, langue belle, il n'a plus de douleur aux reins ni à la cuisse, légère moiteur, il a appétit : deux soupes, pruneaux. Le 6, tête légèrement lourde, langue nette, légère douleur aux reins, à la cuisse droite, point de frisson ni de chaleur. Le soir, légère douleur aux reins, bon appétit : il est bien : soupe. Le 7, il est très-bien : soupe, cotelette. Le soir, bien : soupe, côtelette. Le 8, toujours bien. Le soir, il mange avec appétit. Le 9, toujours bien. Le soir, de même. Le 10, guéri. Le 14, il a eu un mal de tête. Le soir, ce mal de tête a continué ; l'application d'une compresse imbibée d'eau froide et de vinaigre l'a dissipé. Le 15, il est bien et entièrement rétabli.

Observations. Le seul symptôme remarquable qu'ait offert ce malade, est la douleur de la cuisse, ce qui nous rappelle que c'est un symptôme pareil qui, d'après le père Dutertre, avait fait donner à la maladie qui régnait aux Antilles en 1635, le nom de coup de barre. Gery s'est plaint de cette douleur pendant quatre jours.

Traitement. 1ᵉʳ jour de son entrée au lazaret, potion huileuse, limonade et potion diaphorétique ; 2ᵉ jour, pastilles d'aquila alba, à la dose de neuf grains dans la journée, limonade et petit

lait gommeux; 3ᵉ, même boisson; 4ᵃ, *id.*; 5ᵉ,*id.*;
6ᵉ, *id.* ; 7ᵉ, guéri.

· N° 26. Cejourd'hui 7 octobre au matin,.les mé-
décins et les chirurgiens du lazaret ont visité et
interrogé, en présence de MM. Crozet-d'Alayer,
intendant commissaire, et Dalmas, capitaine ; le
capitaine Benjamin Fohn, Danois, parti de Malaga du 19 au 20 septembre dernier, ayant un
malade à bord appelé Jens Christenseln, âgé de
vingt-sept ans; les symptômes qu'il éprouvait
étaient la faiblesse, la perte d'appétit, la douleur
de tête : un vomitif et un purgatif le rétablirent.
Le 23 septembre, un autre matelot se plaignit
d'un mal de tête, de la douleur aux reins, de faiblesse et d'une douleur dans les jambes : un purgatif que lui donna le capitaine augmenta beaucoup la faiblesse, en procurant un grand nombre
d'évacuations. Quarante-huit heures avant la mort,
qui eut lieu le·1ᵉʳ octobre, le malade eut des
vomissemens noirs et des selles brunes, sans hémorrhagie nasale, et ses lèvres ne furent point
livides : l'ictère général ne se prononça que vers
le dernier jour ; le cadavre devint noir avant d'être
jeté à la mer, vers les parages de Roses. Le 29 septembre, un troisième matelot, appelé Jens Môller,
âgé de vingt-sept ans, a éprouvé les mêmes symptômes que le précédent, et est mort le 5 octobre,

dans les parages de Marseille. Le bâtiment du capitaine Fohn ayant été refusé à Pomègue, et deux hommes seulement restant à bord pour le faire manœuvrer, la grosse mer le fit échouer, à onze heures du soir, sur la rade de Séon, vis-à-vis le *Saut de Maroc*. Les douaniers observèrent ce bâtiment et l'empêchèrent d'avoir aucune communication avec la terre. Il avait à bord le cadavre de Jens Môller, un convalescent, un mousse qui avait la douleur de tête, le capitaine Fohn et un malade, Jens-Jensens Osterbye, âgé de vingt-trois ans, qui, le 4 octobre, fut pris du mal de tête et d'un frisson ; ses yeux étaient injectés. Le 5, il voulut manger, et il vomit ; sa figure était rouge, et le mal de tête continua. Il se plaignit ensuite d'une douleur des reins. Le 6, il fut amené au lazaret à six heures après midi, après que le capitaine Fohn eut mis lui-même le feu à son bâtiment, en présence de MM. Roux–Bonnecorse et Revest, intendans de la santé. L'ayant interrogé par l'intermédiaire de M. Mayer, interprète, il nous a dit qu'il n'avait plus de mal de tête, mais que la douleur persistait aux reins, et qu'elle était survenue au bas-ventre : point de diarrhée ; une selle ; point d'envies de vomir, mais soif ; langue blanche et sale ; la couleur de la face était un peu rouge ; pouls irrégulier : son état fut jugé très-fâcheux,

par rapport á sa grande faiblesse et à l'accablement
extrême qu'il éprouvait.

Il y a trois semaines que le capitaine ressentit,
quelques jours avant son départ de Malaga, une
douleur à la nuque, puis aux reins; un frisson
passager, mais sans envies de vomir. Quelques
sudorifiques ont dissipé cette douleur depuis son
entrée au lazaret. Le 5, son mousse se plaignit
aussi d'une douleur de tête; elle ne s'est plus re-
nouvelée depuis. Le soir, la prostration des forces
est toujours très-grande chez Osterbye; céphalalgie, douleur à l'épigastre et aux reins, vomissement, une selle brunâtre copieuse, gencives
engorgées et douloureuses; le pouls reprend de
de la vigueur. Le 8, point de céphalalgie, aucune
douleur, ni à l'épigastre, ni aux lombes; langue
blanchâtre, gencives moins douloureuses, moins
engorgées; moins de faiblesse qu'hier, urines
rouges et sédimenteuses, selle peu copieuse, yeux
vifs et animés; il se sent de l'appétit. Le soir, aucune douleur, langue un peu sale et épaisse, les
gencives un peu rouges, mais moins engorgées que
ce matin; point de nausées ni de vomissémens;
ses forces se rétablissent de plus en plus; il se sent
appétit; il va mieux. Le 9, langue plus nette
qu'hier, aucune douleur, le ventre est souple; il a
poussé une selle jaunâtre, les urines sont sédi-

menteuses et briquetées, ses forces reviennent ;
il désire manger ; nous lui avons accordé deux
soupes et une cotelette dans la journée. Le soir,
Osterbye va toujours bien. Le 10, point de céphalalgie ni de douleur ; il marche d'un pas ferme ;
urines sédimenteuses fort épaisses. Le soir, bon
appétit ; le malade ne se plaint de rien. Le 11,
guéri.

Observations. Les symptômes qui ont précédé
la mort, en mer, des deux matelots du capitaine
Fohn, et l'état de leurs cadavres, ne peuvent laisser aucun doute sur le véritable caractère de la
maladie dont ils ont été les malheureuses victimes.
Osterbye s'est présenté également avec des signes
trop fâcheux, pour ne pas craindre pour lui une
issue funeste. Tout annonçait donc que le capitaine Fohn allait faire une nouvelle perte, lorsque
par l'effet du remède qui a été administré au malade dans la soirée même, ce matelot a paru revenir subitement à la vie, et s'est promptement
rétabli. Ce fait ajoute un exemple de plus aux observations que nous avons été dans le cas de faire,
relativement aux malades atteints de la fièvre
jaune, qui, ayant été guéris, n'ont eu réellement
aucune convalescence dans notre lazaret. Faut-il
attribuer au bon air qu'on respire dans cet établissement sanitaire ce prompt retour des forces ?

ou bien le miasme de cette maladie est-il détruit au point de ne laisser aucune trace de son existence, du moment que la nature ou l'art en ont triomphé? Nos fièvres malignes putrides d'Europe ont un tout autre caractère, et sont suivies, pour l'ordinaire, d'une très-longue convalescence.

Traitement. 1er jour de son entrée au lazaret, limonade, tisane sudorifique ; 2e, potion laxative avec quatre onces d'huile de ricin, limonade ; 3e, même boisson ; 4e, *id.* ; 5e, guéri. Vin amer ; il n'a point eu de convalescence, et s'est rétabli de suite après avoir mangé.

N° 27. Cejourd'hui, 10 octobre, à neuf heures du matin, les médecins et les chirurgiens du lazaret ont interrogé et visité, en présence de MM. Boissier, intendant commissaire, et Dalmas, capitaine, le nommé Jean Roset, matelot du capitaine Charles Simon. Le 4 octobre, il se plaignit de coliques et d'une douleur à l'épigastre ; trois jours après, il a eu la diarrhée. Le 8, la journée fut assez bonne, mais le soir les coliques le reprirent. Le 9, il continua à souffrir ; et le 10, au moment où nous l'avons interrogé, il a dit être toujours dans le même état ; sa figure est pâle, sa langue légèrement blanchâtre ; pouls à peine fébrile ; il ne se plaint pas de douleurs de tête, ni des reins, mais simplement de pesanteur à l'estomac : limonade, potion huileuse, comme à l'ordinaire : il est le quatrième malade de son bord. Le soir, la pesanteur à l'estomac est moins, forte que ce matin; le ventre est légèrement tendu, sans être douloureux; il a rendu quatre selles ver-dâtres, il demande néanmoins à manger. Le 11, il ressent par intervalles un froid au pariétal gauche, sa langue est sèche; il n'a plus de pesan-teur à l'estomac, le ventre est un peu tendu et sensible au toucher, il éprouve de la lassitude dans les jambes; une selle verdâtre; il a uriné trois fois assez copieusement. Le soir, il ne se plaint plus que d'une douleur à la cuisse droite. Le 12, tintement dans les oreilles, langue légère-ment blanche, sèche, et bouche pâteuse; coliques durant la nuit, elles sont moins vives dans ce mo-ment, ventre tendu, ténesme, douleur aux deux cuisses en travers (coup de barre du P. Dutertre); il n'a pas d'appétit: légère prostration des forces. Le soir, il n'a plus son tintement d'oreilles; sa langue est un peu blanchâtre, sa bouche pâteuse et amère; la douleur du bas-ventre est moins sensible ; point de selles; douleur à la partie in-terne et supérieure des cuisses; douleur aux reins, peu d'appétit, et légère prostration des forces. Le 13, langue légèrement blanche, bou-che moins pâteuse et moins amère, légères coliques durant la nuit, ventre tendu, mais peu sensible; légère douleur au côté gauche; il n'y a plus de douleur aux reins; quatre selles verdâtres, moins de prostration des forces, un peu d'appétit. Le soir, langue légèrement jaune, bouche pâteuse, ventre tendu et sensible, une selle, urines copieuses et claires; il est moins faible, appétit. Le 14, il a encore un peu de tintement d'oreilles. Le soir, sensibilité à l'épigastre; cinq selles verdâtres, suivies de ténesme; il se sent un peu mieux. Le 15, ventre un peu tendu; il est mieux sous tous les autres rapports. Le soir, Roset va très-bien. Le 16, il se plaint encore d'une douleur à la région du foie, et de pesanteur à l'estomac. Le 17, il est très-bien. Le 18, toujours bien. Il est guéri. Le 19, Roset est retourné à bord de son bâtiment.

Observations. Le coup de barre du P. Dutertre s'est encore fait remarquer chez Roset. La douleur qu'il éprouvait à la cuisse droite et successivement à la gauche, loin de ressembler aux douleurs rhumatismales ou sciatiques, qui suivent la direction longitudinale, était ici circulaire et constituait bien le coup de barre dont il a été parlé dans le journal de la maladie de Gery, qui était aussi un novice du même bord que Roset. Aucun autre malade ne nous avait présenté ce

symptôme ; il est digne de remarque qu'ils appartiennent tous les deux au même équipage, et
qu'ils sont les derniers malades atteints de la
contagion que nous avons reçus au lazaret.

Traitement. 1ᵉʳ jour de son entrée au lazaret,
limonade ; 2ᵉ, même boisson ; 3ᵉ, *id.* ; 4ᵉ, potion
huileuse ; 5ᵉ, limonade ; 6ᵉ, *id.* ; 7ᵉ, *id.* et potion
calmante ; 8ᵉ, limonade ; 9ᵉ, *id.* ; 10ᵉ, guéri.

NOTICE

SUR

LA FIÈVRE JAUNE

Développée à bord de la Colombia, *ancrée dans le port de Marseille en août* 1802, *capitaine Hallowel, américain ; et parmi les équipages des capitaines Guimber, Limpté, Bohne, Hendrisksen, Solland Danois, et Schulz Suédois, arrivés en octobre et novembre* 1804, *et dont plusieurs malades ont été traités au lazaret.*

———

Hallowel était parti, le 24 mai, de Providence avec quatorze personnes en tout d'équipage, mais il n'avait pris le commandement de *la Colombia* que douze jours avant son départ. Ce navire avait fait précédemment un voyage à la Havane, d'où il était revenu chargé de sucre et de tabac, qui avaient été déchargés à Providence, et dont mille caisses des mêmes sucres avaient été rembarquées; le restant de la cargaison, consistant en deux cent vingt-cinq caisses, provenait des magasins de Providence. L'équipage de ce navire avait été, en très-grande partie, renouvelé après son retour de la Havane. Il n'y restait de l'ancien qu'un pilote qui est mort à Marseille, et un nègre qui y est également mort. *La Colombia* était revenue de la Havane avec patente nette. Après son départ de Providence, le capitaine Hallowel toucha à Malaga, où il avait été admis à libre pratique. Il arriva à Marseille le 9 août; il y fut soumis à une quarantaine d'observation de dix jours, son équipage jouissant d'une bonne santé. L'entrée lui fut accordée le 19 août. Trois hommes tombèrent malades quelques jours après son admission, et deux succombèrent à une fièvre jaune d'Amérique. Le troisième, transporté au lazaret, guérit, et retourna à son bord le 4 septembre.

Il est inutile de rapporter ici tout ce qui se passa relativement au navire *la Colombia*; il suffit de savoir que la maladie se borna aux seuls matelots de l'équipage, et qu'elle ne se communiqua à aucun individu de la ville, pas même à ceux qui avaient été en communication avec les malades, avant ou après leur mort. Nous nous bornons à relater ici le journal clinique du lazaret. On y verra, comme dans l'épidémie de Pomègue, des malades atteints grièvement qui succombent, et des malades qui semblent n'avoir été que touchés, et qui

guérissent en quelques jours, quoique ayant été
exposés aux mêmes miasmes, ou dans un contact
direct avec les victimes de cette fièvre.

Le 29 août 1802, les soussignés, officiers de
santé du lazaret de Marseille, ont visité John
Spirs, matelot de *la Colombia*, qui a soigné deux
officiers de son bord, qui sont morts rapidement;
il est malade depuis trois jours. Il n'a aucun symptôme d'une maladie grave : la couleur de son corps
est naturelle, et ses sens sont dans une intégrité
parfaite; sa langue est saburrale. Le 30, cet homme
a passé une bonne nuit; il n'est survenu aucun
nouveau symptôme; il a été purgé aujourd'hui.
Le soir, le malade ne se plaint ni de la tête, ni
de l'estomac, ni du bas-ventre : il a l'apparence
de la meilleure santé : il demande à manger, mais
la prudence nous a engagés à ne pas le satisfaire.
Le 31, la nuit a été tranquille; le malade ne s'est
réveillé qu'à la pointe du jour; aucune partie de
son corps ne lui fait mal; il n'a point de fièvre :
nous lui avons accordé quelques légers alimens,
et la permission de sortir de sa chambre pendant
quelques heures de la journée. Le soir, nous l'avons
trouvé si bien, qu'on aurait pu douter s'il avait
été malade; il a dîné de bon appétit : la prome-
nade à l'air libre lui a fait le plus grand bien.
Le 1er septembre, John Spirs est dans l'état le

plus satisfaisant, il n'a plus besoin de nos soins. *Signé*, Michel La Roche, Bouge, Muraire et Girard.

Le 10 septembre, William Hammon, matelot de *la Colombia*, malade depuis cinq jours, a été transporté de la ville au lazaret; il est sans fièvre, sa langue est belle, son teint naturel; il désire manger et fumer : il avait été purgé la veille. Le 11, William Hammon est en bon état, et nous lui avons permis de manger une soupe ce matin. Le soir, nous l'avons trouvé se promenant dans l'enclos, et paraissant jouir de la meilleure santé. Le 12, ce matelot était levé et en très-bonne santé : nous lui avons permis de manger. Le 13, William Hammon, qui avait habité le même appartement où est mort son camarade John Wilson Grenel, le 8 septembre, chez l'aubergiste Philipon, a été trouvé en état de si bonne santé, quoiqu'il n'ait usé ici pour tout remède que d'une légère limonade, que nous croyons inutile de lui continuer nos soins.

18 septembre. Samuel Tower, malade depuis trois jours; il a pris, hier 17 septembre, à bord, un vomitif qui n'a opéré que cette nuit par haut et par bas. Il est fatigué, sans accablement, douleur à la tête, légère au bas-ventre, langue sale et humide, yeux et peau dans l'état naturel. Le

soir, les évacuations de bile continuent, redoublement, tête et bas-ventre moins douloureux, langue moins chargée, la couleur de la peau n'a surtout aucune altération.

19 septembre. Le malade est infiniment plus calme que hier soir; il a passé une bonne nuit; la tête est sans douleur, le bas-ventre souple; le pouls, la chaleur de la peau s'éloigne plus de l'état fébrile; aucune altération à la couleur de la peau, langue moins sale et humide : il sera purgé. Le soir, le purgatif a produit des évacuations satisfaisantes, mais non si bilieuses, la langue est plus nette et plus humide, quoique encore un peu sale, ventre souple et sans douleur; il n'est pas sans fièvre.

20 septembre. Redoublement léger; cette nuit quelques selles légèrement bilieuses, tête libre, langue humide, point d'altération à la couleur de la peau : le malade est calme. Le soir, quelques selles bilieuses qui l'ont fatigué, langue toujours humide et moins sale, la tête libre, il répond à toutes les questions, il n'a point de redoublement ni de changement à la couleur de la peau.

21 septembre. Redoublement dans la nuit, et quelques selles dysentériques, et un affaissement qui nous a fait appliquer les vésicatoires; tête libre, langue humide, la couleur de la peau

est la même et n'a pas changé. Le soir, assoupissement profond; sortie spontanée de selles sanguinolentes avec mouvemens convulsifs; la couleur de la peau nous a paru prendre une légère teinte bilieuse sur la poitrine : le danger ne pourrait être plus grand.

22 septembre. Symptôme d'une dissolution rapide, assoupissement profond, déjections sanguinolentes; il rend par le haut des matières noirâtres, taches et ecchymoses sur les fesses, la chaleur et le pouls se soutiennent, et la couleur de la peau est la même qu'elle était hier. Le soir, Samuel Tower est mort à deux heures après-midi, le septième jour de sa maladie. L'ouverture de son cadavre a été faite le 23 septembre.

. Habitude extérieure du cadavre.

Ecchymoses fort étendues au dos et aux fesses, ainsi qu'aux parties latérales du cou; la partie antérieure de la poitrine légèrement marquée d'une teinte bilieuse, poumons et foie sains, vésicule du fiel à demi pleine de bile, l'estomac rempli d'une matière noirâtre, ainsi que les intestins, plus ou moins épaisse et foncée. La partie supérieure interne de l'estomac, vers le cardia et les intestins, était légèrement phlogosée; la vessie était pleine, mais dans son état naturel, ainsi

que la verge et le scrotum. A l'ouverture du cadavre et à son approche, il ne s'est développé aucune odeur désagréable : c'est M. Daniel qui l'a
pratiquée.

2 octobre. Jesse Clarke, mousse de *la Colombia*,
malade depuis quatre jours, est entré aujourd'hui
au lazaret. Fièvre, langue chargée et bilieuse,
tête et bas-ventre libres.

3 octobre. La fièvre moindre qu'hier, la tête
est sans douleur, langue un peu sale et chargée
d'un limon bilieux, point de nausées ni de vomissemens, bas-ventre un peu douloureux sans être
tendu ; les selles produites par un lavement et la
couleur de la peau sont dans un état naturel. Le
soir, abattement, point de délire, langue humectée et blanchâtre, région épigastrique douloureuse, fièvre médiocre, quelques selles bilieuses produites par un léger laxatif : l'habitude
du corps n'offre aucun symptôme suspect.

4 octobre. Fièvre légère, vomissement verdâtre,
déjections alvines bilieuses, estomac douloureux,
point de tension au ventre, nuit tranquille, point
d'altération à la couleur de la peau. Le soir, état
plus satisfaisant, les forces ne sont point abattues,
la fièvre est modérée, le pouls bon, tête parfaitement libre ; la langue n'est pas sèche, le malade
n'a plus vomi, la douleur du ventre est beaucoup

moindre, les déjections moins fréquentes, mais bilieuses, et l'habitude cutanée n'offre rien que de naturel.

5 octobre. Aujourd'hui septième jour, le bon état se soutient; nuit tranquille, langue humide et peu sale, fièvre modérée; le pouls n'offre rien de particulier, le bas-ventre est souple et bien peu douloureux : l'habitude générale n'offre aucune altération. Le soir, assoupissement et léger délire, pouls plus faible et plus concentré, vomissement de matières d'un vert foncé, mais point de selles; le bas-ventre est plus douloureux, le devant de la poitrine nous a paru prendre une légère teinte bilieuse.

6 octobre. Nuit fort agitée, grincemens des dents, à la suite desquels il a paru des déchirures aux lèvres qui ont produit du sang très-vif. Nous n'avons pu visiter l'intérieur de la bouche, ni voir la langue; point de vomissemens, mais quelques selles bilieuses; pouls très-faible; la poitrine n'a pas paru d'une couleur aussi bilieuse qu'hier soir, bas-ventre souple et moins douloureux, le malade refuse toute boisson, sa tête est assez libre. Le soir, agitation dans la journée, pouls petit et ondulent, extrémités froides, point de vomissemens ni de selles, aucune altération remarquable sur l'habitude du corps; mort à sept heures du soir.

État du cadavre. A son approche, point de
mauvaise odeur; l'habitude extérieure n'avait aucune couleur de jaunisse. La légère teinte bilieuse
qui avait été remarquée sur la poitrine le 5, ne
s'était pas renforcée; les yeux n'avaient que le terne
de la mort et la conjonctive était blanche; larges
taches livides sur le tronc et les extrémités; bas-
ventre affaissé, la verge et le scrotum dans l'état
naturel. A l'ouverture du bas-ventre, aucune ex-
halaison; les intestins, loin d'être distendus,
étaient dans un état d'affaissement, sans aucune
apparence de lividité; légère phlogose vers l'iléon;
l'estomac était sain, il contenait une petite quantité de bile verdâtre et de lie; son orifice supérieur, ainsi que ses tuniques, n'ont offert aucune
altération; les intestins contenaient une bien
petite quantité d'un liquide analogue à celui de
l'estomac, et des vers lombrics; le foie, moins
volumineux que dans l'état naturel; la surface,
d'un jaune verdâtre; son parenchyme, incisé en
plusieurs endroits, s'est trouvé d'une consistance
solide et a offert la même couleur, mais plus foncée, sans aucune apparence de suppuration ni de
dépôts bilieux; la vésicule était remplie d'une
bile très- déliée; la poitrine n'a présenté d'autre
observation que l'affaissement du poumon. M. Daniel, chirurgien quarantenaire, a fait cette autopsie cadavérique.

10 octobre. Le nommé Jacques, matelot nègre de *la Colombia*, malade depuis trois jours, est entré au lazaret. Il a eu hier des vomissemens bilieux; sa tête est libre; il se plaint aujourd'hui de douleurs des lombes et dans le bas-ventre; la fièvre est médiocre, et la langue chargée d'un limon fort blanc; les yeux et la conjonctive sont dans l'état naturel. Le soir, le vomitif qu'il a pris ce matin a amené quelques vomissemens bilieux, et ce soir des selles sanguinolentes; le malade ne se plaint pas de la tête, mais le bas-ventre est douloureux et un peu tendu; la langue est blanchâtre et humide; pouls très-peu fébrile, les yeux sont dans l'état naturel.

11 octobre. Nuit tranquille, selles moins sanguinolentes et mêlées avec des matières fécales assez liées; tête libre, langue sale et humide, bas-ventre et lombes toujours douloureux, pouls développé sans fièvre vive; les yeux ont paru prendre une légère teinte bilieuse. Le soir, grand abattement, tête libre, la conjonctive a pris une nuance plus bilieuse, langue blanche et humide, fièvre légère, douleur des lombes et du bas-ventre plus vive, vomissement de matières muqueuses blanchâtres, et déjections de la même couleur.

12 octobre. Délire et agitation dans la nuit,

conjonctive toujours d'une couleur bilieuse, mais celle du corps ne peut pas se juger; langue humide, vomissemens sanguinolens, déjections muqueuses blanchâtres, respiration gênée, déglutition difficile; le bas-ventre est souple et moins douloureux, pouls faible et extrémités froides : mort à une heure après-midi.

Ouverture du cadavre. A l'approche du cadavre, nous n'avons éprouvé aucune mauvaise odeur, la couleur de toute l'habitude du corps nous a paru n'avoir souffert aucune altération, la conjonctive seule était jaune; il sortait par les narines une mucosité blanchâtre, et les gardes nous ont rapporté qu'après la mort, le cadavre avait rendu par le bas une matière très-noire et très-fétide; la verge et le scrotum dans l'état naturel. A l'ouverture du bas-ventre, il ne s'est pas répandu de mauvaise odeur, les intestins étaient boursoufflés et l'estomac légèrement phlogosé; le foie, tant à sa surface qu'à son parenchyme, était très-jaune et paraissait avoir souffert un engorgement inflammatoire; la vésicule du fiel était presque pleine d'une bile jaune et déliée. A l'ouverture de l'estomac, il s'est présenté une assez grande quantité de matières noirâtres très-épaisses, sans pourtant aucune apparence de gangrène; son orifice supérieur était phlogosé; tout le conduit intestinal contenait aussi, en moindre quantité, une matière analogue à celle qui s'est trouvée dans l'estomac, sans signe d'inflammation ni de gangrène à ce viscère. Les organes de la poitrine ont paru dans l'état naturel. M. Daniel, chirurgien quarantenaire, a fait cette ouverture,

Jean Guimber, Danois, commandant le brick *le Guillaume*, parti de Lynn, en Angleterre, en lest, et ayant relâché à Malaga, est arrivé à Marseille, le 8 octobre; il a déclaré que le même jour de son départ de Malaga, le 25 août 1804, un de ses matelots tomba malade et mourut trois jours après. Les symptômes qu'il présenta furent : perte d'appétit, douleurs au cou et à l'estomac, diarrhée et vomissement de sang avant sa mort. André Thierlensen, pilote, est également mort, après quatre jours de maladie : il avait resté au gouvernail pendant une heure au plus fort de la chaleur sans chapeau; et, dès l'après-midi, il se plaignit de maux de tête, accompagnés de douleurs dans tout le corps; il vomissait de temps en temps; il était assoupi, et quelques momens avant de mourir il éprouva de fortes douleurs à la poitrine. Le 1er septembre, Jean Schaffer, capitaine en second, après avoir beaucoup travaillé et sué, à la suite d'une violente tempête, fut se coucher sans changer de vêtemens, qui étaient tout mouillés.

Il eut bientôt la fièvre et des douleurs générales dans tout le corps; il eut aussi la diarrhée, des vomissemens, et mourut le cinquième jour.

Les deux gardes de santé, Pelissier et Caron, qui furent placés à bord du bâtiment du capitaine Guimbert, moururent au lazaret, atteints de la fièvre jaune : le premier, le 15 octobre, et le second, le 25 du même mois. L'autopsie cadavérique de tous les deux fut faite par M. Daniel, chirurgien quarantenaire. Dans sa traversée, le capitaine Guimber a dit avoir fait continuellement des fumigations avec le vinaigre, l'ail, la térébenthine et autres substances aromatiques.

Le 13 octobre, Zacharie Stafs, mousse du même bâtiment, fut débarqué au lazaret : il était malade depuis trois jours. Le 14, deux heures après avoir pris une médecine, il vomit des matières jaunes liquides ; la fièvre diminua à midi, et à quatre heures il vomit son bouillon; la fièvre s'entretint, le pouls était fréquent; rougeur aux pommettes ; ecchymose à la langue et à la partie interne de la cuisse, tensions spasmodiques au bas - ventre, selles glaireuses et grisâtres. A six heures du soir, nez froid ; à onze, pouls petit, intermittent, concentré ; moiteur sur tout le corps. Le 15, pouls intermittent, concentré ; rougeur modérée au visage : le nez a repris sa chaleur ;

langue blanche, selle bilieuse, urines briquetées :
à huit heures du matin, pouls petit, grande rougeur aux joues : potion fébrifuge à midi, vomissement une heure après ; à deux heures, nez froid :
autre potion fébrifuge ; à quatre heures, pouls
intermittent, petit, concentré. Le 16, purgatif,
qu'il a vomi de suite avec des matières très-jaunes ;
il y a eu ensuite une selle bilieuse. Le 17, urines
belles, et à sept heures et demie du matin, la
fièvre a cessé. Le 18, convalescence.

Le capitaine Limpté, Danois, venu de Malaga,
a fait transporter au lazaret le nommé Niel Brandt,
charpentier, qui, après avoir eu les symptômes de
la fièvre jaune avec couleur rouge à la figure, puis
jaunisse, délire, urines briquetées, etc., a guéri
le septième jour.

Barthélemy, garde de santé à bord du capitaine
danois Joachim Thiersen Bohne, a été amené au
lazaret le 31 octobre, et y est mort de la fièvre
jaune dans la nuit du 5 au 6 novembre. M. Barthélemy, chirurgien quarantenaire, a fait l'ouverture cadavérique.

Le 15 octobre, Valasse, subrécargue du capitaine danois Carthen Hendrisksen, est mort subitement à bord. L'autopsie cadavérique, faite par
M. Daniel, a prouvé qu'il avait succombé à une

véritable fièvre jaune : Hendrisksen venait pareillement de Malaga.

Le capitaine Jean Solland, Danois, commandant le navire *le Bonheur de la Famille*, est arrivé
de Malaga à Marseille le 22 octobre 1804. Il a
perdu dans sa traversée deux hommes : le premier est mort le 9 octobre, après huit jours de
maladie accompagnée de douleurs dans les différentes parties du corps, d'une forte céphalalgie et
de vomissemens; le second succomba, le 15 octobre, à des vomissemens et à de grands frissons,
après dix jours de souffrance. Le capitaine Solland
est lui-même tombé malade, et a été transféré au
lazaret dans l'enclos de Saint-Roch, le 24 octobre. Les symptômes qu'il a présentés étaient un
pouls plein, fréquent, une rougeur érysipélateuse
sur tout le visage (cuivrée), et un saignement du
nez à minuit; la langue était belle et humectée.
Le 25, pouls plus petit, moins fréquent, conjonctives jaunes; toujours rougeur au visage; il a rendu
une selle de matières sèches après son lavement,
urines rouges; tisane de poulet, crème de riz. Le
26, pouls concentré sans être fréquent, soubresauts dans les tendons. A huit heures du soir,
quelques mouvemens convulsifs, suivis d'un délire léger; urines abondantes et jaunes. Le 27,
pouls fréquent, concentré, assoupissement léthar-

gique et momentané, soubresauts des tendons,
visage rouge, urines jaunes, déglutition difficile,
conjonctives jaunes; à une heure, contorsions à
la bouche, grincement des dents. Le 28, pouls
très-petit, nez froid, pieds de même, assoupissement léthargique qui revient par intervalles; les
soubresauts des tendons diminuent, les urines
sont chargées. Le 29, pouls concentré, urines
jaunes, ventre souple, selles bilieuses. Le 30,
état toujours alarmant. Le 31, mort, après avoir
eu des convulsions générales, sans vomissemens
noirs, ou selles de la même couleur. L'ouverture
cadavérique constata que le capitaine Solland avait
succombé à la véritable fièvre jaune de Malaga,
quoique chez lui l'estomac et les intestins n'aient
présenté aucune trace de gangrène, au lieu que
tous les autres viscères annonçaient que le malade
avait été la victime d'une fièvre maligne très-
intense.

Les médecins et les chirurgiens du lazaret de
Marseille ont visité, le 13 novembre 1804, le
nommé Péter Sigelberg, matelot du capitaine
Schulz, Suédois, commandant le brigantin *l'A-
mitié*, venu de Malaga et d'Alicante, lequel a dit
être malade depuis vingt-quatre jours, ayant eu,
dès le principe, des frissons, ensuite des douleurs
vagues par tout le corps, perte d'appétit, symp-

tômes dont il se plaint encore, et surtout d'une
douleur de tête latérale assez vive; léger mouvement au pouls; la teinte de son visage est un peu
basanée; il n'a point d'abattement, ni aucun
autre symptôme grave. Jean Hensen, matelot du
même capitaine, visité par les mêmes médecins,
a dit qu'il rend des vers depuis quelque temps.
Il n'a aucun symptôme d'une maladie grave. 17 novembre, Péter Sigelberg et Jean Hensen sont très-
bien. 18, ce dernier matelot a été purgé aujour-
d'hui, et est en voie de guérison. Jean Hensen est
également très-bien. Le 5 décembre, les nommés
Sigelberg en Jean Hensen, étant parfaitement rétablis, doivent être renvoyés à leur bord.

18 novembre. Le capitaine Schulz, Suédois,
âgé de trente-quatre ans, et commandant le brigantin *l'Amitié*, a été saisi hier, à Pomègue, vers
midi, d'un grand mal à la tête, aux reins et à l'estomac, accompagné de chaleur par tout le corps
et de rougeur au visage; la fièvre était forte. Ce
matin, nous l'avons trouvé avec moins de fièvre,
moins de douleur, mais avec la langue sale et des
envies de vomir; il a eu quelques légères déjections bilieuses; d'ailleurs le malade n'a offert aucun symptôme extérieur de maladie contagieuse.
Eau de veau, fomentation, saignée.

19 novembre. Redoublement de fièvre dans la

nuit; il nous a paru plus abattu qu'hier, se plaignant toujours de la tête et de l'estomac; et il a rendu, à la suite d'un lavement, de légères selles bilieuses verdâtres. Une once de quina en deux doses. Le soir, le vomitif a bien agi; il y a eu des selles noirâtres et quelques vomissemens de même qualités.'

20 novembre. Point de redoublement dans la nuit, mais grande prostration des forces, pouls petit, quelques vomissemens et des selles d'une matière noirâtre, le hoquet et un commencement de jaunisse au visage, à la conjonctive et sur la poitrine : ce malade est dans le plus grand danger; les symptômes qui se manifestent nous paraissent caractériser la maladie d'Espagne, ou cette fièvre si pernicieuse connue sous le nom de *fièvre jaune*. Potion avec le quina et la thériaque. Le soir, les vomissemens et les selles noirâtres continuent, ainsi que le hoquet; la jaunisse se répandit, il y eut des coliques violentes, les extrémités devinrent froides, et le malade mourut à dix heures du soir, sans hémorrhagie, et dans moins de quatre jours depuis l'invasion de la fièvre. '

Autopsie cadavérique. A deux heures après-midi, la partie postérieure du corps avait quelques taches livides; la conjonctive avait une teinte jaune, ainsi que les parties latérales du cou. A

l'ouverture du bas-ventre, il ne s'est pas exhalé
d'odeur putrissante ; la masse des intestins a paru
boursoufflée, et en général attaquée d'inflammation, ainsi que l'épiploon ; la face externe de l'estomac paraissait assez dans l'état naturel ; après
l'incision de ce viscère, il est sorti une assez grande
quantité d'un fluide noirâtre liquide et très-cou-
lant ; les tuniques internes de l'estomac ne paraissaient pas avoir souffert une grande altération ; les
intestins ayant été aussi ouverts, il s'est trouvé
qu'ils contenaient, de même que l'estomac, du
liquide noirâtre, mais en bien moindre quantité ; .
il n'y avait point de gangrène ; la surface externe
du foie présentait un état d'inflammation forte
en quelques points de son parenchyme ; un commencement de suppuration ; la vésicule du fiel
était vide aux trois quarts, et le peu de bile
qu'elle contenait était d'un jaune très-foncé et
assez épais ; la vessie contenait un peu d'urine
légèrement noire. Cette autopsie s'accorde assez
avec celles que nous offrent les relations que nous
avons de la maladie d'Espagne et de la fièvre jaune
d'Amérique. C'est M. Bertrand, chirurgien quarantenaire, qui a fait l'ouverture du cadavre.
M. Bertrand continue encore aujourd'hui son service au lazaret, et la justice exige que nous ren-
dions ici hommage à son zèle, à ses talens, et

aux soins d'un tendre intérêt qu'il donne à tous ses malades. Il mérite toute la bienveillance de l'intendance sanitaire, par rapport à ses anciens services.

Observations. Le capitaine Carsten Henri Schulz part de Loiwsn en Finlande, pays non suspect, le 8 juillet 1804, équipé d'origine de onze personnes en tout, et chargé de planches : il arrive à Séville, sa destination, le 25 août, après quarante-huit jours de traversée. Il partit en lest de Séville, le 22 septembre, après y avoir séjourné vingt-huit jours, et y avoir eu, sans contredit, des communications. Six jours après, le 28, il relâche à Malaga, y reste sept jours, et y communique sans doute. Il en part le 4 octobre. Le 9 octobre, il aborde à Alicante ; là, il fait transporter à l'hôpital son capitaine en second, qu'il déclare être malade depuis la veille, et qui est mort dans cinq jours. La déposition ne dit pas de quel genre de maladie est mort cet homme ; mais trois jours après l'arrivée à Alicante, c'est-à-dire le 12 octobre, deux matelots de l'équipage sont tombés malades, et sont morts tous les deux à bord le 16, c'est-à-dire à peu près dans quatre jours. La déposition n'éclaire pas davantage sur la nature de la maladie et de la mort de ces deux hommes.

D'après cet événement, il est ordonné au capitaine Schulz de partir le même jour 16 octobre, et il arrive à Marseille le 9 novembre suivant, après vingt-cinq jours de traversée. Là, il déclare avoir à bord deux malades indisposés depuis une quinzaine de jours, et les hardes et les effets des trois individus qu'il a perdus. Ce ne fut que six jours après, c'est-à-dire le 14 novembre, que nous visitâmes les matelots Péter Sigelbert et Jens Hensen. Le premier paraît avoir eu, à son départ d'Alicante, une fièvre aiguë bilieuse, accompagnée de jaunisse, dont il porte encore les traces ; que cette maladie lui avait laissé quelques redoublemens quotidiens qui excitaient, durant l'accès, une douleur de tète assez forte ; ce qui nous a engagés à le faire saigner et à le purger en fébrifuge ; quelques apozèmes ensuite le rétablirent entièrement. Un purgatif vermifuge guérit Jens Hensen. Il est à observer qu'en 1804 la fièvre jaune régnait à Malaga et à Alicante. *Signé*, Michel la Roche, Bouge, Muraire et Girard.

CONCLUSION.

Après avoir lu les observations qui précèdent, il serait impossible de ne pas reconnaître qu'une maladie d'un genre suspect a été importée de

Malaga dans le port de Pomègue par le capitaine
Mold; que cette maladie a été disséminée par le
vent sur plusieurs navires qui se trouvaient en
quarantaine dans ce port; et que les divers malades qui en ont été atteints ont offert tous les
symptômes de la fièvre jaune d'Amérique, quoiqu'à des degrés différens, ainsi que cela s'observe
dans toutes les grandes épidémies. La contagion
de cette fièvre nous a paru trop évidente pour être
révoquée en doute : elle ne pourrait être niée que
par un vain esprit de système, ou par la mauvaise
foi la plus insigne. Il est constant, en effet, qu'a-
vant l'arrivée de Mold à Pomègue, les équipages
des quarante bâtimens qui y étaient en réserve et
les quatre-vingts gardes de santé qui les obser-
vaient, formant une population de plus de six
cents individus, jouissaient tous de la meilleure
santé. Mais les écoutilles du capitaine Mold s'ouvrent; le vent du nord emporte les miasmes qui
s'en exhalent; et la terrible contagion exerce à
l'instant ses funestes ravages.

Appelés par nos fonctions à faire connaître à
l'autorité sanitaire toutes les maladies qui peuvent
compromettre la santé publique, nous signalâmes,
dès notre première visite du 14 septembre au matin, sous son véritable caractère spécifique de fièvre
jaune d'Amérique, la maladie de Petter Limberg,

le premier contagié qui ait été amené de Pomègue
au lazaret. Les symptômes qui précédèrent sa
mort, les lésions pathologiques reconnues dans
les systèmes biliaire et digestif, par l'autopsie cadavérique, ont formé le premier type de la contagion que nous avons eue à observer, et qui a été
si heureusement éteinte dans l'enceinte destinée
à lui servir de tombeau.

Le journal clinique de tous les malades que
nous avons vus, visités ou interrogés un grand
nombre de fois, et qui a été rédigé par l'un de
nous, d'après les renseignemens qui nous étaient
donnés, en présence de MM. les intendans commissaires et Dalmas, capitaine du lazaret, par
M. Barral, chirurgien quarantenaire, dont l'intelligence rare, le zèle et le dévouement sont connus
de la France entière, contient un tableau fidèle
de tous les symptômes morbides qui se sont manifestés durant le cours de l'épidémie. Il suffit de
le lire pour en connaître toute la véracité. Aussi
nous le livrons aux gens de l'art avec cet abandon
et cette confiance bénévole qu'inspirent toujours
une conscience pure et la conviction intime de
l'accomplissement de ses devoirs. Le 26 septembre, nous avons été honorés, dans nos visites, de
la présence de M. le chevalier Kéraudren, inspec-
teur-général du service de santé de la marine; et

ce célèbre praticien a connu tous nos rapports jusqu'à son retour à Paris, et a partagé notre opinion sur le caractère spécifique de cette maladie.

Les malades soumis à notre examen doivent être divisés en trois classes : 1° ceux qui ont eu une légère atteinte de la maladie, et ont été guéris avec peu ou sans avoir pris presque aucun remède; 2° ceux qui ont été atteints violemment, dont un grand nombre a succombé, et dont plusieurs cependant ont été délivrés par les secours de l'art, secondé des heureux efforts de la nature; 3° enfin, ceux qui ont été, pour ainsi dire, foudroyés par la contagion.

La première classe a pris avec succès la limonade, le petit-lait gommeux, quelques légers sudorifiques, les potions huileuses, qui ont été si efficaces; l'ipécacuanha seul a réussi dans beaucoup de cas, lorsqu'on ne reconnaissait aucun signe d'une irritation gastrique évidente. Nous avons rapporté des exemples multipliés de ses succès. Les sangsues sur la région épigastrique ont produit de très-bons effets. Dans aucun cas, les malades n'ont pu supporter le quinquina, sous quelque forme que nous ayons voulu l'administrer. Les autres remèdes toniques ont été également repoussés, tandis que la limonade, le petit-lait gommeux, les émulsions, ont été pris constam-

ment avec plaisir par tous les malades. On sent.
bien que, lorsque la maladie a été foudroyante,.
l'art est resté impuissant. Si nous avions eu des
malades à soigner dès la première invasion de leur
fièvre (ils n'arrivaient pour l'ordinaire au lazaret
que le troisième jour), et qu'ils nous eussent
présenté les signes d'une pléthore.cérébrale sanguine, nous n'aurions pas balancé à recourir à la .
saignée du bras, à l'exemple du docteur Jackson,
qui, sur soixante malades atteints de la fièvre jaune
sur le même navire, en sauva cinquante-huit, et
ne perdit que les deux qui refusèrent opiniâtré-
ment cette évacuation sanguine. Chez les hommes
robustes du Nord, cette méthode pourrait être
très-utile ; et nous osons la recommander à.ceux
qui pourraient être dans des circonstances favorables pour la pratiquer.

En lisant les obervations qui suivent le journal
clinique de chaque maladie, on y verra les grands
effets que nous avons retirés de nos potions huileuses. C'est un remède qui doit obtenir la préférence sur tous les autres, soit comme curatif, soit
comme prophylactique. Le tableau que nous venons
de présenter constate que, sur les trente-quatre
accidens de fièvre jaune survenus dans l'épidémie
de Pomègue, vingt-cinq malades ont été soignés,
visités ou interrogés par les médecins et les chi-

rurgiens du lazaret, parmi lesquels malades quinze
ont été guéris et dix sont morts; mais deux étaient
agonisans lors de leur arrivée, savoir : le capitaine
Chiozotto et son maître d'équipages Scouparini ; il
faut ajouter à ce tableau trois cadavres apportés de
Pomègue, un de Séon, et deux jetés à la mer, l'un
dans les parages de Malaga, et l'autre dans ceux de
Roses. Enfin les deux matelots convalescens que
nous avons vus au lazaret, et qui ont été guéris en
mer par l'effet du vomitif et de potions purgatives;
et le mousse du capitaine Fohn, qui n'a eu qu'un
léger mal de tête le jour du naufrage de ce capitaine, forment la réunion totale et le complément
des trente-quatre individus qui ont été atteints
plus ou moins grièvement, ou avec des symptômes
très-benins de la contagion. Telle est notre statistique médicale et nécrologique. Les praticiens
peuvent la comparer avec celle des autres épidémies. Si les résultats que nous présentons sont
satisfaisans, et déposent en faveur de la méthode
curative que nous avons employée d'une manière
presque exclusive, il conviendrait peut-être d'en
recommander l'essai à ceux qui seront par la suite
appelés à traiter des maladies de ce genre. Nous
avons obtenu deux guérisons contre un insuccès,
ce qui est loin sans doute d'être la chance ordinaire qui s'observe dans ces maladies, qui donnent

ordinairement des résultats inverses, ou même encore bien plus funestes.

‹ Indépendamment de son caractère spécifique et de son action délétère sur le canal digestif, la fièvre jaune participe, à notre avis, de la nature de toutes les autres fièvres éminemment ataxiques ou malignes d'Europe. Elle exhale, comme les typhus, dans quelques circonstances, des miasmes qui frappent brusquement d'une véritable asphyxie ceux qui en sont atteints. Les deux matelots Sichiéré et Brignolé, le garde de santé Joseph Dimitri, Chiozotto père et Scouparini nous en ont fourni des exemples. Ils semblent avoir succombé, les uns et les autres, à un poison stupéfiant, et c'est ce que nous avons déjà fait remarquer dans nos rapports des 15, 17 et 18 septembre dernier.

‑ La nature de notre fièvre jaune, assez semblable, par ses symptômes généraux, à celle d'Amérique, a surtout présenté des phénomènes parfaitement identiques avec la fièvre de Barcelone, dont elle nous a été importée par la voie de Malaga. En attendant que nos courageux médecins français, dont l'héroïsme est déjà plus qu'européen, et dont la gloire rivalise celle de nos modernes d'Assas, si nombreux dans ces derniers temps d'illustration militaire, aient publié leurs savantes et si périlleuses observations, nous avons jugé l'affinité naturelle de ces deux épidémies, par les symptômes communs qui les distinguent. Nos observations constatent ceux qui ont caractérisé notre fièvre jaune, et les journaux nous ont fait connaître ceux qui ont accompagné la maladie de Barcelone. Ainsi on y a remarqué : « Vomissemens de sang, » épistaxis, ou hémorrhagie nasale, saignement » de la langue et des gencives, écoulement de » sang par l'anus, vomissement noir, évacuations » alvines noires, suppression d'urines, douleurs » sus-orbitaires, yeux injectés, douleur de l'om- » bilic, douleur vive des reins, des rotules, des » mollets ; jaunisse, point de bubons ni parotides, » quelques pétéchies. Il y a trois périodes : la » première, avec un peu de fièvre ; la seconde, » sans fièvre ; la troisième, avec les accidens ci- » dessus, et le froid glacial des extrémités, puis » la mort, quelquefois précédée de cris et de » convulsions, mais plus souvent d'une simple » extinction : et tout cela est l'affaire de trois » jours ou de cinq, ou de sept, presque toujours » de cinq (1). » Le gonflement des gencives de nos malades du lazaret, leur couleur violette et

_____

(1) Extrait d'une lettre écrite de Barcelone, par un Français dont le fils a été guéri par les médecins français, et insérée dans la Quotidienne du 28 octobre 1821.

leur saignement, ont formé le caractère spécifique de, leur fièvre, et nous autorisent, jusqu'à
un certain point, à la rapprocher du scorbut
aigu, sous le rapport de la violence et de la rapidité de ses symptômes, et sous celui de sa terminaison, pour l'ordinaire, si funeste.

Si l'on nous demandait si nous croyons qu'on
puisse trouver, un jour, un remède spécifique
contre cette épouvantable maladie, nous répon-
drions que nous ne comptons pas plus sur une
découverte aussi miraculeuse que sur celle qui
nous apprendrait à guérir spécifiquement la peste
ou le typhus. Les maladies qui peuvent détruire
la vie subitement, à l'instar de certains poisons,
ou qui agissent d'une manière délétère sur tous
les systèmes, avec plus ou moins de violence et
de rapidité, repoussent l'idée d'une méthode curative instantanée. Les succès qu'on peut obtenir
au contraire d'une médecine rationnelle sont toujours relatifs à la dose des miasmes qui ont été
absorbés lors de l'infection. L'art n'est point encore parvenu à remédier thérapeutiquement à une
grande destruction des organes les plus essentiels
à la vie. Tels sont les effets meurtriers que produit si souvent la fièvre jaune : son antidote est
donc encore à découvrir. Le parti le plus sûr pour
les individus est de fuir la contagion ; comme l'in-

térêt le plus marqué pour le gouvernement et
pour les magistrats qui sont sur la brèche, c'est
de tout faire pour la prévenir.

Comme nous sommes bien loin de partager
l'opinion de ceux qui croient que les mesures
sanitaires sont très-souvent inutiles, et qui ne
craignent pas de professer des principes erronés,
tels que ceux-ci : *Vivons dans la sécurité; ayons
pour la fièvre jaune le même fatalisme que les Musulmans ont pour la peste;* nous sonnerons toujours le tocsin pour conjurer l'orage qui nous menace. Sans entrer dans le dédale inextricable de
toutes ces distinctions purement grammaticales,
que quelques médecins ont voulu établir entre ce
qu'ils appellent *la contagion* et *l'infection;* ne considérant que les faits en eux-mêmes et les tristes résultats qui les accompagnent, nous avons déclaré,
dès le principe, éminemment contagieuse une fièvre qui, importée de Malaga dans le port de Pomègue, qui est le lieu le plus sain de la Méditerranée,
s'y est propagée sur six bâtimens, et aurait infailliblement fini par infecter Marseille elle-même, si
l'intendance sanitaire, accoutumée à repousser
les contagions, sous quelque forme qu'elles se
présentent, n'avait pris, de concert avec les trois
premières autorités, ces mesures de haute prévoyance, et si éminemment énergiques qui ont

assuré le salut de la ville et de la France entière.
L'exemple malheureux de Barcelone est trop récent et a trop de ressemblance avec celui de
notre affreuse peste de 1720, pour que nous ne
devions pas combattre tous les systèmes et toutes
les théories que l'esprit mercantile de certains
pays paie ou suscite, et qui pourraient nous donner le fatal anniversaire de nos anciens malheurs.
La manière dont la fièvre jaune est devenue contagieuse à Pomègue, c'est-à-dire sa propagation
par le vent sur six navires en quarantaine, doit
exciter de plus en plus la sollicitude du gouvernement, et lui faire adopter, sans délai, l'établissement d'un port au Friou, et d'un hôpital à l'île
de Ratonneau. Nous le disons avec douleur, tout
nous fait craindre que sans ce palladium, Marseille et le midi ne puissent être garantis de la
contagion. Si des médecins recommandables,
tels que Rush et Lind, pensent que la fièvre jaune
a pu être portée à deux cents toises, ou se communiquer de vaisseau à vaisseau en pleine mer,
qui peut répondre de la santé publique, si jamais
il y avait un encombrement de malades au lazaret, et si les miasmes s'y amoncelaient de manière
à former un nuage morbifique que le vent pourrait diriger sur la ville. En vain on opposerait à
ces craintes l'exemple que nous avons eu cette

année, où la maladie ne s'est communiquée à aucun individu du lazaret; en vain les adversaires de la contagion s'appuieraient sur ce cas exceptionnel, pour fonder leur doctrine; la peste, en 1819, ne se communiqua également à aucun employé de nos infirmeries. Pourrait-on dire, avec quelque fondement, que cette maladie n'est pas contagieuse, parce qu'elle s'éteignit alors sur ceux qui l'avaient contractée hors de l'enceinte sacrée et conservatrice? Mais croit-on, de bonne foi, que si les individus atteints de la fièvre jaune, au lieu d'être transportés au lazaret, avaient été disséminés dans les vieux quartiers de la ville, la contagion ne se serait pas déclarée à l'instant sur ceux qui les auraient soignés? N'est-ce pas à l'air pur du lazaret et à la ventilation journalière à laquelle il est exposé, que les maladies les plus contagieuses hors de ses murs cessent de le devenir dès qu'elles sont renfermées dans cet asile de salut pour l'humanité? Mais s'il y avait encombrement de malades, il se créerait bientôt des masses de miasmes; et de là naissent des craintes justement fondées sur l'imminence d'une contagion intérieure, si des circonstances fâcheuses, telles que celles que nous venons de signaler, pouvaient en favoriser le développement et l'origine.

Qu'on ne croie point que ce soit d'aujourd'hui que date l'idée d'un établissement sanitaire à Ratonneau! M. le lieutenant-général baron de Somis conserve et nous a montré le plan d'un lazaret à établir sur cette île, qui fut adressé au gouvernement le 25 août 1722, par M. de Somis, son père, commandant le génie dans les places du département de Marseille. Cet établissement avait été approuvé par M. le marquis de Brancas et M. de Langeron; il fut également bien accueilli du ministère; mais la pénurie des finances du royaume en fit ajourner l'exécution, quoique la dépense ne s'élevât qu'à la somme de 187, 645 francs. Ainsi, dès l'année 1722, on avait déjà senti tous les dangers que courait Marseille du trop grand rapprochement de son lazaret. Qu'aurait-on dit alors, en faveur de l'établissement de Ratonneau, si on avait connu la fièvre jaune, à laquelle l'air et le vent peuvent servir de véhicule pour la contagion? Faisons, conséquemment, tout ce qui pourra réaliser un projet si utile, et qui peut devenir d'un usage européen (1).

(1) L'intendance sanitaire a fait connaître, dans sa délibération du 22 octobre dernier, tous les avantages de l'établissement d'un port au Friou et d'un hôpital à Ratonneau, tant sous le rapport du commerce que sous celui de la santé publique. Cette délibération sera toujours regardée comme un monument honorable de la sollicitude paternelle de MM. les intendans pour Marseille et pour la France entière.

Ceux qui, sous le rapport des entraves mises au commerce, seraient tentés de blâmer en général les mesures sanitaires que les circonstances commandent, qu'ils voient ce qui s'est passé au sujet de l'épidémie de Pomègue; sept bâtimens sont infectés, trente-quatre autres les avoisinent. Eh bien! le 27ᵉ jour la contagion est éteinte et à Pomègue et au lazaret. Il est vrai qu'il aurait été impossible d'exécuter avec plus de zèle et d'intelligence, dans ces deux postes sanitaires, les ordres et les mesures prescrites par l'administration. Capitaines, lieutenans, employés et gardes, tous ont rivalisé de courage, de vigilance et d'activité : pressé, cerné, harcelé de toutes parts, le monstre a expiré sous leurs yeux.

Enfin, nous avons cru devoir joindre à nos observations de la fièvre jaune de 1821, celles qui ont été recueillies au lazaret en 1802 et 1804 sur la même fièvre. On pourra facilement se convaincre, en les lisant, que les unes et les autres présentent des symptômes analogues, et qu'alors il y eut aussi des morts foudroyantes, telle que celle du subrécargue du capitaine Hendrisksen; des malades légèrement atteints, tandis que d'autres le furent très-violemment. La convalescence fut aussi, alors comme de nos jours, très-courte chez tous ceux qui ne succombèrent point à la contagion.

Nous ne pouvons terminer ici ce qui rappelle la fièvre jaune de 1802 et 1804, sans payer un juste tribut d'éloges à un homme que l'estime et la reconnaissance publique ont accompagné dans sa retraite. M. Martin, qui, pendant plus de trente ans, a été capitaine du lazaret de Marseille, a laissé dans les archives de l'intendance sanitaire un mémoire très-circonstancié sur ces deux fièvres qui, avant l'époque précitée, n'avaient jamais été observées au lazaret. Dire que ce mémoire peut être lu avec avantage par tous les médecins, c'est donner une preuve de l'excellent esprit qui a présidé à sa rédaction, et des observations judicieuses qui y sont consignées.

Le tableau météorologique du 1er septembre au 15 octobre, donnera une idée de l'état de l'atmosphère durant tout le cours de notre épidémie de Pomègue.

Plus grande hauteur du mercure dans le thermomètre.................. 28 5

Moindre hauteur.............. 28

Hauteur moyenne.............. 28 $\frac{1}{2}$

Plus grande dilatation au thermomètre..................... 23

Moindre dilatation 12

Nombre de jours secs.......... 27

— de jours humides...... 18

— de jours de pluie....... 9
— de jours avec un beau ciel. 18
— avec un ciel couvert et
très-nuageux........ 27
Le vent a soufflé du N. et N. O... 19 jours.
      du S. S. O...... 11 *id.*
Variable du S. E. et N. O....... 9 *id.*

Le croquis ci-joint du port de Pomègue indiquera les différentes positions des navires qui y étaient en quarantaine à l'époque de l'arrivée du capitaine Mold ; le nombre des malades de chaque bord y est marqué par des *o*, et celui des morts par des astérisques. Le capitaine Fohn, qui a eu six malades et deux morts, n'est point compris dans ce tableau ; il fit naufrage, le 5 octobre, sur la rade de Séon, et son bâtiment y fut brûlé le 6.

Différentes positions des navires en quarantaine dans le port de Pomègue.

OUEST.

31 30 29 28 27 26 25 24 23

32

33

34

35

36

37

38

39

40

41

22

21

20

19

18

17

16

Matcovich.

0

Icard.

Bonaud.

Humberg.

Simon.

0000 *

Demore.

0000 ****

Bexfield.

000

NORD.

MOLD.

0000 ***

Chiozotto.

000000000 ***

Vienello.

0 *

Suédois.

—

Cartier.

Bouffier.

Brun.

Lacroix.

SUD.

Ponton
de
Lampraye.

EST.

OBSERVATION

DE FIÈVRE JAUNE,

Recueillie au Lazaret de Marseille, le 25 janvier
1823.

Cette observation m'a paru d'autant plus intéressante par rapport aux circonstances qui l'ont précédée. que je crus devoir dans le temps la communiquer à M. le docteur Pariset, qui à son tour en fut si frappé, qu'il se hâta d'en donner connaissance au conseil supérieur de santé. On voit ici, par cet exemple, combien l'incubation du typhus ictéroïde peut être quelquefois longue, puisque Esti-Winson qui nous le fournit, provenant d'un bord suspect, est entré au lazaret, le 29 novembre, se plaignant d'un grand mal de tête, de douleurs dans les articulations des genoux, dans la région de l'estomac, dans les reins, et ayant la langue sale. Cependant ces symptômes, qui paraissaient le début d'une maladie grave, se sont dissipés très-promptement par un séjour de dix jours au lazaret, sans que ce matelot ait été obligé de s'aliter. Son rétablissement paraissant parfait, il fut renvoyé sur son bord le 10 décembre, et il y a joui d'une bonne santé, jusqu'au 24 janvier, jour de l'invasion de la fièvre jaune qui l'a emporté dans moins de trente-six heures, et deux jours seulement avant sa sortie de quarantaine. On se demandera sans doute comment il a pu vivre en santé dans l'intervalle qui s'est écoulé entre sa première entrée au lazaret et sa seconde. La première maladie n'aurait-elle été qu'une maladie avortée, ou bien est-elle restée latente jusqu'à ce qu'elle ait fait l'explosion qui a eu une issue si funeste? Quoi qu'il en soit, il reste démontré que le bâtiment du capitaine Thomas était infecté de la fièvre jaune qu'il avait apportée de la Nouvelle-Orléans, d'où il était parti le 21 septembre; que depuis le 19 novembre, jour de son arrivée à Marseille, il n'a eu que deux malades atteints d'affections non caractérisées, et qu'au moment d'être mis en libre pratique, un de ses matelots a été foudroyé par le véritable typhus d'Amérique, au cœur de l'hiver. Quelques jours plus tard, ce capitaine, qui n'avait été soumis à aucune mesure de rigueur, pouvait jeter la fièvre jaune dans la ville, comme l'avait déjà fait, en 1802, le vaisseau américain *la Colombia*. Il résulte conséquemment de cette observation, qu'il faut toujours, en bonne police sanitaire, soumettre à la surveillance la plus sévère et à la désinfection les bâtimens qui ont eu des morts ou des malades à bord, et qui viennent de pays suspects. Au reste, on pourra connaître tout ce qui concerne le capitaine Thomas durant son séjour à Marseille d'après les rapports qui ont trait à l'état sanitaire de son navire, et que je vais transcrire ici.

Nous, médecins et chirurgiens attachés au service de l'administration sanitaire, certifions avoir visité en présence de MM. Crozet, intendant semainier, et Dalmas, capitaine du lazaret, le nommé William Dikson, lieutenant du capitaine Henri Thomas, venu de la Nouvelle-

Orléans, parti le 21 septembre 1822, malade, à ce qu'il nous a dit, depuis le 25 janvier, se plaignant de douleurs dans le bas-ventre, à la suite de selles dysentériques qu'il rendait. Il est bon d'observer, à ce sujet, qu'à son départ de la Nouvelle-Orléans il était atteint de la même maladie; que, dans la traversée, il a éprouvé du dégoût, ce qui provenait, à ce qu'il nous a dit, de la répugnance qu'il avait à manger des viandes salées; qu'il avait de la faiblesse dans les forces physiques, provenant de la fréquence des selles; mais à présent qu'il mangeait des viandes fraîches, ses forces seraient bientôt parfaitement rétablies; il ne se plaint nullement de mal de tête, il mange bien, dort bien, et ne vient à la selle que deux ou trois fois par jour, par conséquent son état maladif s'améliore. Vu la position satisfaisante dans laquelle se trouve le nommé William Dikson, nous pensons qu'il est inutile de lui donner ou de mettre auprès de lui un chirurgien; mais nous estimons, comme il est mort sur son bord un matelot dans 24 heures de maladie, qu'il est prudent de le tenir deux ou trois jours en observation au lazaret.

Nous ne doutons nullement que le bâtiment du capitaine Henri Thomas ne soit parti de la Nouvelle-Orléans, où règne la fièvre jaune, infecté de cette maladie contagieuse; ce qui le prouve, c'est le premier matelot malade, qui, d'après le dire du capitaine, s'était rendu à bord pris de vin, qu'il lui avait administré un vomitif, ce qui suppose qu'il avait déjà des vomissemens, premier effet ou symptôme de l'action du miasme sur cet individu; que c'est à ce seul remède que s'est borné le traitement qu'on lui a fait; que le délire lui est survenu, a duré trois jours, et qu'il est mort le quatrième, sixième jour du départ du

bâtiment de la Nouvelle-Orléans. Il a été jeté à la mer,
immédiatement après la mort. Ainsi, d'après les événemens
qui se sont passés sur ce bâtiment, nous sommes con-
vaincus qu'il est infecté de la fièvre jaune, cette maladie
exerçant de grands ravages à la Nouvelle-Orléans , à
l'époque de son départ.

Au Lazaret, le 19 novembre 1822.

Signés DUCROS, LABRIE, ROBERT, GIRARD.

— Nous, médecins et chirurgiens, attachés au service
de l'administration sanitaire, certifions avoir visité, en
présence de M. Allègre, lieutenant du lazaret, le nommé
William Dikson, lieutenant du capitaine Henri Thomas,
Américain venu de la Nouvelle-Orléans, gardé en observation au lazaret, comme tenant à un bâtiment que nous
avons dit dans notre précédent rapport être infecté de la
fièvre jaune. Ce lieutenant, dont la maladie consiste en
un flux dysentérique avec faiblesse dans les forces physiques, est à peu près dans le même état. Il languit beaucoup, mange très-peu, et reste presque toute la journée
couché. Il nous a dit qu'il ne se sentait aucun mal, et qu'il
désirait beaucoup être renvoyé à son bord ; qu'étant là, il
s'occuperait à quelque chose, et que l'ennui lui passerait.
Nous ne trouvons aucun inconvénient à ce retour à bord,
sous le rapport de la santé, et mardi prochain nous l'exa-
minerons de nouveau. Les parties de son corps que nous
avons visitées nous ont paru être dans un état parfaitement sain.

Au Lazaret, le 22 novembre 1822.

Signés LABRIE, ROBERT, GIRARD.

— Nous, médecins et chirurgiens de l'intendance sanitaire, certifions avoir visité ce matin, en présence de M. Dalmas, capitaine du lazaret, William Dikson, lieutenant du capitaine Henri Thomas, Américain venu de la Nouvelle-Orléans. Ce malade, atteint d'une diarrhée dysentérique depuis le 25 octobre dernier, se trouve beaucoup mieux depuis qu'il est entré au lazaret, par l'effet du régime alimentaire et du bon air qu'il a respiré. Il n'est venu que deux fois à la selle depuis 24 heures. Il mange avec appétit, il digère bien, et il paraît retourner à bord sans que son état en souffre. L'ennui qu'il éprouve au lazaret, vu son isolement, ne pourrait qu'être contraire à son entier rétablissement. Il est nécessaire qu'il suive le régime que nous lui avons prescrit, et qui peut seul affermir sa santé, vu l'ancienneté de sa maladie, qui sans doute n'a pas été étrangère à l'infection que nous avons signalée dans nos deux précédents rapports des 19 et 22 novembre, comme étant à bord du capitaine Henri Thomas, parti de la Nouvelle-Orléans, dans un temps où la contagion y régnait avec violence, et y avait déjà enlevé plus de cinq cents victimes dans les deux premières semaines de septembre.

Au Lazaret, le 26 novembre 1822.

Signés LABRIE, GIRARD, ROBERT, DUCROS.

— Nous, médecins et chirurgiens attachés au service de l'administration sanitaire, certifions avoir visité, en présence de M. Dalmas, capitaine du lazaret, et questionné, par l'entremise de M. Mayer, interprète, le nommé Georges Esti-Winson, matelot du capitaine Henri Thomas, Américain venu de la Nouvelle-Orléans. Il conste d'après les réponses qu'il a faites à nos questions, qu'il éprouve un grand mal de tête et des douleurs dans les articulations des genoux, dans la région de l'estomac et celle du bas-ventre, ainsi que dans les reins. Sa langue nous a paru sale, il a été soumis à un traitement approprié. Il doit être mis en observation, vu le bord d'où il provient, et que nous avons regardé précédemment comme infecté.

Au Lazaret, le 29 novembre 1822.

Signés Labrie, Girard, Robert, Ducros.

— Nous, médecins et chirurgiens attachés au service de l'administration sanitaire, certifions avoir visité, en présence de M. Dalmas, capitaine du lazaret, et questionné par l'intermédiaire de M. Mayer, interprète, le nommé Georges Esti-Winson. Ce malade éprouve une amélioration très-grande dans son état depuis son entrée au lazaret ; les douleurs qu'il ressentait ont disparu. Il va commencer à manger.

Au Lazaret, le 4 décembre 1823.

Signés Robert, Labrie, Girard, Ducros.

— Nous, médecins et chirurgiens attachés à l'administration sanitaire, certifions avoir visité en présence de M. Dalmas, capitaine du lazaret, et interrogé le nommé Georges Esti-Winson, par l'intermédiaire de M. Mayer, interpète. Ce matelot est très-bien, il a bon appétit, ses forces sont revenues, et il demande à retourner demain à son bord, ce que nous lui avons permis.

Au Lazaret, le 9 décembre 1823.

Signés Labrie, Robert, Girard, Ducros.

— Nous, médecins et chirurgiens attachés au service
de l'administration sanitaire, certifions avoir visité, en
présence de M. Dalmas, capitaine du lazaret, le nommé
John Ridant, pilote du capitaine Henri Thomas, venu de
la Nouvelle-Orléans. Nous avons commencé, à l'aide de
M. Mayer, interprète, par demander au capitaine la
position prétendue maladive de son pilote. Il nous a répondu qu'il s'était plaint d'être malade lundi dernier; qu'il
n'avait voulu rien faire, et s'était mis au lit; mais qu'il
ne croyait pas à sa maladie. Le garde du bâtiment nous a
appris également qu'avant l'époque de lundi, où il eut
dispute avec son capitaine, il avait feint plusieurs fois
d'être malade. Nous avons ensuite questionné le malade
pour savoir ce dont il se plaignait : il a répondu qu'il avait
des douleurs dans le bas-ventre. Sa figure et son maintien
n'annonçaient rien de maladif chez lui. Les parties de son
corps que nous avons visitées ne nous ont offert rien de
suspect.

Au Lazaret, le 16 décembre 1822.

Signés, DUCROS, ROBERT, LABRIE.

— Nous soussignés, médecins et chirurgiens de l'intendance sanitaire, certifions avoir visité aujourd'hui, à
deux heures et demie après midi, en présence de M. Dalmas, capitaine du lazaret, le nommé Georges Esti-Winson, matelot du capitaine Henri Thomas, venu de la
Nouvelle-Orléans, malade depuis hier seulement après
midi. Il s'est plaint d'abord de frissons et de faiblesses;
aujourd'hui il a le délire, la langue sèche, les yeux hagards,
et une grande prostration des forces; lesquels symptômes
caractérisent une vraie inflammation cérébrale, dont la

cause ne peut être qu'un miasme délétère. Son état réclame l'assistance d'un chirurgien quarantenaire. Il est à observer que le malade, entré déjà au lazaret le 29 novembre, en était sorti le 10 décembre pour retourner à bord, et que nous avions déclaré le 19 novembre dernier que le bâtiment du capitaine Henri Thomas était infecté de la fièvre jaune.

Au Lazaret, le 25 janvier 1823.

Signés, LABRIE, ROBERT, DUCROS.

AUTOPSIE CADAVÉRIQUE.

Nous soussignés, médecins et chirurgiens de l'intendance sanitaire de Marseille, certifions avoir assisté ce matin à l'ouverture du corps du nommé Georges Esti-Winson, matelot du capitaine Henri Thomas, Américain, venu de la Nouvelle-Orléans, décédé hier dans la nuit. Cette visite et cet examen, faits en présence de M. Dalmas, capitaine du lazaret, ont présenté les particularités suivantes :

L'habitude extérieure du corps offrait une couleur jaunâtre sur quelques points, notamment à la partie antérieure du tronc. Les autres parties présentaient de larges ecchymoses et des taches bleuâtres; il n'existait chez lui aucune trace de charbon ni d'engorgement glandulaire.

Le crâne, ayant été ouvert, nous a offert, dans les membranes qui le tapissent et les organes qu'il renferme, des traces évidentes d'inflammation.

Les organes de la poitrine étaient également phlogosés; le cœur et les poumons présentaient surtout des vestiges d'inflammation et d'engorgement sanguin.

Les organes de la cavité abdominale ont surtout été examinés avec la plus scrupuleuse attention. L'estomac renfermait les liquides que le dénommé avait avalés dans les derniers temps de la vie ; la surface muqueuse était le siège d'une inflammation violente. Cependant elle ne présentait aucune altération organique dans sa texture : ces traces d'inflammation étaient surtout apparentes dans les intestins duodénum et iléum.

Les reins, la vessie, le foie, la rate, présentaient les altérations qu'on observe ordinairement chez les sujets morts à la suite d'une maladie violente, c'est-à-dire que tous les viscères étaient le siège d'engorgemens sanguins considérables. D'après cet examen, et en prenant en considération les symptômes graves et si promptement mortels que le malade a présentés, nous sommes portés à admettre que le dénommé a succombé à la suite d'une fièvre de mauvais caractère, du genre de celles qu'on a désignées dans ce dernier temps sous le nom de typhodes, lesquelles sont ordinairement produites par l'influence délétère d'un miasme sur le système nerveux. Ce n'est qu'ainsi que nous pouvons nous rendre raison de sa mort prompte, et que, d'une autre part, nous pouvons expliquer chez Winson l'absence des lésions organiques assez graves pour déterminer une issue aussi promptement funeste.

Ces considérations nous font justement soupçonner à bord du navire d'où est provenu le dénommé, l'existence du foyer d'infection signalé dans nos précédens rapports. L'issue de cette maladie a été trop prompte pour que nous ayons pu avoir tous les symptômes qui caractérisent le typhus ictéroïde. Mais qui pourrait en douter, en con-

I.   48

naissant le lieu d'infection d'où était parti le capitaine
Thomas? ; il

Au lazaret, le 26 janvier 1823.

Signés, DUCROS, ROBERT, GIRARD, LABRIC.

Je ne doute pas que ce ne soit l'apparition insolite de
cette fièvre jaune dans la saison la plus rigoureuse de
l'année pour notre climat, sans que l'on ait pu connaître
d'une manière bien certaine son origine et la durée de son
incubation, qui ait porté l'intendance sanitaire de Marseille à demander aux magistrats de santé de Livourne,
de Trieste, de Gènes et de Venise, des renseignemens po-
sitifs sur le régime quarantenaire appliqué chez eux à
cette terrible maladie. La lettre que cette intendance leur
a écrite est un monument de sa sollicitude et de son empressement à s'éclairer de plus en plus dans la carrière
épineuse qu'elle a à parcourir, pour ne pas se laisser surprendre par le nouvel ennemi qui nous menace depuis
quelques années. Dans cette circonstance, l'amour du
bien public a dû faire taire les sentimens qui auraient pu
avoir tout autre mobile que celui d'un désir ardent de servir
l'humanité. Je ne pourrai donc qu'atteindre un but utile,
et enrichir mon *Guide sanitaire,* en relatant ici la correspondance honorable qui a eu lieu entre notre administration et celles des quatre villes précitées, sur un point si
important et si nouveau d'hygiène publique. On pourra
juger par-là de l'excellent esprit qui anime les unes et les
autres, et des hautes mesures de prudence et de rigueur
qu'elles ne cessent de déployer avec tant de zèle, nonobstant toutes les controverses médicales. pour repousser
loin de nos côtes cette horrible contagion.

Marseille, le 24 novembre 1823.

L'intendance sanitaire de Marseille à M. le gouverneur
de la ville de Livourne, président de la santé publique.

Monsieur le gouverneur,

Nous vous prions de vouloir bien nous dire quels sont
les moyens dont vous vous servez pour vous défendre des
atteintes de la fièvre jaune. Depuis que cette maladie semble vouloir pénétrer en Europe, qu'elle s'est déjà en quelque sorte naturalisée en Espagne, les médecins et les savans de tous les pays ont parlé si diversement de sa nature
et de ses effets, que l'on ne peut qu'être embarrassé sur le
meilleur mode de préservation à adopter. Nous avons cru
d'abord que les mêmes moyens qui servaient à se garántir
de la peste, pouvaient être employés contre la fièvre jaune.
Cependant les uns disent que les miasmes de cette dernière sont plus volatils que ceux de la peste; d'autres,
que les marchandises ne sont point sujettes à recevoir ces
mêmes miasmes; que les hardes seules demandent à être purifiées. Il en est qui prétendent que les bâtimens doivent
être déchargés pour être aérés et recevoir des fumigations,
tandis que d'autres pensent que cette précaution est inutile. Au milieu de ce conflit d'opinions, des administra-
teurs sages et prudens adopteront toujours sans doute les
moyens les plus rigoureux; mais il est, d'un autre côté,
bien pénible pour eux de penser que des précautions peut-
être surabondantes peuvent nuire aux intérêts du commerce et de la navigation, sans que la nécessité en soit
bien démontrée. C'est dans le but de fixer nos idées, s'il
est possible, dans un moment où l'expérience n'a point

encore parlé, que nous nous adressons à vous, M. le gouverneur, pour connaître de quelle manière vous procédez
à l'égard des provenances suspectes de fièvre jaune. Pour-
rions-nous, dans cette circonstance, nous adresser à une
meilleure source, pour puiser quelques traits de lumière?
Veuillez donc, s'il vous plaît, répondre à ces questions :

Soumettez-vous au débarquement les navires suspects
de fièvre jaune venant en patente brute?

Mettez-vous les marchandises en purge, et comment?

Soumettez-vous l'intérieur des navires aux fumigations
et au lavage?

Quelle est la longueur des quarantaines des hommes et
des choses?

Quelles précautions prenez-vous à l'égard des malades
de fièvre jaune?

Comment traitez-vous les patentes suspectes et les
patentes nettes?

Signés.

Une circulaire semblable fut adressée sous la même
date aux magistrats de santé de Trieste, de Gênes et de
Venise. Tous s'empressèrent de donner communication
des mesures qu'ils mettent en pratique pour se garantir
du nouvel ennemi de l'humanité, et qui sont en tout
conformes à celles qui sont usitées contre la peste. Je me
bornerai à donner ici les réponses de Livourne et de Venise, comme celles qui sont les plus importantes à connaître, et les plus adaptées à notre système sanitaire
actuel.'

A MM. les Intendans de la santé publique, à Marseille.

Messieurs,

Pour satisfaire aux demandes que vous nous avez faites dans votre lettre obligeante du 24 du mois dernier, je me fais un plaisir de vous transmettre le mémoire qui a été dressé, sur l'objet dont il est question, par M. le docteur Palloni, médecin de la santé.

Ce mémoire, soumis au conseil sanitaire que j'ai l'honneur de présider, a été approuvé unanimement. Il contient l'opinion de ce département sanitaire sur la fièvre jaune, et les mesures qui sont constamment adoptées pour garantir de ses effets funestes.

La loyauté avec laquelle ont été exposés les principes et les systèmes qui nous dirigent sur un objet aussi intéressant pour la santé publique et pour le commerce, nous fait espérer que vous y correspondrez, messieurs, avec la même franchise en nous donnant des détails sur les vôtres, ce qui ne peut que tourner à l'avantage de notre commun institut, et cimenter cette harmonie et cette uniformité de réglemens qu'il serait à désirer de voir adopter par toutes les magistratures de santé.

Je me déclare, avec la plus parfaite estime et considération, votre très-obéissant serviteur.

Le conseiller d'état, gouverneur de Livourne, président de santé,

Signé GAZZONI VENTULI.

De la secrétairerie de santé, à Livourne, le 15 décembre 1823.

*A S. E. Mgr. le conseiller d'état, marquis Gazzoni,
gouverneur de Livourne, président de la santé publique, etc., etc.*

Monseigneur,

Les communications et les demandes qui vous ont été
faites par MM. les intendans de la santé à Marseille, dans
leur lettre du 19 du mois dernier, que vous avez daigné
me transmettre, relativement à la manière dont nous en-
visageons et nous traitons ici sanitairement la fièvre jaune,
est une preuve de la confiance réciproque des deux administrations ; elles me font un devoir d'y correspondre avec
toute la loyauté et la précision possibles.

Il n'est que trop vrai que les opinions contradictoires
des médecins sur l'origine et le caractère contagieux ou
non contagieux de la fièvre jaune mettraient dans le plus
grand embarras ceux qui sont destinés à veiller au salut
des peuples, pour empêcher l'introduction des contagions
destructives, si la seule contradiction des médecins sur
une matière aussi importante n'était un motif puissant
pour se mettre en garde et adopter le parti le plus sûr.

Mais les faits ont assez parlé, et l'histoire douloureuse
des épidémies *homicides* qui, en divers temps, ont dépeuplé plusieurs ports et cités d'Espagne, aurait dû im-
poser silence aux opinions des non-contagionistes, si malheureusement, dans l'énumération des maux où l'évidence mathématique manque, il n'était pas aisé, avec des
raisonnemens fallacieux, avec des analogies illusoires et
des principes diamétralement opposés, de donner des ex-
plications différentes aux mêmes apparences morbifiques.

Ils auraient néanmoins dû se demander à eux-mêmes et

répondre clairement, 1° pourquoi la véritable fièvre jaune
ne nous a été connue qu'après la découverte de l'Amérique,
et après que les ports de la Méditerranée ont ouvert leur
commerce avec le Nouveau-Monde, et spécialement avec
les Antilles ; 2° pourquoi, dans toutes les apparitions de
ladite fièvre dans quelqu'un de ces ports, il fut toujours
reconnu par les personnes non prévenues qu'il y avait
abordé et qu'on y avait reçu sans précaution quelque
bâtiment de guerre ou marchand infecté ; fait positif, suffisant sans autre à démontrer l'origine étrangère de la
contagion de la fièvre jaune ; 3° cette maladie ayant toujours déployé chez nous le même caractère et le même
cours que la fièvre jaune américaine, n'est-ce pas une
autre preuve de leur identité ? Les Américains eux-mêmes,
malgré les contradictions ordinaires de leurs médecins,
partagent cette opinion avec nous, et ont également
adopté à Philadelphie, à New-Yorck et ailleurs, des mesures de quarantaine envers les provenances des Antilles
et des autres pays attaqués de la maladie ; 4° pourquoi les
ports où l'on a observé rigoureusement les règles et les
précautions sanitaires ont pu éviter une pareille calamité,
et *vice-versâ*. Le seul port de Livourne en fut affligé une
fois en 1804, mais ni avant ni après ; et, cette fois, ce ne
fut que parce que le gouvernement d'alors voulut abolir
la quarantaine en usage envers les provenances d'Espagne,
où elle s'était manifestée à l'improviste. Le navire qui l'y
porta fut reconnu évidemment, ce qui fut constaté par
un procès-verbal formel Quelques matelots dudit navire,
des calfats qui étaient allés à son bord, l'introduisirent
dans les seuls quartiers de la ville où ils étaient logés
(je parle comme témoin des faits que j'ai déjà publiés) ;

.quelques objets de ce malencontreux navire, des sacs et
des plumes, la répandirent sur d'autres points ; le feu s'é-
tendit de proche en proche, mais lentement, parce que
la pureté de l'air du pays s'y opposa. Ceux mêmes qui,
quoique dans le centre de l'infection, eurent la précaution
de se mettre en quarantaine dans leurs maisons, en furent
exempts, et la maladie cessa même comme par enchan-
tement, lorsque les malades furent séparés des personnes
saines et transportés dans un hôpital formé expressément
sur le rivage de la mer. Si ces faits ne sont point une
preuve certaine de la contagion, je ne sais quelle autre on
pourrait en donner.

5. Si les causes locales, l'infection de l'air ou les variations météorologiques sont, comme l'imaginent les anti-
contagionistes, propres à développer aussi parmi nous une
pareille maladie, pourquoi ces localités, cette infection,
ces intempéries atmosphériques se rencontrent-elles seulement dans les ports de mer où les navires provenant d'A-
mérique ont coutume d'aborder, et non dans les autres, et
bien moins encore dans l'intérieur des terres, quoique plus
malpropres, moins aérées, et plus environnées de causes
délétères? Les fièvres bilieuses et pernicieuses y règnent
endémiquement dans quelques localités, mais on n'y a
jamais observé le vomissement noir ; ou soit la fièvre
jaune meurtrière et destructive. La peste du Levant est indigène en Égypte, elle y naît des causes locales ; mais
elle nous est étrangère, et ne se déclare ici que lorsqu'elle
y est importée ; la même chose arrive pour la fièvre jaune.
L'une et l'autre sont donc contagieuses, et il y a la même
différence de la peste du Levant à nos fièvres malignes indigènes, que de la peste d'Occident à nos fièvres rémit-

tentes bilieuses et rémittentes pernicieuses, produites par l'infection de l'air. Pour connaître la différence absolue de celles-ci, du typhus des navires et de toutes les fièvres ataxiques et adynamiques d'avec la véritable fièvre jaune, il ne faut la voir qu'une fois de près, sans esprit de parti et de système. Un cours à périodes réglées, propre à toutes les contagions, donne le temps de les parcourir, non par une simple ictéricie, mais une éruption ou suffusion jaune, roussâtre, à la peau, d'abord au visage et à la peau du cou, ensuite à la poitrine et au restant du corps, des hémorrhagies du nez et des intestins, souvent une sueur sanguinolente des gencives, des caroncules lacrymales, finalement des pores cutanés du front, un vomissement de matières noires comme le marc de café, constituant, au milieu d'autres anomalies, complications et apparences diverses, le caractère essentiel de cette fièvre, qui lui est particulier, et qui ne permet pas de la confondre avec aucune autre emule de la peste du Levant. Elle tue quelquefois dans peu d'heures, le plus souvent en trois ou cinq jours ; et lorsqu'elle les dépasse, ce n'est pas sans espérance de guérison.

6° Si un médecin courageux, M. Guyon, à la Martinique, a avalé et s'est inoculé la matière du vomissement noir, et a mis la chemise de pareils malades, sans que le mal lui ait été communiqué, on ne peut tirer de ce fait aucune preuve négative contre la contagion, parce que de pareilles exceptions se rencontrent à milliers dans la peste, et dans toute autre contagion qui n'est point contestée. Mais notre docteur Galli, renommé par ses observations et par l'inoculation de la peste, fut moins heureux : il voulut éprouver de mettre la chemise d'un malade attaqué de fièvre jaune, et il en mourut.

7° Finalement, cette maladie se limitant, ainsi qu'on l'a dit, d'une manière spéciale aux ports de mer ; et, quelques individus en effet sortis du lieu infecté ne l'ayant pas répandue dans l'intérieur des terres, ce n'est pas une preuve qu'elle ne soit pas contagieuse, mais seulement que ce venin spécifique et alimenté par un air de certaine nature, est détruit facilement par l'air pur de l'intérieur ; qu'il y trouve un antidote, et qu'il perd sa force contagieuse dans le fait. Il en arrive autrement si une masse d'individus et de matières infectées que l'air ne peut modifier momentanément est transportée ailleurs dans un certain temps. En 1819, la fièvre jaune s'étendit de Cadix à Séville, distante de ·· lieues de la mer ; en 1821, elle se répandit de Tortose à Mequinenza, distante de cinquante milles dans les terres. . ···   ···   ··

D'après mes propres observations, et celles de plusieurs autres, je suis donc convaincu, 1° que la fièvre jaune, indigène dans quelques parties des Indes occidentales, et spécialement dans les Antilles, engendre une contagion de sa nature, qui de là se transporte ailleurs, ou par les individus qui en sont attaqués dans un navire, ou par des marchandises infectées, et qu'elle est apte à se communiquer et à se développer ;

2° Que cette contagion est moins difficile que celle de la peste dans des endroits ouverts, ventilés et d'un air pur ; mais que dans des chambres étroites, dans un air non renouvelé dans l'intérieur des navires, et dans une ville où on l'a laissée répandre généralement, elle se communique plus facilement que la peste elle-même, parce que l'atmosphère contagieuse, circonscrite au corps du malade et formée de ses exhalaisons, est plus étendue, plus active que dans les malades de peste, et devient alors plus meurtrière.

A Livourne, tandis que dans les maisons étroites de l'intérieur de la ville, il périssait quatre-vingts à quatre-vingt-dix personnes, de cent qui étaient attaquées, dans l'hôpital extérieur, où l'air se renouvelait constamment, où les malades étaient séparés, où il y avait de vastes corridors, où l'on faisait des fumigations de Guyton-Morveau, et où l'on mit en usage les oxides mercuriels, les limonades nitriques, il en échappa plus des deux tiers;

3° Que quelques substances sont susceptibles de retenir la contagion, tant qu'elles sont renfermées hors du contact de l'air atmosphérique, mais qu'étant moins tenaces que la peste, elles se désinfectent plus aisément et plus promptement au contact d'un air pur et renouvelé : la susceptibilité ou l'incapacité de diverses substances à retenir la contagion de la fièvre jaune paraissent suivre la loi établie pour la peste. Mais l'expérience est longue et difficile...

4° Qu'une température humide et chaude favorise son développement et sa diffusion, que le froid la modère et l'éteint. C'est pourquoi sa communication et son développement sont moins faciles dans les pays du nord. Un air peu élastique, plus chargé d'exhalaisons insalubres et ayant moins d'oxigène, favorise toutes les contagions;

5° Que toutes les substances oxigénantes, spécialement les fumigations de Smith et de Guyton-Morveau la neutralisent et la décomposent; des faits nombreux m'ont convaincu de cette vérité;

6° Et finalement, que l'air étant, non le véhicule, car

alors il ne faudrait plus de quarantaines, de lazarets et de cordons sanitaires, mais le destructeur naturel de toutes les contagions, celle de la fièvre jaune étant étrangère à l'Europe, après son extinction totale dans les lieux où elle a régné, n'y reparaîtra plus, si elle n'y est nouvellement réimportée des lieux de son origine ; bien plus, si l'on a employé d'autres mesures propres à la détourner; d'où dérive la nécessité des réserves, des précautions sanitaires, avant l'admission à libre pratique des provenances américaines.

Une loi sacrée de tous les gouvernemens contre les contagions, qui sont les ennemis les plus formidables de l'espèce humaine, et un code sanitaire universel et uniforme, est observé religieusement dans tous les ports et échelles du commerce. Voilà la seule expérience décisive qui, dans un cours d'années, peut démontrer la vérité ou la fausseté des opinions des médecins sur la fièvre jaune. Si nous sommes dans l'erreur, et que, malgré notre prévoyance, nous ayons le malheur de voir cette maladie se développer dans notre port, par des causes innées et naturelles, ces épreuves ne produiront d'autre mal qu'une charge pour le commerce de l'Amérique; mais si la vérité est pour nous, nous ne serons point coupables d'avoir, par ignorance, ou par obstination, ou par négligence, laissé nos populations exposées au danger et aux ravages. L'Europe nourrira dans son sein un fléau de moins : nous l'observerons impunément sur nos bâtimens et dans nos lazarets; nous établirons, sans contradiction et sans crainte, les preuves évidentes de sa provenance étrangère et de son caractère contagieux. Cette uniformité de système sanitaire, étant ensuite généralisée, fera disparaître toutes les irrégularités et les contradictions auxquelles donnent lieu journellement les systèmes partiels, diversifiés, arbitraires et changeans. Elle sera plus respectée, étant plus conforme à la raison et à la sécurité publique; elle favorisera le commerce, puisqu'elle aura une règle certaine à suivre; et la confiance que toutes les autorités sanitaires des gouvernemens auront en elle, sera certaine.

Guidés par ces principes, voici le système que nous avons adopté invariablement. Les bâtimens qui viennent des Antilles et des lieux du continent voisin, jusqu'au cap Fear, dans la saison où règne la fièvre jaune, qui correspond depuis le mois de mars jusqu'au mois de novembre, et ceux provenant des pays où la fièvre jaune se serait déclarée, seront soumis au régime de patente brute, qui, pour cette maladie, est, pour eux, fixée à trente jours pour les individus, à compter de l'entier débarquement des marchandises susceptibles, et à trente-cinq jours pour ces dernières, avec serine et manipulation dans le lazaret. Cette période augmente pour les bâtimens qui auraient eu, dans le cours du voyage, des morts et des malades, ainsi que pour ceux provenant d'un port voisin infecté. Après le débarquement des marchandises, le navire est désinfecté dans toutes ses parties, les hardes de l'équipage purifiées par les fumigations de Guyton-Morveau, qui se répètent au milieu de la quarantaine, et la veille de l'admission à libre pratique. On change le lest, et on lave la sentine.

Pour la patente touchée ou suspecte, ou regardée comme telle, on considère toujours telles les provenances des Antilles et de la côte limitrophe, dans la saison où la

maladie ne règne pas ordinairement, savoir de novembre
en mars, la quarantaine est alors de quinze jours pour les
individus, et de vingt pour les marchandises après leur
débarquement au lazaret, avec les précautions d'usage
pour les navires.

Pour la patente nette, qui, parmi nous, ne s'accorde
pas avec les provenances américaines, et pour les lieux
totalement exempts de soupçon de fièvre jaune, la quarantaine est de dix jours pour les personnes et de quinze pour
les marchandises susceptibles, avec débarquement au lazaret, et désinfection des navires, toujours utile et nécessaire.

. S'il arrive qu'il se déclare quelque maladie de fièvre
jaune à bord de quelque embarcation, elle reste long-
temps isolée sur la plage, sans entrer au môle; les malades
sont transportés dans le lazaret brut, dans un local séparé
fait expressément comme un lazaret dans un autre ; les
mesures sanitaires, pour les personnes, les marchandises
et le bâtiment, sont, dans ce cas, réglées suivant les
circonstances.

Vous ayant exposé franchement notre opinion sur la
fièvre jaune, les principes qui nous dirigent, et le traitement sanitaire que nous appliquons pour cette maladie,
je crois avoir satisfait aux diverses demandes contenues
dans la lettre sus-citée de l'estimable magistrature de
Marseille, dont j'apprécie infiniment les observations, si
elle voulait nous en communiquer.

J'ai l'honneur, etc.

Signé, D. G. PALLONI,

Médecin de la Faculté et membre du conseil.

Livourne, le 16 décembre 1823.

A MM. les intendans de la santé publique à Marseille.

Messieurs,

La lettre que vous nous avez fait l'honneur de nous écrire, le 24 décembre dernier, renferme diverses questions relatives au traitement des provenances suspectes ou infectées de fièvre jaune; désirant d'y répondre avec cette précision et cette loyauté qui doivent caractériser notre commun institut, nous vous dirons d'abord que, comme vous le mandez, les mesures que vous avez jusqu'à présent établies contre la fièvre jaune sont ici, ainsi que chez vous, les mêmes que celles pratiquées contre la peste, et que leur résultat a toujours été couronné d'un heureux succès; si pareils cas se renouvelaient, nous suivrions les mêmes méthodes, jusqu'à ce que de nouveaux exemples, de nouvelles observations et de nouvelles doctrines conseillassent des modifications et des changemens dans le traitement et les épreuves.

Voici nos réponses et nos solutions à chacune des questions de votre lettre.

Les navires suspects de fièvre jaune et porteurs de patentes brutes, sont soumis à l'entier débarquement de leurs marchandises dans le lazaret, comme ceux qui sont suspects de la maladie contagieuse.

Les marchandises et effets desdits navires, qui ont eu ou qui peuvent être fortement soupçonnés d'avoir eu la fièvre jaune ou toute autre maladie contagieuse dans leur bord, sont soumis à une purge de la plus grande rigueur, avec les règles suivantes:

Les marchandises sont exposées à l'air et manipulées journellement par les porte-faix ou les personnes chargées

de les faire sereiner, pendant toute la durée de la quarantaine.

Les vêtemens des équipages, les linges et tous autres
effets susceptibles qui ne peuvent dépérir en les trempant
dans l'eau bouillante, et en les lessivant, y sont soumis
pendant plusieurs jours ; ils sont ensuite mis au grand air,
parfumés fréquemment, et manipulés pendant toute la
quarantaine.

On lave dans l'eau bouillante tous les objets et ustensiles non susceptibles, vases de terre, de métal, de
verre, et autres.

Tous les autres objets susceptibles, qu'une simple immersion ne gâterait pas, sont trempés pendant plusieurs
jours dans l'eau de la mer mise à cet effet dans des baquets ou bassines, et sont ensuite parfumés, ventilés et
manipulés comme les autres effets qui auront été plongés
dans l'eau bouillante.

Finalement, les draps, les habits et les autres susceptibles qui ne pourraient pas supporter l'eau bouillante ou
l'immersion sans être détériorés, sont mis à l'évent et
exposés au grand air ; il leur est administré des fumigations fortes et réitérées de Guyton-Morveau, on les bat
avec des verges pendant huit à dix jours ; ils sont ensuite
manipulés à bras nus par les porte-faix ou les employés
à la sereine, pendant le restant de la quarantaine.

Les livres et les papiers qu'il importe de conserver, sont
dépouillés de toute ligature et fil susceptible ; on les purge
feuille par feuille avec de forts parfums.

Les grains dont lesdits navires peuvent être chargés,
ne se retirent pas du bord à terre, mais ils se transportent
au lazaret, où, pendant un certain temps, on les laisse

exposés à l'air, en les vannant journellement pour en
séparer toutes les guenilles et autres susceptibles qui
pourraient y être mêlés. Après cette purge, ils sont retirés
du lazaret à la disposition des propriétaires.

Avant de donner la libre pratique, que précède toujours une inspection rigoureuse des médecins pour s'assurer de la parfaite santé des individus, le navire,
entièrement vide, est lavé dans tout l'intérieur avec l'eau
de la mer et de la chaux. Il est exploré partout avec une
torche enflammée pour brûler les fragmens de susceptible
qui auraient pu y rester, et on les parfume fortement
avec du soufre, ce qui est répété de temps à autre dans le
cours de la quarantaine.

La durée de la quarantaine des navires à patente brute,
est, sans aucune diminution, de quarante jours, tant
pour le navire que pour les individus; les marchandises
et les effets, néanmoins, suivent la gravité des soupçons
et des circonstances qui ont précédé son arrivée, ou qui
peuvent être survenus après. On renouvelle quelque période de réserve pour qu'il ne reste aucun doute sur la
désinfection générale et absolue avant de l'admettre à
libre pratique.

Il n'est arrivé dans notre port aucun navire ayant à bord
des individus attaqués de la fièvre jaune; mais comme
les mesures qui furent exercées à l'égard des navires arrivés avec soupçon de cette infection de leurs équipages
et de leurs marchandises, furent les mêmes que celles qui
sont pratiquées pour les navires soupçonnés de peste, il
n'en serait pas autrement pour les individus atteints de
la fièvre jaune, à l'égard desquels on exercerait les mêmes

précautions en ce qui concerne la partie préservative (en se référant, pour la partie curative, aux doctrines et aux observations de la Faculté). Ces précautions consistent dans l'isolement absolu du malade de tout autre individu, même faisant partie de l'équipage; dans le placement, auprès du malade et pour l'assister, d'un porte-faix en qualité d'infirmier, sous la surveillance immédiate d'un gardien également séparé, non-seulement pour diriger le meilleur service du malade, mais encore pour l'apprêt des alimens, des remèdes et autres à lui fournir, et pour prévenir que, dans les visites indispensables des médecins, il ne survienne quelque accident ou contact qui puisse compromettre les intérêts généraux de la santé publique; bien entendu que tout individu, médecin, chirurgien ou prêtre, désigné par le magistrat pour donner des soins et des secours au malade, et séjournant dans l'intérieur du lazaret, serait toujours, à son entrée dans la chambre du malade, vêtu d'habillemens goudronnés, et ne s'en approcherait qu'avec les réserves prescrites pour prévenir le danger du contact.

Les navires porteurs de patentes suspectes de fièvre jaune, provenant d'Amérique, sont soumis dans ce port à quarantaine de vingt-huit jours, lorsqu'ils ont des marchandises susceptibles, et de vingt-un jours, lorsqu'ils n'en ont point. Ceux de patente nette suivent la même proportion, et font vingt-un jours ou quatorze jours de quarantaine, suivant la nature de leur chargement. Les périodes de ces quarantaines pour les patentes nettes varient et se modifient en plus ou moins, suivant les circonstances.

Charmé de correspondre avec vous, messieurs, pour

satisfaire à vos demandes, je saisis cette occasion de vous renouveler l'assurance de ma parfaite estime.

Le magistrat impérial et royal de santé maritime,

A Venise, le 10 janvier 1824.

Signé DANTE et BONTEMPI, secrét.

L'intendance sanitaire de Marseille, satisfaite des renseignemens qu'elle avait reçus, se hâta de remercier, par ses lettres des 17 décembre 1823, 3 et 23 janvier 1824, les administrations de Trieste, de Gênes, de Venise et de Livourne, et l'on pourra juger des sentimens qui les lui dictèrent, par celle qui fut écrite au gouverneur de cette dernière ville, et qui contient une profession de foi si robuste, au sujet de la nouvelle contagion.

Marseille, le 3 janvier 1824.

Monsieur le gouverneur,

Nous avons reçu la lettre extrêmement obligeante que vous nous avez adressée le 15 décembre dernier, accompagnée du mémoire très-lumineux sur la fièvre jaune de M. le docteur Palloni, médecin de votre administration sanitaire.

Les observations précieuses que ce mémoire renferme, le développement des conséquences qui en sont la suite, et le détail des précautions indiquées pour se garantir des atteintes de ce fléau dévastateur ont été appréciés par cette intendance, et accueillis avec d'autant plus de satisfaction qu'elle y a reconnu les mêmes principes qui la dirigent. Il est en effet bien consolant de voir que nous oppo-

sons les mêmes armes que vous, monsieur le gouverneur,
à cet ennemi du genre humain, malgré la fâcheuse diver-
gence qui divise les médecins et les savans sur la nature
de ce nouveau fléau.

Vous dire, monsieur le gouverneur, que les mêmes
principes nous dirigent, c'est aussi vous dire que les précautions que nous avons adoptées contre le fièvre jaune
sont les mêmes que celles dont vous faites usage. Nous
soumettons à la quarantaine de trente jours après le débarquement, les provenances d'Amérique en patente
brute, et à toutes les conditions qui en sont la conséquence.

Pour les patentes suspectes, la quarantaine est plus ou
moins longue, selon les saisons et l'état sanitaire de l'équipage.

Quant aux patentes nettes, elle est de sept, de dix ou
de quinze jours, avec cette différence seulement que vous
les soumettez au débarquement du susceptible, et que
nous avons cru jusqu'ici pouvoir éviter cette charge au
commerce.

Du reste, nous nous occupons dans ce moment d'un
travail relatif à tout ce qui a rapport aux précautions à
prendre contre la fièvre jaune, et peut-être soumettrons-
nous aussi au débarquement, même les provenances en
patente nette.

Signés :

Pour corroborer de plus en plus, et sanctionner en
quelque sorte la législation suivie dans les lazarets de
la méditerranée, au sujet des mesures qui y sont en vigueur contre l'invasion de la fièvre jaune, j'ai pensé de-

voir joindre à l'opinion et à la pratique des autorités ci-dessus mentionnées un extrait de la note et du rapport lus, il y a quelques mois, par MM. Moreau de Jonnès et Dupuytren, à l'académie des sciences; pièces qui ont obtenu l'approbation de ce corps savant, et qui établissent d'une manière si irréfragable le même point de doctrine sanitaire.

« Après avoir rappelé plusieurs faits sur la contagion de la fièvre jaune, M. Moreau de Jonnès les résume, en faisant voir que cette même question qu'on regarde aujourd'hui comme nouvelle, a été résolue affirmativement après une enquête, un examen, un rapport et une discussion approfondie, en 1802, par la Faculté de Montpellier, ayant pour rapporteur le célèbre physiologiste Dumas ;

En 1817, par la faculté de médecine de Paris, ayant pour rapporteur le célèbre et illustre docteur Hallé ;

Dans la même année, par le jury sanitaire, sous la présidence du ministre de l'intérieur, (M. Laîné) ;

En 1817, par la commission des colonies ;

En 1820, par la commission centrale sanitaire, composée de vingt-quatre membres pris dans toute l'étendue du royaume ;

En 1822, par le conseil supérieur de santé ;

Et enfin, dans la même année, par une loi de l'état, et par deux ordonnances du roi délibérées chacune en trois conseils (1). »

(1) *Notice sur les enquêtes officielles constatant la contagion de la fièvre jaune et de la peste.* — Six enquêtes faites pareillement en Angleterre en 1805, 1819, 1823, deux en 1824, et la dernière en 1825, par le conseil privé du roi, la chambre des

Trois mois après la lecture de cette note, M. Dupuytren,
au nom d'une commission composée de MM. Portal, Ma-
gendie, Chaussier, Duméril, et C., chargée de l'examen
du mémoire de M. Costa sur la non-contagion de la fièvre
jaune, s'exprima ainsi : « La commission, dit-il, n'a pas
jugé que M. Costa ni les autres non-contagionistes aient
fourni des preuves suffisantes de leur opinion. Or, les mesures sanitaires, adoptées depuis si long-temps, ne devaient
évidemment être abrogées que lorsqu'il serait mathéma-
tiquement démontré que la contagion n'est qu'une chi-
mère. Il faut donc les maintenir. — Quant aux vaisseaux
infectés, soit qu'on les considère simplement comme des
marais flottans, soit qu'on y voie des foyers de contagion,
il est prudent de garantir les populations saines de toute
communication avec eux. Les quarantaines doivent donc
aussi être maintenues ; mais il faudrait faire en sorte
qu'elles eussent toujours lieu à terre, ou au moins à bord
de bâtimens spacieux et d'une salubrité bien éprouvée.
Les lazarets n'offrent d'autre inconvénient que d'apporter
des entraves au commerce ; mais cet inconvénient ne
saurait être mis en balance avec les dangers qui pourraient
résulter de leur suppression ; et de tout ce qu'on leur re-
proche, on ne peut rien conclure contre leur utilité. »

Enfin, je n'ajouterai plus qu'une seule considération qui
est d'un intérêt purement politique. Que l'on jette un
coup d'œil sur les villes à lazarets de la Méditerranée, et
l'on verra que leur prospérité commerciale s'est toujours

communes, les parlemens et la société royale de Londres ont
constaté, jugé et déclaré que la peste, la fièvre jaune et d'autres
maladies éminemment dangereuses, peuvent être importées et
transmises tant par les choses que par les personnes

rattachée à l'origine et à la perfection de ces sortes d'établissemens. Que l'on compare le mouvement de Marseille, tel qu'il est aujourd'hui, à ce qu'il était il y a plusieurs siècles, lorsque la peste y était pour ainsi dire en permanence. Son commerce maritime ne répond-il pas d'une manière bien péremptoire aux vaines déclamations de ses faux et imprudens amis, qui hurlent sans cesse contre les mesures sanitaires, lorsqu'il peut leur présenter les richesses et les valeurs que lui apportent chaque année sept à huit mille bâtimens, tandis qu'il y a à peine un demi-siècle que le nombre de ces navires ne s'élevait qu'à un huitième environ de ceux d'aujourd'hui.

Ainsi, le régime sanitaire, loin de nuire au commerce, l'enrichit; et, je le répète, Marseille ne doit son agrandissement et sa prospérité qu'à son lazaret. Sa décadence et sa ruine seront certaines du moment que son code à quarantaine sera modifié ou détruit. C'est là le livre d'or des négocians et des propriétaires. Il faudrait donc être insensé pour y toucher; d'ailleurs que deviendraient en pareils cas les provenances de Marseille ou pays étrangers.

CHAPITRE ADDITIONNEL.

De l'emploi des chlorures d'oxide de sodium et de chaux, comme moyen désinfectant et antipestilentiel, dans les prisons, les hôpitaux et les lazarets.

L'EMPLOI du vinaigre et des fumigations aromatiques a été, jusqu'à la découverte de Guyton-Morveau, une pratique constante et populaire pour combattre et arrêter tout à-la-fois les ravages des grandes épidémies. Le monde savant connaît les belles expériences du célèbre chimiste de Dijon, ainsi que l'empressement et l'enthousiasme qui firent adopter si généralement, dans les hôpitaux, sa méthode désinfectante. Fourcroi eut le bonheur de renchérir encore sur la découverte de son collègue, en rendant les fumigations de ce dernier plus actives, au moyen du manganèse. Smith, à son tour, préconisa en Angleterre les fumigations nitriques, et reçut une récompense nationale de près de quatre cent mille francs pour cette utile invention.

Je ne puis oublier que les vapeurs sulfureuses ont été aussi placées, de temps immémorial, au rang des substances propres à purifier l'air; et elles peuvent, sans contredit, le disputer en ancienneté à toutes les inventions modernes,' puisque Homère fait mention du soufre brûlé comme d'un puissant agent désinfecteur (1).

Je. ne parlerai point ici des substances employées dans les lazarets de l'Europe, et notamment dans celui de Marseille, pour la purge des marchandises infectées, et qui, d'après l'ordre du gouvernement, furent remplacées, il y a vingt ans, par les fumigations guytoniennes. J'aurai occasion de revenir bientôt sur cet objet, dans mon *Précis historique du lazaret de Marseille, et des maladies contagieuses qui y ont été introduites depuis* 1383, *époque de sa fondation.* C'est sous l'empire de ces différens modes désinfecteurs, que l'hygiène et la médecine pratique vivaient depuis tant de siècles, comptant tantôt sur des succès réels, tantôt sur des résultats complètement nuls, lorsqu'un nouveau bienfaiteur de l'humanité, sans autre mobile que l'amour du bien public, est venu, à l'aide d'une combinaison chimique simple, mais beaucoup plus puissante que les anciennes, s'associer modestement à la gloire de ses illustres prédécesseurs. En faisant connaître au public l'heureux emploi des chlorures d'oxide de sodium et de chaux, sous le rapport hygiénique et thérapeutique, M. Labarraque a éclipsé la renommée du célèbre Jenner, puisque ce dernier n'a fait qu'une découverte qui n'est le plus généralement utile qu'à l'enfance, tandis que le chimiste français a travaillé pour tous les âges, et a surtout indiqué les moyens de conserver les

(1)   Οἷσι Θέειον, γρηΰ, κακῶν ἄκος, οἷσι δέ μοι πῦρ,
Ὄφρα Θειώσω μέγαρον....

Femme âgée (dit Ulysse), apporte-moi du soufre et du feu pour dégager l'air de ses poisons, et pour purifier ce palais.

Odyssée, traduction de Bitaubé, liv. XXII

populations agglomérées de nos grandes villes manufac-
turières le plus souvent exposées à un si grand nombre de
causes d'infection. Aussi l'emploi des chlorures se répand
chaque jour dans le mode médical et dans les usages
domestiques. Des praticiens célèbres ont déjà obtenu dans
les hôpitaux de la capitale les plus éclatans succès, et le
gouvernement n'oublie rien pour en favoriser l'introduction dans les établissemens publics. On se convaincra
facilement de la vérité de ces faits, en lisant le mémoire
que M. Labarraque a publié en 1825, et qui a pour titre :
*De l'emploi des chlorures d'oxide de sodium, et de
chaux* (1). Les faits remarquables qu'il renferme font
pressentir l'importance de tous ceux qui pourraient encore
y être ajoutés à la suite de nouveaux essais. C'est pour
contribuer personnellement à répandre de plus en plus
l'usage des chlorures, et à les faire adopter dans les hôpitaux et les lazarets étrangers, que je crois devoir rappeler
ici la faveur signalée que leur accorde son excellence le
ministre de l'intérieur, par la publication de la lettre
écrite par son ordre à l'intendance sanitaire de Marseille,
relativement aux expériences à faire avec ce désinfectant
dans le lazaret de cette ville (2).

(1) A Paris, chez l'auteur, rue Saint-Martin, n° 69, et chez
les principaux libraires de la France.

(2) *A MM. les intendans de la sante publique, à Marseille.*

Paris, 19 août 1825.

Messieurs,

J'ai l'honneur de vous adresser un rapport qui a été fait au mois
d'avril dernier, au conseil supérieur de la santé, par M. le docteur
Pariset, l'un de ses membres, sur les nouveaux procédés de désinfection, découverts par M. Labarraque, pharmacien à Paris.

Les expériences ordonnées par ce ministre ont eu lieu. La commission nommée *ad hoc* les a consignées dans un rapport auquel je crois être d'autant plus autorisé à donner aujourd'hui de la publicité, que son excellence l'a communiqué à l'Académie des Sciences, dans sa

Le conseil m'ayant exprimé le désir que ce rapport vous fût communiqué, afin que vous pussiez faire faire dans le lazaret de Marseille les expériences qui y sont indiquées ; il y a long-temps que j'aurais rempli ce désir, si la circonstance de l'arrivée à Paris de M. Robert, médecin du lazaret, ne m'eût engagé à différer l'envoi dont il s'agit.

J'ai pensé avec raison, je crois, que M. Robert, dont j'ai été à portée d'apprécier l'excellent esprit, serait disposé à se mettre en rapport avec M. Labarraque, durant son séjour dans la capitale, qu'il aurait par là de fréquentes occasions de prendre connaissance de ses formules et de ses procédés, et qu'il en pourrait ainsi diriger l'application d'une manière plus utile, à son retour à Marseille.

Comme le départ de M Robert doit avoir lieu incessamment, j'ai jugé le moment opportun pour vous entretenir de cette affaire.

L'emploi des chlorures de M. Labarraque n'est plus une chose très-nouvelle, des expériences multipliées en ont démontré l'utilité d'une manière victorieuse, et tout porte à croire qu'il doit être puissant pour prévenir la propagation de la peste et de la fièvre jaune. Je n'ai pas besoin d'après cela de recommander à votre attention, l'objet du rapport que je vous adresse, votre constante sollicitude pour les intérêts de la santé publique, m'est un sûr garant de l'empressement avec lequel vous accueillerez une découverte qui tend à leur donner des nouvelles garanties. Je me borne à vous prier de me faire connaître, le plus tôt possible, le résultat des expériences désirées.

Agréez, MM., l'assurance de ma considération distinguée,

Pour le ministre, le directeur,

Signé T. DE BOIS-BERTRAND.

séance du 3 février dernier. Je pense donc que c'est remplir tout à la fois les vues du gouvernement, satisfaire aux vœux des amis du bien public, et favoriser la propagation d'une découverte encore peu connue, que d'insérer dans ce chapitre le texte littéral de ce rapport. Les grandes vues sanitaires qu'a émises la commission chargée des expériences précitées seront toujours, je n'en doute point, aux yeux des savans de toutes les nations, un monument authentique de son zèle, et du désir ardent qu'elle a manifesté pour faire triompher la nouvelle méthode, pour diminuer la masse des maux de l'humanité, parce qu'il est admis en principe, dans tout ordre social régulièrement policé, que les grands objets d'utilité générale appartiennent de droit à la civilisation européenne.

RAPPORT

De la commission chargée par l'intendance sanitaire de Marseille de faire des expériences sur l'emploi des chlorures d'oxides de sodium et de chaux, dans le lazaret de Marseille, à MM les intendans de la santé publique.

Messieurs,

L'importante découverte de M. Labarraque, pharmacien à Paris, pour l'emploi des chlorures d'oxides de sodium et de chaux, comme moyen désinfectant, a excité, d'une manière particulière, l'attention du gouvernement et de toutes les sociétés savantes, dont la constante sollicitude et les lumières se portent continuellement sur tout ce qui peut être utile à l'humanité. Les résultats heureux qu'on a obtenus pour détruire les émanations fétides et putrides, et toutes les odeurs malsaines qui s'élèvent des corps organiques en putréfaction, ont suggéré à M. Labarraque l'idée d'utiliser, dans le lazaret de Marseille, les chlorures d'oxides de sodium et de chaux pour la purification des hardes et des marchandises contagiées, et lui font présumer qu'on l'emploierait aussi avec avantage pour la destruction des principes contagieux de la peste, de la fièvre jaune et des autres maladies contagieuse. Son Excellence le ministre de l'intérieur, par sa lettre du 19 août 1825, a jugé convenable de vous en faire part, et de vous engager à faire des expériences à ce sujet, en vous envoyant le rapport de M. le docteur Pariset au conseil supérieur de santé, d'après lequel nous étions fondés à attendre les résultats les plus avantageux.

Portés comme vous êtes à saisir toutes les occasions qui peuvent introduire des améliorations dans votre administration, et ne désirant rien tant que d'avoir des moyens aussi également puissans, plus prompts et plus économiques que ceux que vous avez employés jusqu'à ce jour avec tant d'efficacité, pour éloigner de vos concitoyens les fléaux redoutables de la peste et de la fièvre jaune, vous avez chargé vos commissaires aux parfums, MM. Félix Anthoine et Lazar Estien, de réunir une commission qui a été formée, avec eux, de MM. Labrie, Robert, Ducros, Martin, médecins et chirurgiens du lazaret, Combaz, pharmacien du lazaret, Laurens, pharmacien, Rougier, chimiste, et Robert neveu, *D. M. P.*, *secrétaire*, à l'effet d'examiner l'emploi qu'on pourrait faire, dans votre lazaret, des chlorures d'oxides de sodium et de chaux.

Cette commission a senti toute l'importance de ses fonctions; elle a mûrement examiné tous les résultats avantageux que vous pourriez retirer de la découverte de M. Labarraque; a consacré plusieurs séances, soit à faire des expériences, soit à discuter, dans le seul intérêt du bien public les avantages et les inconvéniens qu'il y aurait à employer ces moyens désinfectans dans le lazaret de Marseille, et aujourd'hui elle a l'honneur de vous présenter le résultat de toutes ses recherches.

D'abord la commission ne pouvait pas ignorer combien

étaient efficaces les chlorures de chaux et d'oxide de sodium, toutes les fois qu'il s'agit de détruire des émanations putrides et infectes; des expériences nombreuses
ont été faites à ce sujet Ainsi, on a vu M. Labarraque
désinfecter, en août 1822, dans le village de Clichy, en
présence des commissaires envoyés par le conseil de salubrité et la société d'encouragement pour l'industrie
nationale, plus de mille ventres de bœufs entassés dans
des tonneaux et dans un état de putréfaction avancée; des
cadavres ensevelis depuis long-temps ont été exhumés, et
l'odeur horriblement puante qu'ils répandaient a été détruite par le chlorure de chaux. A la Morgue, à Paris, on
s'en sert avec le plus grand avantage pour détruire les
odeurs fétides qui s'élèvent dans cet établissement. Des
expériences nombreuses ont encore prouvé, de la manière
la plus positive, que les chlorures d'oxides de sodium et
de chaux sont spécifiques pour annihiler les émanations
des fosses d'aisances, et préserver de tout accident les
ouvriers employés à curer ces fosses, les égouts et autres
lieux où se trouvent en putréfaction des matières organiques. D'autres expériences, faites dans les salles de
dissection, les salles d'hôpitaux, ont conduit à des résultats aussi favorables et aussi péremptoires. La commission
n'a donc pas dû s'occuper de l'emploi des chlorures dans
ces divers cas; elle a pensé qu'ils avaient été jugés efficaces d'une manière irrévocable, et que les distinctions
honorables qu'avait obtenues M. Labarraque de la Société
d'encouragement pour l'industrie nationale, qui lui accorda, en 1822, un prix de deux mille francs, et de
l'Académie des Sciences, qui lui a décerné, le 29 juillet
dernier, dans sa séance publique, un prix de trois mille

francs, suffisaient pour constater l'utilité de sa découverte.

La commission a donc porté plus spécialement ses vues sur l'emploi des chlorures d'oxides de sodium et de chaux, lorsqu'il s'agit de purifier les navires, les hommes et les marchandises soupçonnés de recéler des germes contagieux : elle a souvent regretté de ne pouvoir pas résoudre, d'une manière positive, toutes les questions qui se sont présentées à sa pensée, parce qu'elle s'est trouvée dans l'impossibilité de faire des expériences à ce sujet.

La première question qui s'est présentée à elle est la suivante :

Peut-on employer dès aujourd'hui, dans le lazaret de Marseille, les chlorures d'oxides de sodium et de chaux pour la purification des lettres de commerce et du gouvernement, au lieu de les immerger dans le vinaigre comme on l'a fait jusqu'à présent ?

La commission, considérant que les fumigations avec l'acide muriatique ou hydrochlorique ont été employées souvent sans aucun inconvénient pour la purification des lettres du gouvernement ; considérant que les chlorures ne doivent pas avoir d'autre manière d'agir, que seulement leur action doit être plus active et plus sûre, en raison de la plus grande concentration du principe destructeur des miasmes, et de la plus facile pénétration du liquide qui les contient dans tous les replis des lettres, aurait décidé de suite cette question par l'affirmative, si des considérations importantes n'étaient venues l'arrêter dans son jugement ; elle a réfléchi que l'écriture des lettres plongées dans des dissolutions chlorurées serait immanquablement attaquée, et qu'alors il y aurait des inconvé-

niens à employer un pareil moyen, quelque efficace qu'il
. fût. Elle a fait les expériences suivantes pour connaître
dans quelles proportions les dissolutions des chlorures
dans l'eau n'attaqueraient pas l'écriture.

Des lettres simples et doubles, étiquetées N° 1, ont été
plongées dans un mélange d'une partie de chlorure de
chaux sur deux cents parties d'eau.

La même opération a été faite, dans une dissolution
d'une partie de chlorure de chaux et cent cinquante
parties d'eau, sur des lettres simples et doubles étiquetées N° 2.

Enfin, une troisième expérience a eu lieu, dans
une dissolution d'une partie de chlorure de chaux et cent
parties d'eau, sur des lettres simples et doubles étiquetées N° 3.

On a ensuite opéré sur le chlorure d'oxide de sodium de
la manière suivante :

On a mêlé une partie de chlorure d'oxide de sodium
liquide, tel qu'il a été envoyé par M. Labarraque,
à cent parties d'eau, et on y a immergé la lettre N° 12.

La lettre N° 13 a été plongée dans un mélange d'une
partie de chlorure d'oxide de sodium sur cinquante parties
d'eau.

Enfin, on a terminé ces expériences en mettant la
lettre N° 14 dans un mélange de parties égales de chlorure d'oxide de sodium et d'eau, quoiqu'on prévît d'a-
vance le résultat qui ne manqua pas d'avoir lieu.

Toutes ces lettres ont demeuré plongées dans ces différentes dissolutions pendant deux minutes et demie, en ont
été retirées en les exprimant fortement entre les mains,
et on les a laissées sécher naturellement.

.. Deux jours après, on a procédé à leur examen.

Les lettres qui avaient été plongées dans une partie de chlorure de chaux et cent parties d'eau, ont présenté une altération très-sensible dans l'écriture, quelques lettres effacées et divers mots peu lisibles. L'écriture de celles qui avaient été soumises à l'action d'une partie de chlorure de chaux sur cent cinquante d'eau, a été très-lisible et non altérée ; on a trouvé que l'écriture des lettres qui avaient été plongées dans une partie de chlorure de chaux sur deux cents parties d'eau, présentait une altération peu sensible ; l'encre était légèrement jaunie. D'où il résulte que, dans ce dernier cas, où il existait une plus forte proportion d'eau que dans le cas précédent, l'écriture était cependant plus altérée, ce qu'on ne peut attribuer qu'aux qualités différentes des encres employées.

On peut faire le même raisonnement pour les deux cas suivans, où un mélange d'une partie de chlorure d'oxide de sodium sur cinquante parties d'eau n'a pas altéré l'écriture des lettres qui y ont été plongées, tandis que celles qui ont resté dans un mélange de chlorure d'oxide de sodium, sur cent parties d'eau, ont éprouvé une légère altération dans l'écriture, et l'encre a été jaunie. Enfin, les lettres plongées dans parties égales d'oxide de sodium et d'eau, ont présenté, comme chacun l'avait prévu, une écriture entièrement effacée.

Après avoir fait un examen approfondi et raisonné de ces diverses expériences, la commission a décidé à l'unanimité, que, ne pouvant employer qu'une proportion infiniment petite de chlorure d'oxide de sodium ou de chaux, pour ne pas altérer ni détruire l'écriture des lettres, on ne peut pas avoir, jusqu'à ce jour et jusqu'après des expériences ultérieures que la commission désire, une garantie certaine pour la purification entière et complète de ces mêmes lettres, et qu'il est plus prudent de maintenir, en attendant, l'ancienne immersion dans le vinaigre, qui a en sa faveur une expérience plus que séculaire.

La commission a décidé qu'on laverait l'intérieur des navires et qu'on y ferait des arrosages avec une dissolution de chlorure de chaux, lorsqu'ils sont atteints de contagion ou suspects, au lieu de faire ces opérations avec l'eau de chaux.

Elle a de même résolu d'obliger les capitaines de faire des arrosages avec le chlorure de chaux, lors de l'ouverture des écoutilles.

Ces différentes opérations se feront avec une partie de chlorure de chaux dissous dans quinze parties d'eau.

. Les chlorures d'oxides de sodium et de chaux peuvent-ils remplacer avec avantage les fumigations guytoniennes, lorsqu'on y a ajouté l'oxide de manganèse, envers les passagers non malades qui purgent leur quarantaine au lazaret ?

Telle a été une des questions soumises à une longue et profonde discussion. La commission a considéré que les fumigations guytoniennes se font toujours mal par rapport aux incommodités qu'elles occasionent à ceux qui y sont exposés, car le chlore gazeux est un des corps qui agissent sur l'organe respiratoire de la manière la plus désagréable et souvent la plus nuisible, ce qui est cause que toujours ces fumigations se font mal, et que souvent on ne les fait pas du tout. Elle a cru devoir les remplacer par des aspersions avec l'eau chlorurée, persuadée qu'elles ont beaucoup plus d'efficacité que les premières, puisque la substance active des unes et des autres est la même, et que tout fait présumer, au contraire, que son effet est plus prompt de la manière dont l'emploie M. Labarraque, et n'a pas d'inconvéniens, car les chlorures d'oxides de sodium et de chaux n'exercent aucune action désagréable et nuisible sur l'organe respiratoire. Un autre grand avantage qu'ils ont sur les fumigations guyttoniennes, c'est que les métaux les plus polis, tels que le cuivre, le fer et l'acier, ne sont nullement attaqués. Cette propriété est constatée par le rapport de M. Pariset au conseil supérieur de santé, et chacun sait que les vapeurs de chlore, quelqué disséminées qu'elles soient, attaquent et détériorent tous les métaux usuels.

On est convenu que chaque jour on arroserait, avec une dissolution faite avec une partie de chlorure de chaux sur trente parties d'eau, l'appartement des personnes en quarantaine, et que, les derniers jours de la quarantaine, on ferait deux aspersions par jour au lieu d'une.

Les hardes de ces mêmes passagers, qui restent quinze jours en sereine pour être purifiées, seront soumises, pendant ce temps, à l'action d'une dissolution de chlorure de chaux, dans les mêmes proportions que dans le cas précédent, par le moyen de baquets évasés qu'on placera immédiatement au-dessous d'elles.

Comme il y avait à craindre que ces hardes, faites avec des étoffes de diverses couleurs soumises à l'évaporation des dissolutions chlorurées, ne fussent attaquées dans leur couleur ou leur tissu, M. Combaz a été chargé de faire des expériences à ce sujet, desquelles il est résulté que des échantillons d'étoffes de laine, de coton et de soie diversement colorées, exposés pendant quinze jours à l'évaporation, à froid, d'une dissolution d'une partie de chlorure de chaux sur trente parties d'eau et même sur quinze parties d'eau, n'ont présenté aucune altération dans leur tissu ou leur couleur, quoiqu'elles ne fussent placées qu'au-dessus d'un demi-mètre du baquet contenant la dissolution chlorurée, et que l'expérience ait été faite en un lieu humide, pour favoriser l'évaporation du chlorure et faciliter son action.

La commission a ensuite décidé qu'on ferait, dans les appartemens des personnes malades d'une affection non suspecte de contagion, les mêmes aspersions d'eau chlorurée qu'on est convenu de faire dans les appartemens des passagers non malades. A plus forte raison, comme moyen désinfectant, la commission vous propose de faire évaporer des dissolutions de chlorures de chaux dans les appartemens des malades atteints de contagion.

On a ensuite agité la question suivante :

Les personnes suspectes de contagion, ou qui ont été atteintes de peste, les chirurgiens quarantenaires, les gardes de santé qui ont soigné les malades pestiférés, peuvent-ils être purifiés par les bains chlorurés, et ces bains peuvent-ils remplacer les lotions avec le vinaigre ?

La commission, pensant que les lotions avec le vinaigre ne peuvent jamais atteindre toutes les parties du corps, et que celles qui échappent à ce lavage sont, sans aucun doute, les plus capables de renfermer quelque levain contagieux, tels que les plis de l'aine, les aisselles et autres lieux aussi cachés; persuadée, d'ailleurs, que des bains dans des dissolutions chlorurées, en agissant d'une manière plus immédiate sur toute la surface du corps, dont aucune partie n'échappe à l'action du moyen désinfectant, et portant aussi, comme antiseptiques, leur action sur la respiration, a décidé qu'on remplacerait les lotions avec le vinaigre qu'on faisait faire ordinairement aux pestiférés immédiatement après la cicatrice des bubons, par un bain dans une dissolution chlorurée, bain qu'on renouvellera avant la sortie des malades du lazaret, soumettant aux mêmes immersions les chirurgiens quarantenaires et les gardes de santé.

Elle a de même décidé de soumettre à l'action d'un bain chloruré toutes les personnes faisant partie de l'équipage d'un bâtiment contagié, ou avec patente brute; et pour que la tête et le visage, qui ne peuvent être plongés dans le bain, n'échappent pas à son action, on les fera laver avec une éponge. On avait d'abord pensé de les soumettre à l'action de ce bain, immédiatement après leur arrivée à Pomègue, mais réfléchissant ensuite que si ce bain avait la propriété de détruire en eux le germe contagieux qu'ils pourraient recéler, et l'aptitude à communiquer une maladie pestilentielle, ils inspireraient une fausse sécurité, parce qu'ils seraient dans le cas de recouvrer cette aptitude en débarquant des marchandises contagiées non encore soumises à l'action du préservatif; la commission est d'avis que le bain doit être prescrit immédiatement après le débarquement des marchandises, et renouvelé huit jours avant la sortie de quarantaine.

La commission, craignant que les effets appartenant à l'équipage des vaisseaux qui ont eu des pestiférés à bord, ou qui ont patente brute, ne fussent détériorés par leur immersion dans des dissolutions chlorurées, a décidé qu'on les immergerait dans l'eau simple, pour les purifier, et être ensuite soumises à l'évaporation à froid des dissolutions chlorurées. Cependant on pourra laver le linge avec l'eau chlorurée, sans craindre de le détériorer.

Mais les effets et hardes appartenant à des personnes qui ont été atteintes de la peste et de la fièvre jaune, continueront à être brûlés, l'immersion dans les dissolutions chlorurées ne présentant pas assez de garantie, à cause du défaut d'expériences à ce sujet.

L'attention de la commission s'étant portée sur les moyens qu'on emploie à bord des bâtimens de commerce pour maintenir la salubrité et détruire toutes les émanations malsaines qui peuvent s'élever d'endroits aussi resserrés, a pensé que l'obligation dans laquelle sont les capitaines marins, d'avoir dans les coffres de médecine que le gouvernement leur prescrit de porter, toutes les substances nécessaires pour faire les fumigations guytoniennes, était une mesure à peu près illusoire. En effet, ces fumigations ne peuvent être confiées qu'à des personnes tout-à-fait étrangères à la médecine et à la chimie, puisque, par une décision ministérielle, les armateurs ne sont pas obligés d'avoir des chirurgiens à leurs bords, à moins qu'ils n'aient vingt hommes d'équipage, disposition qu'ils ont toujours les moyens d'éluder; en conséquence, elles sont mal faites, ou ne le sont pas du tout, par rapport aux incommodités qu'elles occasionent, incommodités qui, d'ailleurs, peuvent souvent rendre ce moyen plus nuisible qu'utile. D'après ces considérations, on a proposé de substituer à ces substances propres à dégager le chlore, des flacons de chlorure, avec des instructions nécessaires pour les employer. La commission, persuadée que nulle considération ne peut être dans le cas d'empêcher l'emploi de ce moyen désinfectant, puisqu'il n'est nullement incommode, très-économique, plus sûr et plus

actif que les fumigations, a adopté unanimement cette
proposition, et a décidé que l'intendance sanitaire serait
invitée à transmettre à S. Exc. le ministre de la marine,
le vœu émis par la commission, pour remplacer à bord
des bâtimens de commerce qui sont en mer, les fumigations guytoniennes, par l'évaporation permanente et des
arrosages de dissolutions chlorurées. Par ce moyen, toutes
les émanations malsaines, qui doivent nécessairement s'é-
lever dans les bâtimens, seront à l'instant neutralisées, et
ne compromettront plus la santé de l'équipage, qui se trouvera ainsi garanti des maladies typhodes, auxquelles il se
trouve si souvent exposé, puisqu'elles naissent toujours
dans les lieux peu aérés, resserrés, et où sont réunis plusieurs individus.

La commission, prévoyant quelle peut être l'utilité des
chlorures d'oxides de sodium et de chaux, comme moyen
préservatif des maladies contagieuses; prévoyant qu'ils
peuvent être employés avec succès pour en arrêter la
propagation, les guérir et les rendre moins meurtrières,
regrette beaucoup de ne pouvoir vous soumettre aucune
expérience qui puisse constater l'avantage des chlorures
dans ces cas. Ce moyen n'ayant pu être employé dans la
dernière peste, introduite au lazaret, les précautions et
les mesures sanitaires que vous faites observer avec tant
de rigueur sont si efficaces, qu'il est possible que de long-
temps vous ne puissiez faire faire des expériences directes
à ce sujet. Dans cette impuissance, il nous reste un vœu
à former : c'est celui que le gouvernement envoie dans
le Levant, où règne habituellement la peste, deux hommes
de l'art pour constater l'utilité des chlorures dans les cas
précités. Les succès qu'on en a obtenus, dans le courant

de l'été dernier, pour combattre, arrêter, ou prévenir la
maladie qui a attaqué les chevaux, maladie qu'on peut
rapporter à une épizootie charbonneuse, ou typhus gangréneux imminemment contagieux, nous font présumer,
qu'ils pourront également être de quelque efficacité dans
les affections pestilentielles chez les hommes, et avec
d'autant plus de raison, que les expériences récemment
faites par M. Lisfranc, chirurgien en chef de l'hôpital de
la Pitié, à Paris, constatent que l'air des salles où sont
renfermés des varioleux, ne communique plus la maladie
lorsqu'on fait des arrosages journaliers avec les dissolutions chlorurées.

Les hommes de l'art qu'on enverrait dans le Levant,
devraient être choisis parmi des gens instruits, sages et
éclairés, en état de recueillir exactement, avec impartialité, et sans opinion préformée, les faits qui se présen-
teraient à leur observation. La commission pense que les
bases principales des expériences qui devraient être faites
par eux pour constater l'efficacité des chlorures d'oxides
de sodium et de chaux, seraient les suivantes :

Expériences à faire dans les hôpitaux des pestiférés.

1° On fera, dans les salles, plusieurs fois chaque jour,
des lavages et des aspersions avec l'eau chlorurée.

2° On mettra dans ces mêmes salles des baquets contenant de l'eau chlorurée, afin d'y entretenir une évaporation continuelle de ces chlorures.

3° Les médecins, les aumôniers, les servans, et tous
ceux qui soignent les malades, avant de les approcher, et
en les quittant, se laveront les mains avec l'eau chlorurée.

4° Les mêmes personnes approcheront de leur nez des flacons remplis de chlorures, et en humecteront l'ouverture des narines.

5° On fera des applications d'eau chlorurée sur les bubons, les charbons, les gangrènes des pestiférés.

6° On approchera fréquemment du nez de ces pestiférés des flacons, ou des éponges imbibées d'eau chlorurée.

7° On donnera aux pestiférés, pour boisson habituelle, de l'eau dans laquelle on mettra demi-gros, ou un gros par pinte, de chlorure d'oxide de sodium concentré.

8° On exposera les hardes des pestiférés, et celles qu'on croira receler quelque principe contagieux, à l'évaporation d'une eau chlorurée, qu'on fera à chaud, pour lui donner plus d'activité.

9° Les hardes qui ne seront pas dans le cas d'être détériorées par les chlorures, seront lavées dans ces dissolutions.

Expériences à faire dans les maisons particulières où règne la peste.

10° Dans les appartemens où il y a des malades pestiférés, on fera, comme dans les cas précédens, des aspersions, des lavages, et on entretiendra des dissolutions chlorurées en évaporation.

11° Les personnes qui approcheront des malades se conduiront comme nous l'avons dit pour celles qui les soignent dans les hôpitaux.

12° Dans les magasins où se trouvent renfermées des marchandises contagiées, on fera de même des aspersions fréquentes avec l'eau chlorurée.

13° Les individus qui seront chargés de toucher et d'enlever ces marchandises, immergeront souvent leurs mains dans l'eau chlorurée, et en respireront.

14° On fera les mêmes essais, sur des petites quantités de coton et de laine évidemment contagiées.

15° On immergera des lettres évidemment contagiées, dans des dissolutions très-faibles de chlorures, pour que l'écriture ne soit pas altérée. Depuis trois cents p. d'eau et une de chlorure, jusqu'à quatre cents p. et au-dessus.

16° Sur les bâtimens européens, où l'on est obligé de recevoir des hommes qui peuvent recéler des germes contagieux, pour opérer les chargemens, on fera comme nous l'avons dit précédemment des aspersions, des lavages avec l'eau chlorurée.

17° Des baquets remplis de ces dissolutions seront mis de même en évaporation.

18° Les gens de l'équipage mouilleront souvent leurs mains, et respireront cette eau chlorurée.

19° Les consuls des différentes échelles du Levant, les médecins français qui y sont établis, seront invités à propager l'emploi des chlorures, comme mesure préservative et antipestilentielle.

20° Des procès-verbaux, constatant les différens effets qu'on aura obtenus des chlorures durant les épidémies pestilentielles du Levant, seront rédigés avec soin, précision et impartialité. C'est sur ces documens authentiques que l'on pourra, dans les lazarets, employer avec sûreté cet agent désinfecteur.

Les mêmes expériences, et avec les modifications qu'exigent les localités, devront être également faites aux Antilles, où règne la fièvre jaune, dans les hôpitaux, les casernes, les maisons particulières, ainsi que sur les bâtimens qui y sont en station ou en chargement.

Avant de terminer son travail, la commission juge à propos de vous déclarer, qu'elle aurait ardemment désiré que les chlorures eussent pu être employés à la purification en grand des balles de coton et de laine, renfermées dans le lazaret. Ses expériences auraient demandé un temps trop long, et auraient été d'une trop difficile exécution, attendu les masses qui y sont si souvent en purge; puisqu'au printemps dernier, on a compté à la fois dans cet établissement, dix-huit milles balles de coton. Tout nous fait espérer que les expériences qui seront faites dans le Levant, pourront conduire un jour à un heureux essai en ce genre, dans notre lazaret, et favoriser autant que possible le commerce, sans faire courir aucun danger à la santé publique.

Votre commission, messieurs, en vous proposant de soumettre ses vues au gouvernement, n'est guidée que par l'intérêt du bien public, et par l'espoir de trouver un moyen d'arrêter dans leur origine ces terribles contagions, qui, à différens intervalles, moissonnent des populations si nombreuses, et couvrent du deuil de la mort les grandes cités dans lesquelles elles exercent leurs ravages. Trop heureux si de ces expériences il peut en jaillir quelque bien pour l'humanité, et si vous croyez digne d'adopter les mesures que nous vous proposons, auxquelles le gouvernement attache un si grand prix, et qu'il attend avec impatience.

A Marseille, le 8 décembre 1825.

Signés, F. ANTHOINE, L. ESTIEN, ROBERT, LABRIC, DUCROS, MARTIN, LAURENS, ROUGIER, ROBERT neveu, *secr.-rapp.*

Après avoir indiqué l'emploi des chlorures dans le lazaret, sur les bâtimens de la marine marchande, chlorures
qui vraisemblablement seront bientôt adoptés aussi par
la marine royale; je crois devoir faire connaître l'utilité
qu'on peut en retirer dans les hôpitaux, les casernes, les
prisons, les établissemens publics, ainsi que dans les
divers usages domestiques de la vie civile, dans les ateliers,
usines ou manufactures qui répandent des odeurs infectes
ou insalubres; sans oublier la mention des bons effets
qu'en a déjà obtenus la thérapeutique, dans une infinité
de circonstances où les autres remèdes avaient été évidemment inertes ou nuisibles, mais comme les chlorures ont été
encore peu employés par un très-grand nombre d'hommes
de l'art, je terminerai ce chapitre par la formule de leur
administration, soit dans les cas qui se rapportent à l'hygiène
publique ou privée, soit dans ceux qui embrassent la
médecine pratique.

Il n'est plus permis aujourd'hui de révoquer en doute
la propriété désinfectante des chlorures d'oxide de sodium
et de chaux; la grande expérience faite à Clichy en présence des membres du conseil de salubrité, des commissaires de la Société pour l'Encouragement de l'industrie
nationale, et de beaucoup d'autres savans de la capitale,
expérience qui démontra la désinfection subite de mille
ventres de bœufs, parvenus à un état de putréfaction
complète, prouve combien la découverte de M. Labarraque
est supérieure à celle de Guyton-Morveau, comme étant
d'un emploi beaucoup plus facile, plus économique, et
pouvant être mis en pratique dans les lieux habités, sans
provoquer ces toux convulsives, cent fois pires, pour certains malades, que le miasme que l'on cherchait à détruire.

- C'est parce que le procédé nouveau a pour base le même agent désinfecteur que celui du célèbre chimiste de Dijon, qu'il a été adopté si généralement dans les hôpitaux de Paris, et qu'il doit l'être également dans tous ceux de la province, ainsi que dans les prisons, dans les salles de dissection, dans tous les établissemens publics, dans les églises, dans les théâtres, dans les halles et les marchés, dans les cafés, enfin, dans les maisons particulières exposées à quelque odeur incommode.

On conçoit que les manufactures, les ateliers et les fabriques, où l'on opère sur des substances animales bien des fois putréfiées et infectes, réclament surtout les secours de la nouvelle méthode désinfectante.

C'est au moyen des flacons et des baquets désinfecteurs de Labarraque, que les vidangeurs de Paris sont aujourd'hui à l'abri de toute asphyxie, ainsi que ceux qui curent les égouts abandonnés, et les puits si souvent remplis de mofette. Dans tous ces différens cas de désinfection simple et extemporanées, on emploie de préférence le chlorure de chaux. Mais si l'on veut désinfecter un corps et empêcher la putréfaction de renaître, si l'on veut panser des plaies de mauvaise nature, détacher la portion du tissu déjà désorganisée de celle qui jouit de ses propriétés vitales, on aura recours au chlorure d'oxide de sodium. Ce dernier est celui donc qui convient à l'art thérapeutique, les succès que l'on a obtenus de son emploi sont déjà très-grands.

Ainsi, M. le professeur Marjolin, chirurgien en chef de l'hôpital Beaujon, a employé avec succès le chlorure de soude pour combattre les affections gangréneuses. M. Jules Cloquet, chirurgien en chef adjoint de l'hôpital

Saint-Louis, a réussi également en pareille circonstance.

M. Biett, médecin du même hôpital, s'est acquis des droits à la reconna ssance des amis de l'humanité, pour l'usage qu'il a fait de ces chlorures dans les maladies dartreuses. C'est avec le même remède, que M. Samson, chirurgien en second de l'Hôtel-Dieu a désinfecté les ulcérations de la bouche avec carie des os du voile du palais, et que M. le docteur Chantourelle a détruit la fétidité occasionée par deux angines gangréneuses. Les succès de M. Lagneau, dans le traitement de quelques ulcères scorbutiques de la bouche, sont connus. M. Lisfranc, chirurgien en chef de la Pitié, a eu le bonheur de conserver plusieurs malades qui allaient être amputés, par l'application du chlorure de soude, et il a pu dire avec vérité à ses élèves : *désormais il n'y aura plus de pourriture dans les hôpitaux, graces à M. Labarraque.* C'est avec satisfaction qu'on a vu M. Ségalas, professeur agrégé à la Faculté de Médecine de Paris, arrêter les progrès effrayans d'une gangrène, suite d'une infiltration d'urine. Un asphyxié, offrant les symptômes tétaniques les plus graves, a été rappelé à la vie par M. Labarraque lui-même, en lui faisant respirer le chlorure d'oxide de sodium. L'ozène a été désinfecté par des injections chlorurées. M. le docteur Roche a communiqué à l'Académie royale de Médecine, l'observation d'une guérison de teigne faveuse, qui avait résisté aux divers remèdes avant l'emploi du désinfectant de M. Labarraque. MM. les docteurs Rey, Gorse et Cullerier ont également fait part à la même société savante des heureux résultats obtenus dans le traitement d'une affection gangréneuse de la joue et dans celui de différens ulcères vénériens , compliqués avec la pourriture d'hôpital.

J'ai guéri moi-même à Marseille , dans le courant de décembre 1825 , par l'emploi du chlorure de chaux, une jeune fille de neuf ans, atteinte d'une teigne très-rebelle, avec complication de scrophules ; les glandes du cou étaient extrêmement engorgées , ainsi que celles du mésentère. Je suis parvenu encore à arrêter durant le même mois les progrès d'une angine gangréneuse , suite de la scarlatine chez une jeune demoiselle de onze ans, dont le frère et une sœur étaient morts de la même maladie , dans l'espace de deux jours ; je faisais respirer à la malade une éponge imbibée de chlorure de chaux; je faisais arroser la chambre avec l'eau chlorurée , qu'on y laissait en évaporation permanente.

Le médecine vétérinaire a eu également une occasion très-remarquable d'employer avec succès les chlorures dans le traitement des chevaux atteints de la maladie épizootique qui a parcouru toute la France durant l'été dernier. MM. Bouley jeune , Chanas , Dard et Berger , ont publié leurs observations relatives aux charbons ou tumeurs gangréneuses qui ont accompagné cette maladie. MM. Dupuy, Girard fils et Vatel , professeurs à l'école d'Alfort, ont également constaté la propriété des chlorures sur ces affections. Il est des cas où la morve a été combattue par le même moyen , avec succès; et le génie, et les profondes connaissances de nos hippiatres modernes , ne tarderont pas à faire surgir bien d'autres applications. C'est dans ce sens, que M. Girard, directeur de l'école d'Alfort , a recommandé le procédé désinfectant de M. Labarraque, dans la troisième édition de sa notice *sur la maladie qui règne épizootiquement sur les chevaux*, en des termes aussi honorables pour l'inventeur du remède, que flatteurs et dignes de la plus vive reconnaissance pour l'homme de l'art, qui sait employer à propos l'autorité de son nom pour en conseiller l'emploi.

Formule de l'administration des chlorures d'oxide de sodium et de chaux.

Si l'on veut désinfecter un lieu spacieux, rempli d'émanations putrides, provenant de quelque substance animale en décomposition par la privation de la vie, on verse un demi-kilogramme, ou une livre et demie environ de chlorure de chaux, sur 24 litres d'eau de fontaine ou de puits, et l'on agite le mélange; on fait ensuite des arrosages avec cette eau chlorurée à terre, ou sur le sol ; on se sert d'un drap trempé dans cette eau, ou d'un linge, qu'on étend sur le corps en putréfaction, et l'odeur disparaît à l'instant. Au lieu de l'application d'un drap, ou d'un linge, on peut n'avoir recours, selon les circonstances, qu'à des aspersions réitérées, faites au moyen d'une éponge sur le corps à désinfecter.

Lorsqu'on veut procéder à la désinfection des latrines, baquets à urine et plombs, on verse deux onces de chlorure de chaux, sur quatre pintes d'eau, on agite le tout, et on répand la solution sur et dans les latrines, baquets à urine et plombs. On réitère l'opération, si l'odeur n'est pas promptement détruite. On arrose aussi le sol avec la même solution. On sent de quelle utilité peut être ce moyen désinfectant, aussi facile et aussi économique, dans les salles de spectacle, et dans les maisons particulières.

C'est une pratique très-utile de laisser de l'eau chlorurée

sur une assiette où dans des plats évasés , dans les deux cas précédens , ainsi que dans les chambres des malades et dans les hôpitaux ; l'évaporation permanente qui a lieu alors, dispense de la multiplicité des arrosages. Il en doit être de même pour les prisons, les casernes, les dortoirs et les salles à étude dans les pensionnats.

J'ai déjà fait connaître les différentes circonstances qui doivent faire préférer le chlorure d'oxide de sodium ; la quantité de ces chlorures doit varier selon les mêmes circonstances ; ainsi dans une pourriture d'hôpital sur un membre entièrement gangréné, on emploie quelquefois le chlorure de soude pur, à la dose de deux onces, sur deux onces d'eau. On s'en sert en lotions, et on a soin de recouvrir les plaies au moyen de plumasseaux de charpie humectés avec cette liqueur. Le pansement est fait deux fois par jour ; on doit cesser d'en faire usage lorsque la plaie est détergée , rouge et enflammée, et l'on panse alors comme dans les plaies ordinaires.

Les médecins , les prêtres , les notaires , les garde-malades , et tous les individus qui approchent des malades atteints de maladies contagieuses , retireront un grand avantage du chlorure liquide, si à l'attention de le respirer et d'en mouiller leurs mains ils joignent celle d'en faire répandre sur le sol , et principalement autour des lits.

Le linge qui a servi au pansement des plaies fétides , conserve long-temps leur odeur , et contribue à l'insalubrité des lieux où on le dépose. En versant un verre de chlorure concentré dans dix pintes d'eau, et mettant tremper ces linges dans le liquide, on peut les retirer immédiatement et les mettre sécher : ils ont perdu leur odeur.

Le chlorure d'oxide de sodium, étendu de 25 à 30 parties d'eau, peut être employé avec succès pour désinfecter et conserver les cadavres dans les salles de dissection ; on le répand au moyen d'un arrosoir en cuivre étamé. C'est la même proportion de chlorure qu'on doit employer dans les salles d'hôpital, en faisant des arrosages deux fois par jour, à titre d'assainissement hygiénique.

Pour assainir et désinfecter les bergeries, étables et écuries, qui auront été habitées par des animaux atteints de quelque maladie épizootique, qui est toujours de la nature du typhus, ou affection charbonneuse, il faut mettre une bouteille de chlorure d'oxide de sodium, concentré dans un seau d'eau pure : on remue ce mélange, on trempe une forte brosse ou un balai de bruyère dans l'eau chlorurée, et on passe cette brosse ou ce balai sur toutes les faces des murs, sur la mangeoire, sur le râtelier, et généralement sur toutes les parties hautes et basses de l'écurie, ou bergerie ; on lave ensuite avec l'eau pure, toutes les parties touchées avec le chlorure ; dans un cas d'épizootie, on fait soir et matin un arrosage à large aspersion, avec une bouteille de chlorure concentré étendu de quatre ou cinq seaux d'eau ; pour laver les chevaux lorsqu'ils sont guéris, et avant de les réunir avec des chevaux bien portans, on se servira de l'eau chlorurée, dont on s'est servi pour les arrosages.

Enfin, pour terminer ici ce qui concerne l'emploi et l'utilité des chlorures, je ne puis qu'en recommander l'usage, comme moyen désinfectant et prophylactique, à tous ceux qui habitent dans le voisinage des marais, à ceux qui vident des égouts, et remuent des boues infectes, ou qui travaillent au creusement des canaux, dans des terrains anciennement submergés ou abandonnés par des lacs, ou des terrains desséchés. Ils se préserveront par là des fièvres intermittentes, simples ou pernicieuses. Pour faire usage des chlorures avec succès, ils n'ont besoin que de se laver les mains ou les bras de temps en temps dans des baquets remplis d'eau chlorurée, et de la respirer ; c'est un moyen d'hygiène publique que l'autorité première doit signaler à ses administrés ; la bénédiction du peuple ne tardera pas à devenir pour elle la juste récompense de sa sollicitude paternelle en pareil cas.

N. B. Les recherches et les expériences faites en dernier lieu, par M. Laurens, professeur de chimie et de pharmacie à l'école secondaire de médecine de Marseille, viennent de démontrer que le chlorure de chaux jouit de la propriété de neutraliser les effets délétères de l'acide carbonique. Des oiseaux qui avaient été asphyxiés au moyen de cet acide, sous une cloche de verre, sont revenus à la vie du moment que M. Laurens a eu introduit une petite quantité de ce chlorure sous cette cloche, placée sur une cuve remplie de mercure. Ce chimiste distingué ayant été atteint ensuite d'une violente céphalalgie, par le voisinage d'une bassine qui contenait des charbons récemment allumés, en a été subitement délivré, en respirant du chlorure de chaux. Ces deux faits curieux, nous indiquent de nouvelles applications, et qui jusqu'ici avaient été inaperçues, de l'invention du célèbre et si bienfaisant M. Labarraque, sous le rapport médical, et dans l'économie domestique. Ainsi on pourra désormais utiliser les chlorures dans les cuisines bourgeoises, dans les ateliers de repassage pour le linge fin , et dans tous les lieux étroits et peu aérés, où la privation d'un feu pétillant, comme chez les pauvres , fait recourir à l'usage du charbon.

CONCLUSION

OU

Résumé sur différens objets très-importans de salubrité
navale et publique, auquel on a joint les lois, ordon-
nances, réglemens, et autres pièces authentiques
relatifs à la police sanitaire.

LES nouvelles idées que je viens d'émettre sur l'origine
et la nature de la fièvre jaune, loin de porter aucune atteinte à nos réglemens sanitaires actuellement en vigueur,
doivent, au contraire, en faire augmenter la stricte exécution et la sévérité. Les deux pestes que les Antilles et
l'Inde menacent de vomir sur notre continent, ne sont
devenues redoutables pour l'Europe que depuis quelques
années. Leurs affreux ravages étaient connus, il est vrai,
depuis long-temps; mais ces maladies demeuraient renfermées dans les pays qui les avaient vues naître, et ne
franchissaient jamais leurs limites, pour venir se disséminer dans des contrées aussi lointaines que les nôtres.

Si, depuis un quart de siècle, la navigation a déjà introduit sept fois en Espagne la fièvre des Antilles, et si
l'Inde, à son tour, a fait avancer, dans le court espace de
quelques années, son terrible mordèche jusque sur les
bords de la Méditerranée, du Wolga, et les confins de la
Tartarie russe, la population européenne n'est-elle pas
obligée de se mettre en garde contre l'invasion de ces deux
épouvantables fléaux ?

Dans des circonstances aussi critiques, n'y aurait-il pas plus

que de l'imprudence, de vouloir modifier des réglemens qui,
depuis 1383, époque réelle de la première fondation du
lazaret de Marseille, sont le plus beau titre de gloire de
leurs auteurs et de notre intendance; des réglemens que
la faux révolutionnaire a respectés, que des proconsuls
farouches ont eu l'humanité de consolider, lorsque le
peuple en masse, qui était souverain dans cette ville, avait
tant d'intérêt à les violer; enfin, que la convention nationale elle-même a rendus sacrés par une loi du 9 mai 1793;
pourrait-on regretter aujourd'hui ces longues années que
le midi de la France a passées dans la sécurité, grace à la
sagesse, je dis plus, à la rigueur de nos réglemens sanitaires ?

A une époque de bien calamiteuse mémoire, on dispu-
tait aussi dans cette ville sur la non-contagion de la maladie qui dévorait ses infortunés habitans; et les morts
tombaient par milliers dans les rues, entraînant bien des
fois dans leur chute les controversistes eux-mêmes. Toute
innovation doit donc être repoussée; et ce n'est point avec
la peste, la fièvre jaune, et toute autre maladie qui leur
ressemble, que l'on peut faire des essais Qui ignore que,
dans un jour de malheur, le peuple ne fût disposé à frapper d'anathème ceux qui, sous le prétexte spécieux de favoriser le commerce, auraient pu, par une imprudence,
ou par le simple plaisir d'innover, compromettre la santé
publique; car le peuple, qui souffre, devient le plus souvent l'accusateur injuste des gens de bien; mais le peuple
qui meurt victime d'une maladie qu'on aurait pu prévenir,
donne tout lieu de craindre que la série de ses maux ne
lui fasse franchir les bornes légales, ne prenant d'autre
guide que son désespoir. Mais le génie protecteur qui a

sauve jusqu'ici la France , sous les auspices d'un gouvernement aussi juste qu'éclairé, de l'immortelle dynastie
des Bourbons, veillera sans cesse sur elle, et conservera
à jamais, en repoussant le dangereux système des réfor-
mateurs, l'égide tutélaire et sacrée qui, depu s tant de
siècles, a mérité le respect et l'admiration des nations ci-
vilisées , semblable *au grand Être , qui*, d'après la be.le
pensée d'un ancien, *soumis aux lois qu'il a établies , n'a
commandé qu'une fois , pour obéir toujours.*

Jusqu'à ce moment , une lacune existe dans notre législation, relativement aux mesures sanitaires qui peuvent
être spécialement dirigées contre la fièvre jaune, le choléra de l'Inde et le typhus nautique (la dénomination de
malad e pestilentielle , admise d'une manière si générale
dans la loi du 3 mars 1822. n'étant pas, à mon avis, assez
caractéristique). Je sais bien que, le cas échéant, ce qu'à
Dieu ne plaise, on appliquerait à ces trois maladies quelque
chose de conforme au régime de la peste ; mais leur nature nous est-elle assez connue pour pouvoir prononcer
sur les lois propagatrices de leurs miasmes? Serait-on
fondé, par exemple, à classer les marchandises qui peuvent
en être imprégnées, en objets susceptibles et en objets
non susceptibles, comme on l'a fait si imprudemment
jusqu'ici pour la peste? Quelle expérience pourrait-on invoquer à cet égard? Ne sait-on pas, en physiologie. que
chaque virus a un mode particulier de transmission? Si
des faits authentiques, tels que ceux de l'Inde et de Pomègue, nous prouvent que la fièvre jaune se propage par
l'air, quelle ne doit pas être sa volatilité pour pénétrer
dans tous les corps poreux, ou de la nature de la soie, de
la laine et du coton? Quelle tradition orale ou écrite a-t-elle

pu nous apprendre, jusqu'à ce jour, s'il y a des substances qui l'attirent, et d'autres qui la repoussent? Si notre typhus d'Europe, ou la fièvre des prisons, des camps, des hopitaux, infecte tous les corps qu'il touche ou qui sont dans son atmosphère, et n'admet absolument aucune distinction d'objets susceptibles, ou non susceptibles, sans que l'homme de l'art cesse toutefois de reconnaître une infection relative à la nature spéciale de ces mêmes objets, par quelle faveur les typhus d'Amérique et de l'Inde seraient-ils placés hors des lois physiologiques des maladies de notre continent?

Je ne crains point de le dire, l'humanité et l'hygiène publique réclament à grands cris des quarantaines rigoureuses pour les navires qui viennent des Antilles et du Sénégal, lorsqu'ils sont suspects. Leur état de patente nette, lorsque leur arrivée a lieu durant les grandes chaleurs, n'est point même une garantie suffisante, pour les mettre en liberté sans désinfection préalable. Qui peut assurer que les marchandises dont ces navires sont chargés n'ont point été manipulées en temps d'épidémie, par des hommes contagiés, et extraites des magasins qui les renfermaient encore toutes saturées de miasmes? La suspension momentanée, ou l'extinction réelle de la fièvre locale, peuvent bien faire obtenir une patente nette aux capitaines qui retournent en Europe; mais quel magistrat de santé oserait donner une patente pareille aux marchandises que ces mêmes capitaines nous apportent? A quel médecin éclairé pourra-t-on persuader sérieusement qu'après quatre-vingts jours de la cessation d'une maladie contagieuse, dans une contrée habituellement suspecte, il sera permis de regarder une marchandise comme non soupçonnée d'infection, parce que, dans le Levant, on délivrera à cette époque, aux hommes, une patente nette ? Ce court intervalle, qui aux yeux du vulgaire peut paraître bien long, est encore très-loin d'être suffisant pour la désinfection naturelle des marchandises frappées d'une infection miasmatique, lorsque tant d'exemples, précités, nous prouvent, pour ainsi dire, l'imprescriptible persistance du levain contagieux dans les objets qui ne sont soumis à aucune purification.

Il n'est généralement que trop vrai que si les fièvres de mauvais caractère s'arrêtent quelquefois d'elles-mêmes, par des circonstances qui nous sont inconnues, les miasmes vivans ne se reproduisant plus d'individu à individu, il n'est pas rare de voir ces miasmes, dans leur pays natal, rester stationnaires dans les marchandises qui les recèlent, pour ne faire explosion que lorsqu'elles sont répandues dans le commerce, sous un nouveau ciel. C'est de cette manière que le plus grand nombre des contagions exotiques ont été importées sur le continent. La patente nette, lorsque les marchandises ne le sont pas, peut devenir une véritable patente de mort. L'histoire est là, pour confirmer ce que j'avance.

On ne peut disconvenir que ce ne soit d'après une opinion semblable, que les marchandises apportées du Levant, sous l'égide d'une patente nette, ont toujours été assujetties à une quarantaine de trente jours, et au débarquement au lazaret.

Dans l'état actuel de nos relations commerciales avec les Antilles, et au moment où tant d'Européens se précipitent dans le nouveau monde, où ils vont si imprudemment servir de pâture et de victime aux maladies de cette contrée, tous les arrivages des régions intertropicales doivent exciter notre sollicitude. Le commerce, lui-même, est intéressé au maintien de la salubrité publique ; car, que devient le commerce à la simple annonce de la plus petite épidémie, puisque sa prospérité ne peut être fondée que sur le bonheur commun ?

Ainsi, je pose en principe que tout bâtiment qui a stationné plus ou moins long-temps dans les pays à fièvre jaune, à choléra-morbus, à dysenterie; qui a pu s'y charger d'un air vicié dans sa cale, ou d'une marchandise infectée, est dans le cas, dès qu'il arrive en Europe, d'être soumis à une quarantaine, qui sera pourtant toujours réglée et modifiée d'après la nature de cette marchandise. Mais si, dans la traversée, les bâtimens qui viennent des colonies ont eu des malades et des morts, s'ils ont eu des uns et des autres durant leur station, quand même ils auraient envoyé les premiers à l'hôpital, alors il y a soupçon fondé d'infection miasmatique sur leur bord, et ils doivent être soumis aux mesures de rigueur, c'est-à-dire que le débarquement des marchandises doit être fait au lazaret, ou dans un lieu réservé, voisin du port ou de la rade des quarantaines ordinaires ; que la désinfection, par le moyen des lavages répétés avec les chlorures, doit être pratiquée pour qu'elle soit complète, comme lors d'une atteinte pestilentielle, sur un bâtiment du Levant, sans négliger toutes les autres mesures sanitaires usitées, et surtout la submersion, en cas de besoin (1).

(1) Il y aurait conséquemment une véritable infraction aux lois sanitaires, dictées par le simple bon sens, et un très-grand danger, de ne point soumettre aux quarantaines de rigueur les navires du Levant et des Antilles qui auraient eu des malades ou des morts

Qu'on juge, conséquemment, combien il y aurait de l'imprudence à faire décharger les marchandises qui viennent des îles, même lorsqu'elles ne sont point suspectes, à côté des bâtimens stationnés dans le port, parce que l'air que renferment les navires qui les ont apportées peut être infecté des miasmes d'outre-mer. Mais si ces navires avaient eu des malades ou des morts dans le pays, ou durant la traversée, et qu'ils n'eussent été soumis encore à aucune purification, alors il y aurait le plus grand danger à opérer ce débarquement au milieu de cette forêt nautique, et de cette peuplade de matelots qui couvrent journellement le port de Marseille, ou tout autre port du ponent.

Mais ce qui doit en général mettre en garde contre tous les navires qui viennent d'une contrée suspecte, c'est le peu de délicatesse de certains capitaines, qui cherchent à déguiser la vérité, pour échapper aux longues quarantaines. Les hommes qu'ils ont perdus, sont toujours morts pour ainsi dire . d'après leur déclaration, en bonne santé...

pendant la traversée, et qui n'en auraient plus en arrivant, sous le prétexte que la peste et la fièvre jaune ne seraient pas vivantes sur leurs bords, comme si, dans ce cas, les marchandises ne peuvent pas réellement être soupçonnées d'infection. Marseille pourrait-elle se relâcher, lorsque l'Angleterre devient si sévère sur la matière, puisque l'article 27 de l'ordre en conseil rendu à Windsor, le 19 juillet dernier, porte : « Que si la peste paraissait à bord d'un » navire, dans sa route pour se rendre en Angleterre, mais étant » encore au sud du cap Saint-Vincent; il lui est ordonné, pour » mieux garder le royaume uni contre l'introduction de cette ma- » ladie, de retourner dans la Méditerranée, pour y faire quaran- » taine dans quelques uns de ses lazarets »

Quant aux bâtimens qui, après avoir eu le malheur ou la barbarie de faire la traite des nègres, vont, après leur indigne trafic, charger des marchandises aux Antilles, on conçoit facilement à quel danger ils exposent l'Europe à leur retour. On connaît ce que vient d'écrire le docteur Audouard à ce sujet, et tout ce qu'on a à craindre du carénage de ces sortes de navires, lorsqu'ils ne sont point isolés; c'est en pareil cas que les grandes mesures préservatives doivent être prises, et qu'il faut avoir principalement recours à la submersion.

En effet, ce serait en vain que l'on pourrait croire qu'une quarantaine d'observation, et sans déchargement, quelque longue qu'elle soit, suffira pour assurer la santé publique; c'est là une erreur bien grande, parce que le plus souvent l'infection ne réside qu'au fond de la cale; tant que cette partie du bâtiment ne sera pas ventilée, chlorurée, ou même submergée, on n'aura jamais de garantie contre la contagion, si elle y existait latente et cachée avant le déchargement (1).

(1) Les auteurs des réglemens sanitaires de Marseille, intimement persuadés que la peste ne se communiquait jamais par l'intermédiaire de l'air, et ne les ayant établis que pour combattre cette maladie, il n'est pas étonnant qu'ils aient prescrit, dans beaucoup de circonstances, de simples quarantaines d'observation, sans déchargement au lazaret. Mais aujourd'hui que nous avons appris, par une malheureuse expérience, que l'air peut être le véhicule de la fièvre jaune à l'extérieur d'un bâtiment infecté, que celui qui est renfermé dans son intérieur peut à son tour être chargé de miasmes, comment se fait-il que certaines intendances aient voulu adapter, sur ce point, le régime de la peste à celui de la fièvre jaune. Celle de Marseille doit être la première à demander au gouvernement la réforme de cette partie de sa législation, d'après

Les différentes circonstances que je viens de signaler,
méritent la plus grande considération ; la rigueur que je
réclame, si elle est mise en pratique, peut bien froisser
momentanément quelques intérêts privés, mais les dépositaires de la santé publique ne doivent jamais oublier
que *le salut du peuple est la suprême loi*....

Enfin, je crois devoir terminer ce résumé, en y an-
nexant les lois, les ordonnances, les réglemens et diverses
pièces officielles qui nous font connaître, d'une part, le
code ancien qui régissait, avant 1789, les administrations
sanitaires du royaume ; de l'autre, ce qui s'est passé après
la destruction de la monarchie, sous le gouvernement
révolutionnaire ; en troisième lieu, tout ce que la France
et l'humanité doivent à la restauration, sous le rapport
de la police de nos lazarets modernes, et de l'hygiène
publique.

ce qui s'est passé sous ses yeux en 1821, dans la rade de Pomègue.
Il ne faut pas attendre qu'un grand malheur arrive, ou se renouvelle,
pour aviser aux moyens de la prévenir ; la prévoyance ayant toujours été la qualité la plus distinctive d'une administration sage et
éclairée.

ORDONNANCE DU ROI.

LOUIS, par la grace de Dieu, roi de France et de Navarre. A tous ceux qui les présentes verront, salut.

Sur le compte qui nous a été rendu des progrès de la fièvre jaune en Catalogne, et dans d'autres provinces de l'Espagne;

Voulant en préserver nos états et prescrire toutes les mesures que le péril commande, sans cependant perdre de vue les intérêts qui existent entre les deux royaumes;

Convaincu que plus les précautions à prendre sortent des règles communes, plus il est nécessaire d'en écarter le désordre, d'empêcher qu'on ne les enfreigne, et, par conséquent, d'assurer leur exécution par de suffisans moyens de force et de répression;

Vu l'article 14 de la Charte, qui nous charge de pourvoir à la sûreté de l'état;

Considérant que les ordonnances des rois nos prédécesseurs, qui prononcent des peines contre les communications de nature à porter la contagion sur le sol français n'ont point cessé d'être en vigueur;

Que ces dispositions pénales, rendues pour les frontières de mer, dans des temps où le danger contre lequel elles sont faites ne menaçait que ces frontières, doivent nécessairement s'appliquer aux frontières de terre, dès le moment que celles-ci sont exposées au même péril, se trouvent dans les mêmes circonstances, et que les faits prévus dans ces ordonnances, indépendans de la diversité des lieux, sont entièrement les mêmes par leur nature, leurs causes et leurs effets.

Sur le rapport de notre ministre secrétaire d'état au département de l'intérieur.

Nous avons ordonné et ordonnons ce qui suit :

Communication avec le département des Pyrénées-Orientales.

ARTICLE Ier.

Toute communication par terre, entre la Catalogne et le département des Pyrénées-Orientales, ne pourra avoir lieu, jusqu'à nouvel ordre, que par la route de *Perthus*.

ART. II.

Tout voyageur sans exception, venant d'Espagne, y sera soumis à une quarantaine qui variera suivant les cas.

S'il arrive de Barcelone, ou de toute autre ville où la contagion s'est déclarée, il ne pourra être admis en quarantaine qu'autant qu'il serait porteur de papiers visés, à une date récente, par les agens français, et dans lesquels ceux-ci auraient attesté que le quartier de son point de départ était sans communication avec les portions de la ville infectées de la maladie. Dans ce cas, la quarantaine sera de quarante jours.

S'il arrive d'une partie de l'Espagne qui se trouve dans les dix lieues d'un point infecté, et qu'il soit porteur de papiers en règle, délivrés par les autorités locales, et attestant qu'il n'a pas eu de communication avec les lieux où règne la maladie, il pourra être admis en quarantaine, et, dans ce cas, elle sera de trente jours.

S'il arrive de toute autre partie de la Catalogne, porteur de papiers réguliers, et qui attestent la non-com-
munication, la quarantaine ne sera que de vingt jours.

Elle ne sera que de quinze jours, si, arrivant d'une
province d'Espagne exempte d'infection dans toute son
étendue, il n'a fait que traverser la Catalogne, dans les
portions non envahies par la contagion, et si les papiers
réguliers dont il est porteur constatent, par les *visa*, qu'il
ne s'est point écarté de sa route.

Elle ne sera que de dix jours, pour tout individu venant
de moins de cinq lieues de la frontière, et à l'égard
duquel il sera prouvé qu'il n'a point, dans le mois,
pénétré plus avant dans les lieux infectés.

Tout individu non pourvu de papiers en règle, ou qui
ne pourrait point, par les faits contenus dans ceux dont
il sera porteur, être assimilé à l'un des cas prévus par
les dispositions qui précèdent, ne pourra être admis, et
sera repoussé de la frontière.

ART. III.

L'introduction de tous bestiaux, bêtes de somme,
marchandises et autres objets reconnus *susceptibles* par
leur nature, et portés au tableau ci-annexé, n° 1, de-
meure interdite pour le département des Pyrénées-
Orientales, pendant tout le temps que se prolongeront
les précautions prescrites par la présente ordonnance.

Pourront être introduites par la route du *Perthus*,
après dix jours de quarantaine et de purification, les
marchandises et autres ci-annexés au tableau n° 2; et

après cinq jours, les marchandises et autres objets portés au tableau n° 3 (1).

ART. IV.

Il sera, à cet effet, établi un lazaret provisoire sur le point de la route du *Perthus* le plus voisin de la frontière, le plus isolé et le plus approprié à une telle destination; tout propriétaire d'une maison reconnue nécessaire pour cet établissement, ne pourra la refuser; et, attendu l'urgence et le péril imminent, l'administration pourra s'en emparer, sans autre formalité que de faire, en même temps, et concurremment avec le propriétaire, évaluer le dommage, et de lui allouer telle indemnité que de droit.

ART. V.

Les frais de lazaret, personnels aux individus qui subiront la quarantaine, y compris les dépenses de leur nourriture, seront supportés par eux : le tarif en sera fixé d'avance par le préfet.

Communications avec les départemens de l'Arriège et des Hautes-Pyrénées.

ART. VI.

Toutes communications et introductions quelconques;

---

(1) La précaution la plus indispensable pour la purification de ces marchandises, portées aux tableaux n° 2 et 3, est de les *séparer* des enveloppes *susceptibles*, qu'elles avaient avant leur entrée au lazaret, lesquelles enveloppes ne peuvent, dans aucun cas, être conservées.

par les départemens de l'Arriège et des Hautes-Pyrénées, demeurent interdites.

Communication avec les départemens de la Haute-Garonne et des Basses-Pyrénées.

Art. VII.

Les préfets de la Haute-Garonne et des Basses-Pyrénées, désigneront chacun dans son département, une seule route par laquelle les *provenances* d'Espagne pourront être permises, toutes autres communications demeurant interdites sur les frontières de terre de ces départemens.

Art. VIII.

Il est établi un lazaret provisoire sur chacune des routes ouvertes, en vertu de l'article précédent.

Les dispositions prescrites par l'article 2, à l'égard des individus partis de la Catalogne, ou de toute autre province d'Espagne, non exempte de la contagion, seront communes à ces deux communications. Néanmoins, et attendu la plus grande distance qui sépare celles-ci des lieux infectés, la durée de la quarantaine pourra être, tant que cette distance subsistera, moindre d'un cinquième pour la première (par le département de la Haute-Garonne), et de deux cinquièmes pour la seconde (par le département des Basses-Pyrénées).

Art. IX.

Les bestiaux, marchandises, et autres objets suscepti-bles portés au tableau n° 1, pourront être mis en quarantaine dans les lazarets de ces deux communications, s'ils résultent bien évidemment des provinces d'Espagne, éloignées de la contagion ; dans ce cas, la quarantaine et la purification seront de trente jours pour la première, et de vingt pour la seconde.

La quarantaine et les purifications prescrites par le second paragraphe de l'article 3, pour les marchandises et autres objets portés aux tableaux n° 2 et 3, diminueront dans les proportions déterminées par l'article 8 qui précède.

Art. X.

Pourront n'être soumis qu'à une quarantaine d'observation de huit jours, dans la première de ces deux communications, et de cinq dans la seconde, les individus porteurs de papiers en règle, visés à une date récente, par des agens français, et desquels il résultera que, venant de provinces éloignées de la contagion, ils n'en ont traversé aucune qui en soit infectée.

Cette quarantaine se prolongera de deux jours pour les mêmes provenances, si les passe-ports, quoique réguliers, et attestant les mêmes faits, ne sont point visés par des agens français.

Hors les cas prévus par les dispositions qui précèdent et ceux qui pourront y être assimilés, toutes communications et interdictions demeurent interdites.

Dispositions communes à toutes les frontières d'Espagne.

Art. XI.

Il continuera jusqu'à nouvel ordre d'être formé sur toute la frontière d'Espagne, un *cordon sanitaire;* lequel

devra être renforcé dans les parties voisines de la contagion. Les commandans militaires, ainsi que les directeurs, les préposés des douanes, sont tenus de déférer
aux réquisitions et instructions qui leur seront adressées,
pour la formation de ce cordon, par les autorités locales,
et par les commissions sanitaires Les préfets pourront,
pour la même mesure, mettre en activité les gardes
nationales des communes frontières.

Art. XII.

Il sera formé à Perpignan, sous l'autorité du préfet,
qui la présidera et nommera les membres, au nombre
de huit, une intendance sanitaire, dont le ressort s'étendra
sur ce département et sur celui de l'Arriège.

Une semblable intendance sera formée dans le département des Basses-Pyrénées, bornée à ce département,
et u e autre dans le département de la Haute-Garonne,
dont le ressort s'étendra au département des Hautes-
Pyrénées.

Seront nommés membres de ces intendances, partout
où cela se pourra, un officier supérieur des troupes de
terre et un agent supérieur de l'administration de la
marine.

Art. XIII.

Les préfets des trois départemens où il doit être formé
des intendances sanitaires, désigneront un conseiller de
préfecture pour les remplacer dans la présidence qui
leur est attribuée. Ce fonctionnaire devra, aussi long-
temps que l'intendance restera en activité, résider dans
le lieu où elle siègera, et prendre part à ses délibérations.

Les réglemens seront faits par les préfets, sur la proposition des intendances sanitaires : celles-ci seront chargées de leur exécution.

Art. XIV.

Les réglemens publiés par les préfets présidens des intendances sanitaires, seront immédiatement communiqués aux autorités locales du ressort, qui seront tenues de les faire exécuter ; sans préjudice, toutefois, des observations qu'elles croiront devoir adresser , soit à l'autorité qui aura fait le réglement, soit à notre ministre de l'intérieur, auquel lesdits réglemens seront transmis dans les vingt-quatre heures de leur émission.

Art. XV.

Les préfets des cinq départemens frontières, formeront en outre, pour l'exécution des mesures prescrites, et sur tous les points où ils le jugeront utile, des commissions sanitaires, composées de trois ou cinq membres , et présidées par le maire de la commune où elles siégeront.

Lesdits préfets nommeront, chacun dans son département, sur la proposition des intendances ou des commissions, les agens et gardes de santé nécessaires au service ; et ils se concerteront entre eux, à l'effet d'organiser , sur toute la ligne , des moyens de correspondance.

Art. XVI.

Tous animaux , marchandises et autres objets susceptibles, introduits en contravention, seront sur-le-champ avec les précautions d'usage , les animaux tués, et leurs corps enfouis, et les marchandises et autres objets détruits et brûlés, sans que leurs propriétaires puissent prétendre à aucun remboursement, sauf à eux à exercer tout recours que de droit, contre les personnes qui se seraient rendues coupables, sans leur consentement, de ces introductions.

Art. XVII.

Tous individus qui, nonobstant les sommations qui leur auront été faites, tenteront de violer le cordon sanitaire, seront repoussés de vive force.

Ceux qui seraient surpris l'ayant violé, seront sur-le-champ, et avec les précautions nécessaires pour éviter la la contagion, constitués en arrestation dans le lazaret le plus voisin, ou à défaut de lazaret voisin, dans tout autre lieu, séquestré à cet effet, et traduits en justice après le temps de quarantaine, pour être punis s'il y a lieu, conformément à la déclaration du 26 novembre 1729.

Art. XVIII.

Toute personne qui, du territoire français, aura opéré ou favorisé, en contravention à la présente ordonnance, ou aux réglemens locaux, l'introduction, soit d'hommes, soit de marchandises, de bestiaux, ou d'autres objets, sera constituée en état d'arrestation, et immédiatement traduite devant les tribunaux, pour être punie, s'il y a lieu, et selon l'exigence des cas, soit conformément à l'ordonnance du 28 janvier 1748, soit conformément à l'ordonnance du 23 août 1786, soit pour le délit de contrebande, résultant des prohibitions prononcées par les présentes.

Si les communications que le délinquant a pu avoir,
sont de nature à donner des craintes pour la santé publique,
il sera tenu en arrestation, ou dans le lazaret voisin, ou
dans un lieu séquestré à cet effet, et ne devra être traduit
en justice qu'après l'expiration de la quarantaine.

Art. XIX.

Il ne pourra jusqu'à nouvel ordre, être tenu des foires
et des marchés dans le rayon de cinq lieues du cordon
sanitaire. Les préfets pourront les transférer dans les communes voisines situées hors de ce rayon, pour tout le
temps que durera la présente interdiction.

Art. XX.

Il est défendu à tous marchands colporteurs de circuler pendant ce temps d'interdiction, dans le même rayon
de cinq lieues ; les préfets des cinq départemens frontières,
sont autorisés de faire conduire par la gendarmerie, hors
de ces départemens, ceux d'entre les marchands
colporteurs qui seraient pris en contravention à cette
défense.

Art. XXI.

Il continuera à être procédé conformément aux règles
établies pour la purification des lettres. Elle ne pourra
avoir lieu que dans les lazarets provisoires, autorisés par
la présente ordonnance. Néanmoins, si cela est jugé nécessaire, chacun des préfets de l'Arriège et des Hautes-
Pyrénées pourra désigner à cet effet un point séquestré,
placé au-dehors de la ligne du cordon sanitaire, et envi-

ronné des précautions exigées pour éviter toute communication.

Art. XXII.

Les préfets des départemens maritimes, et les intendances sanitaires, prendront, conformément à la présente
ordonnance, et aux réglemens déjà en vigueur, les mesures
nécessaires pour la conservation de la santé publique, sur
toute l'étendue du littoral ; et pourront, dans ceux de
ces départemens voisins des lieux infectés, prescrire
tant pour les bâteaux pêcheurs, que pour toute autre
communication par mer, les précautions extraordinaires
que les circonstances commanderont.

Art. XXIII.

Il sera immédiatement rendu compte des mesures
prises en vertu de l'article précédent, à notre ministre
secrétaire d'état de l'intérieur, lequel les approuvera, ou
les modifiera, et continuera à donner, soit pour ces objets,
soit pour tous autres concernant la santé publique, les
ordres et les instructions nécessaires. Il pourra, selon
que le danger s'accroîtra ou diminuera, étendre ou abréger
les quarantaines, ou les faire cesser, ainsi que les autres
précautions, aussitôt que les causes qui y donnent lieu
auront cessé d'exister ; comme aussi les prescrire de
nouveau, partout où le danger viendra à reparaître.

Art. XXIV.

Les ordonnances, réglemens et déclarations des 25
août 1683, 26 novembre 1729, 28 janvier 1748, et 27

août 1786, seront imprimées à la suite des présentes, afin que les tribunaux puissent en faire telles applications que de droit.

Art. XXV.

Nos ministres sont chargés, chacun en ce qui le concerne, de l'exécution de la présente ordonnance, laquelle sera insérée au bulletin des lois.

Donné en notre château des Tuileries, le   septembre l'an de grace mil huit cent vingt-un, et de notre règne le vingt-septième.

Signé LOUIS, par le roi.

Le Ministre secrétaire d'état au département de l'Intérieur,

Signé SIMÉON.

Pour ampliation :

Le conseiller d'état,

Secrétaire général du ministère de l'intérieur.

TABLEAU N° Ier.

Effets et marchandises susceptibles par leur nature.

1° Les hardes, effets usuels, tout ce qui sert au coucher, objets d'équipement et de harnachement, les chiffons et lambeaux de toute espèce ;

2° La laine et les poils d'animaux, lavés ou non, filés ou non ;

3° Le coton en laine ou filé ;

4° Le chanvre, l'étoupe et le fil ;

5° Le lin, filé ou non ;

6° Les cordages non goudronnés , et non composés·de sparte ou de jonc ;

7° Toute espèce de soie , soit en bourre, soit en fil ;

8° Les pelleteries et les fourrures ;

9° Les peaux et maroquins , les cordouans , basanes , cuirs tannés , cuirs secs, les rognures, abattis et débris de peaux ou d'autres substances animales ;

10° Le duvet ou les plumes ;

11° Les chapeaux, ou autres étoffes feutrées ;

12° Les cheveux et le crin ;

13° Les étoffes, draperies, toileries, et généralement tous les tissus ;

14° Le papier de toute espèce, le coton , et les livres ou manuscrits ;

15° Les fleurs artificielles ;

16° Les verroteries, le corail, les chapelets, et généralement toutes les marchandises enfilées ou assujettis avec des fils susceptibles ;

17° Les quincailleries et merceries :

18° Les éponges ;

19° Les chandelles et bougies ;

20° Le vieux cuivre ouvré , les raclures de vieux cuivre, et autres vieux métaux;

21° Les momies, les animaux vivans ou morts.

TABLEAU N° II.

Marchandises douteuses , et marchandises avec des enveloppes ou des liens susceptibles , ou qui peuvent recéler des objets du genre susceptible.

1° Le corail brut :

2º Les cuirs salés et mouillés ;

3º Les dents d'éléphant ;

4º Les cornes et leur raclure ;

5º Le suif ;

6º La cire ;

7º Les drogueries et épiceries de toute espèce ;

8º Le café et le sucre ;

9º Le tabac en balles ;

10º Les garances ou alizaris , les racines et herbes pour la teinture ;

11º Le vermillon ;

12º La potasse et le salpêtre ;

13º Le cuivre neuf ouvré , et les raclures de cuivre neuf ;

14º Les verreries en caisse ou en futaille, les galles , graines et légumes en sacs ;

15º Les monnaies et médailles (1) ;

16º Les fru ts gluans et visqueux ;

TABLEAU Nº III.

Objets et marchandises du genre non susceptible.

1º Le blé, les grains , le riz, les légumes en greniers , ou dans des sacs de sparte ou de jonc , les grains moulus, la farine , le pain , l'amidon et les gruaux , etc.

2º Les fruits secs ;

3º Les confitures , les sucs des plantes , des bois , des fruits, le miel ;

4º Les fruits frais ;

(1) Il ne faut pas oublier de les passer au vinaigre.

5° Les huiles ;

6° Les vins, liqueurs, et généralement les liquides ;

7° Les chairs salées, fumées, et desséchées ;

8° Le beurre, le fromage, et la graisse ;

9° Les cordages entièrement goudronnés ;

10° Le sparte et le jonc ;

11° Les cendres, soudes, sels en grenier, ou dans des enveloppes non susceptibles, le charbon, le goudron, le noir de fumée, les gommes et les résines ;

12° Les bois en bloc, poutres, planches, tonneaux, caisses, etc. ;

13° L'acrelanède ;

14° Matières pour la peinture et la teinture ;

15° Les objets neufs en verrerie ou poterie ;

16° Les minéraux, les terres, la houille, le soufre, le mercure, la chaux, les fossiles, et les objets tirés de la mer ;

17° Les métaux, en pains ou en masses ;

18° Tous les objets composés de différentes substances, toutes du genre non susceptible.

Nota. Il faut avoir soin de séparer exactement de ces objets et marchandises, tout ce qui est du genre susceptible.

RÉGLEMENT

Que le roi veut et ordonne être observé à l'avenir dans ses ports de Toulon et de Marseille, sur les précautions à prendre pour empêcher que la peste ne s'introduise dans le royaume.

ARTICLE Iᵉʳ.

Sa Majesté ordonne aux capitaines, et autres officiers de ses vaisseaux, galères et autres bâtimens, d'éviter autant qu'il sera possible toute espèce de commerce dans les lieux suspects de mal contagieux; et en cas que, par une absolue nécessité d'y faire du bois ou de l'eau, et d'avoir des rafraîchissemens et autres besoins indispensables, ils fussent obligés d'envoyer des chaloupes ou caïques à terre, Sa Majesté veut qu'ils y fassent embarquer un officier, pour empêcher que les mariniers desdites chaloupes ou caïques n'y achètent aucunes marchandises, ni autres hardes que celles qui leur seront indispensablement nécessaires pour être en état de faire le service.

ART. II.

Les vaisseaux, galères, et autres bâtimens qui reviendront à Toulon, ou à Marseille, mouilleront, savoir, les vaisseaux et autres bâtimens, à St.-Georges, ou devant le lazaret, et les galères aux îles de Marseille ; et aussitôt qu'ils y seront arrivés, et que le temps le permettra, le commandant de l'escadre, ou le capitaine particulier du vaisseau ou de la galère, en fera avertir l'intendant de la marine ou des galères, par une chaloupe ou caïque qu'il enverra avec un officier au bureau de la santé ; et ne permettra à aucun officier, matelot, marinier de rame, ou soldat, d'aller à terre, qu'auparavant un commissaire de marine ou des galères, assisté des médecin et chirurgien du port, et d'un officier de santé, n'aient été auprès des bâtimens, s'informer du lieu d'où ils viennent ; s'ils ont eu quelque pratique dans le pays infecté dudit mal, et s'il n'y a personne qui en soit attaqué, s'ils y ont embarqué quelques marchandises, moutons, volailles et autres rafraîchissemens, ou passagers, et le temps qu'il y a qu'ils en sont partis.

ART. III.

Ledit commissaire de marine ou des galères, et officiers de santé, étant assurés, par le rapport du commandant et par le serment du maître chirurgien, qu'il n'y en a aucun attaqué de ce mal, que l'on n'a pratiqué en aucune ville infectée de peste, ni en commerce avec aucun bâtiment venant du Levant, ou autres lieux suspects de ce mal, ni embarqué de marchandises ou rafraîchissem ns susceptibles de peste, ou passager venant desdits lieux ; lesdits commissaire, médecin, chirurgien du port, et officier de la santé, entreront dans lesdits bâtimens, et iront recevoir la déclaration signée des capitaines de l'exposition qu'ils auront faite, qu'ils seront obligés de donner fidèle, sous peine de cassation, pour être, lesdites déclarations, enregistrées au bureau de la santé ; ensuite de quoi, les susdits officiers feront leur visite, et l'entrée du port leur sera donnée sans retardement.

Art. IV.

Les bâtimens qui auront été obligés de mouiller en des lieux attaqués de peste, sans y avoir eu commerce, et qui auront ensuite demeuré douze à quinze jours en mer, seront pareillement reçus dans les ports de Toulon ou de Marseille, après avoir été visités en la manière ci-dessus prescrite.

Art. V.

S'il avait été embarqué sur les bâtimens quelques mar-chandises ou rafraîchissemens susceptibles de peste ; Sa Majesté veut qu'à leur arrivée, toutes les marchandises et hardes des officiers et des équipages et chiourmes, soient débarquées au lazaret pour y faire la quarantaine ordinaire ; que les vaisseaux, galères, et autres bâtimens, et les hommes, soient parfumés avec un très-grand soin ; les voiles, pavillons et autres objets susceptibles de peste soient éventés ; et, ne paraissant aucune marque de peste, huit jours après le commencement de la quarantaine, l'entrée du port soit donnée auxdits bâtimens, officiers et hommes de l'équipage et chiourmes.

Art. VI.

S'il arrivait qu'il se trouvât quelqu'un attaqué de ce mal, Sa Majesté veut que les officiers, les équipages, chiourmes, leurs hardes et toutes les choses susceptibles de contagion, soient mis au lazaret, et que les vaisseaux, galères et autres bâtimens, après avoir été parfumés, fassent quarantaine entière ; savoir : les vaisseaux et autres bâtimens au Morillon, en observant de s'éloigner le plus qu'il se pourra de la ville de Toulon, et les galères aux îles de Marseille ; lesquels vaisseaux, galères et autres bâtimens seront gardés par les gardes de la santé.

Art. VII.

A l'égard des officiers, équipages et chiourmes, ils seront parfumés quatre fois, à trois jours d'intervalle ; ensuite de quoi, après avoir changé de tout habillement, ils seront visités de nouveau ; et, en cas qu'il ne s'en trouve aucun attaqué dudit mal, l'entrée leur sera donnée.

Art. VIII.

Les vaisseaux, galères et autres bâtimens qui viendront à Toulon, ou à Marseille, pour caréner, espalmer, se remâter ou prendre des vivres, mouilleront ; savoir : les vaisseaux et autres bâtimens, au Cros-saint-Georges, et les galères aux îles de Marseille, et y recevront tous leurs besoins, avec les précautions dont il sera convenu avec les intendans de marine et des galères, et les officiers de santé.

Art. IX.

Sa Majesté veut que, dans les cas inopinés, qui pourraient arriver à l'avenir, il y soit pourvu par les intendans de marine et de galères, et par les officiers de la santé de Toulon et de Marseille, et qu'ils en donnent avis aussitôt au commandant de la province et à l'intendant de la justice, police et finances, qui y est établi.

ART. X.

Sa Majesté défend, sous peine de cassation, à l'égard des officiers, et de punition corporelle, à l'égard des matelots, mariniers de rames et autres gens de l'équipage, de descendre à terre, aux environs de la rade de Toulon et de Marseille, qu'après que l'entrée aura été donnée auxdits vaisseaux et galères.

ART. XI.

Défend pareillement, Sa Majesté, auxdits capitaines de vaisseaux, galères et autres bâtimens, venant du Levant et autres lieux soupçonnés de peste, d'envoyer à terre aucun homme de leur équipage, ni de laisser débarquer aucune chose en quelque endroit de la côte de Provence où ils se pourront trouver, si la nécessité du service n'y oblige, et sans la permission des officiers de santé qui se trouveront sur les lieux.

Mande et ordonne, Sa Majesté, à M. le comte de Vermandois, amiral de France, au sieur duc de Vivonne, maréchal de France, général des galères, aux vice-amiraux et lieutenans-généraux, de tenir la main à l'exécution du présent réglement, qu'elle veut être lu, publié et affiché, afin que personne n'en ignore.

Fait à Fontainebleau, le 25° jour d'août 1683.

Signé, LOUIS.

Et, plus bas, COLBERT.

DÉCLARATION DU ROI.

Concernant le commerce dans les Échelles du Levant.
(Du 26 novembre 1729, registrée en parlement.)

LOUIS, par la grace de Dieu, roi de France et de Navarre, comte de Provence, Forcalquier et terres adjacentes; à tous ceux qui ces présentes verront : Salut.

Notre attention à faciliter, par toutes sortes de moyens, le commerce que font nos sujets dans les Échelles du Levant et de Barbarie, et à pourvoir en même temps à la conservation de la santé dans notre royaume, nous a porté à examiner ce qui pourrait être ajouté aux ordonnances et réglemens rendus sur ce sujet, afin d'augmenter ledit commerce, et d'empêcher que les bâtimens qui y sont employés ne puissent introduire le mal contagieux qui se fait ressentir souvent dans lesdites Échelles. Nous sommes informés que l'on observe avec exactitude les précautions établies pour s'en garantir, dans les lazarets de Marseille et de Toulon, où il est ordonné aux capitaines et patrons desdits bâtimens, de se rendre, venant du Levant et de Barbarie, pour faire quarantaine, sans pouvoir aborder dans les autres ports de Provence et de Languedoc, ni communiquer à la côte, et qu'il n'est pas même permis à ceux qui y sont en quarantaine, d'en partir avant que de l'avoir finie, pour faire un second voyage au Levant, comme ils avaient la liberté de le faire par le passé. Nous avons cependant estimé que cette liberté pouvait être rendue sans inconvénient aux bâtimens destinés à la traite des blés, qui seraient venus dans lesdits ports avec patente nette ; et nous avons cru qu'il était du bien du commerce et de l'avantage des provinces de notre royaume, qui sont quelquefois exposées à la disette, d'accorder cette facilité auxdits bâtimens employés à leur procurer l'abondance. Mais nous avons, en même temps, jugé nécessaire d'établir des peines sévères, non-seulement contre ceux qui, au mépris des défenses de communiquer aux côtes de notre royaume, et de débarquer des marchandises et denrées en d'autres endroits qu'aux lazarets de Marseille et de Toulon, pourraient y contrevenir, soit en venant des Échelles du Levant et de Barbarie, soit en partant de nosdits ports, avant la fin de leur quarantaine, mais encore contre ceux qui pourraient aider ou favoriser le débarquement desdites marchandises ou denrées.

A ces causes, et autres, à ce nous mouvant, de notre certaine science, pleine puissance et autorité royale, nous avons dit, déclaré et ordonné, et par ces présentes, signées de notre main, disons, déclarons et ordonnons, voulons et nous plaît, que les bâtimens venant des Échelles du Levant et de Barbarie, chargés de blé seulement, et avec patentes nettes, puissent être expédiés et y faire un second voyage, après avoir débarqué leurs cargaisons, sans être obligés d'achever leur quarantaine. Ordonnons aux capitaines et patrons desdits bâtimens, de faire route en partant pour se rendre en droiture à leur destination, sans aborder, ni communiquer aux côtes de notre royaume, sous peine de la vie. Voulons que les capitaines et patrons des bâtimens venant desdites Échelles, qui, au lieu de se rendre d'abord à Marseille, et à Toulon, pour y faire qua-
,rantaine, iront communiquer auxdites côtes, et y débar-

queront des marchandises ou denrées, soient pareillement punis de mort; ensemble ceux qui auront aidé ou favorisé l'entrée et le débarquement desdites marchandises ou denrées.

Si donnons en mandement à nos amés et féaux conseillers, les gens tenant notre cour de Parlement de Provence, à Aix, que ces présentes ils aient à faire lire, publier, registrer, et le contenu en icelles garder et observer selon leur forme et teneur. Voulons qu'aux copies d'icelles, collationnées par l'un de nos amés et féaux conseillers-secrétaires, foi soit ajoutée comme à l'original : car tel est notre plaisir. En témoin de quoi, nous avons fait mettre notre scel à cesdites présentes.

Donnée à Versailles, le vingt-sixième jour de novembre, l'an de grace mil sept cent vingt-neuf, et de notre règne le quinzième.

Signé, LOUIS.

Et, plus bas,

PAR LE ROI, comte de Provence.

PHELYPEAUX.

Lue, publiée, registrée, présent et ce requérant le procureur-général du Roi, pour être envoyée à ses substituts, dans les amirautés du ressort, suivant l'arrêt de ce jour.

Fait à Aix, en Parlement, le 2 janvier 1730.

Signé DE RÉGINA.

ORDONNANCE DU ROI

*Portant réglement au sujet des patentes de santé que
les patrons et autres qui naviguent d'un port à l'autre
de Provence, Languedoc et Roussillon, doivent prendre
tant pour eux que pour les passagers qu'ils embarquent. (Du 28 janvier 1748.)*

DE PAR LE ROI.

Sa Majesté, étant informée que, nonobstant les précautions portées dans les différens réglemens sur le fait de la
santé, les capitaines, patrons et autres mariniers qui naviguent d'un port à l'autre, de Provence, Languedoc et
Roussillon, négligent de prendre des patentes de santé,
tant pour eux que pour les passagers qu'ils embarquent;
ce qui favorise le débarquement clandestin de ces passagers
et le versement des marchandises qu'ils ont embarquées;
et, estimant nécessaire de remédier à un pareil abus, qui
pourrait avoir des suites dangereuses pour la santé publique, Sa Majesté a ordonné et ordonne ce qui suit :

ART. Ier.

Tout capitaine, patron, ou marinier, naviguant d'un
port à l'autre des provinces de Provence, Languedoc,
Roussillon, sera obligé, avant son départ, de prendre une
patente de santé, contenant le nombre d'hommes qui composent son équipage, conformément au rôle arrêté au
bureau des classes, qu'il sera tenu de représenter aux of-

ficiers de la santé, et ne pourra embarquer aucuns passagers, s'ils ne sont pourvus d'une patente de santé, laquelle ne pourra être expédiée qu'en vertu d'un billet que
lesdits passagers auront pris préalablement au bureau des
classes, pour justifier qu'ils se sont présentés audit bureau,
et qu'ils y ont été inscrits sur le rôle d'équipage, conformément à ce qui est porté par le réglement du 2 mars 1737;
à peine, pour les contrevenans, de six mois de prison, et
de trois cents livres d'amende applicables à l'hôpital le plus
prochain du lieu où le cas arrivera.

Art. II.

Lesdits capitaines, patrons et mariniers feront viser leurs
patentes par les officiers de santé dans tous les ports où ils
relâcheront, et feront leur déclaration, non seulement du
lieu de leur départ, des relâches qu'ils auront faites, pendant leur route; mais encore des bâtimens qu'ils auront
rencontrés, soit qu'ils aient communiqués avec eux, ou
non, sous les peines portées par le précédent article.

Art. III.

Les passagers qui se débarqueront à l'insu du maître du
bâtiment, et avant qu'ils aient rempli les formalités ci-
dessus établies, seront condamnés à trois mois de prison et
à payér quarante livres d'amende; les capitaines ou patrons
seront tenus d'en avertir les officiers de la santé, dès qu'ils
auront reçu l'entrée; et au cas qu'ils se cachent, les capitaines ou patrons seront condamnés à la peine portée dans
l'article premier.

Art. IV.

Les passagers qui se débarqueront de force, et après avoir été avertis par le maître du bâtiment, des peines portées par le présent réglement, subiront la peine portée par l'article premier, dans le cas où il ne s'agira que du simple débarquement de leur personne.

Si les capitaines, patrons, mariniers ou passagers, débarquent furtivement des marchandises ou pacotilles, qui doivent toujours être regardées comme suspectes ; tant pour les intérêts de l'état, que pour la conservation de la santé publique, lesdites marchandises et pacotilles seront confisquées ; savoir, un tiers au profit du dénonciateur, et les deux autres tiers au profit de Sa Majesté ; et les contrevenans seront condamnés aux galères pour le terme de trois années. Entend néanmoins Sa Majesté que le présent réglement ne dérogera en rien aux peines établies par celui du 25 août 1683, au sujet des bâtimens venant du Levant ou de Barbarie, ou de tout autre pays suspect ou contaminé. Enjoint Sa Majesté à tous les intendans et officiers des bureaux de santé, établis dans les ports de Provence, Languedoc et Roussillon, de faire transcrire ledit réglement sur les registres des délibérations de leurs bureaux, pour y avoir recours en cas de besoin.

Mande et ordonne Sa Majesté à Monsieur le duc de Penthièvre, amiral de France, et aux sieurs intendans et commissaires départis dans les provinces de Provence, Languedoc et Roussillon, de tenir, chacun en droit soi, la main à l'exécution du présent réglement, qui sera registré aux greffes des amirautés desdites provinces : lu, publié et affiché partout où besoin sera.

Fait à Marly, le 21 janvier 1748.

Vu l'ordonnance du Roi ci-dessus, à nous adressée ; mandons à tous ceux sur qui notre pouvoir s'étend, de l'exécuter et faire exécuter suivant sa forme et teneur. Ordonnons aux officiers des amirautés de Provence, Languedoc et Roussillon, de la faire enregistrer à leur greffe, lire, publier et afficher partout ou besoin sera, en la manière accoutumée.

Fait à Marly, le 30 janvier 1748.

LE DUC DE PENTHIÈVRE,
Amiral de France.

———

ORDONNANCE DU ROI

Qui interdit les approches des lieux destinés à la quarantaine à Marseille, à tous ceux qui ne seront pas dans le cas de la faire, ou qui ne seront pas commis pour le service du bureau de santé. (Du 27 août 1786.)

DE PAR LE ROI.

Sa Majesté étant informée que des personnes autres que celles qui sont employées au service de la santé, parcourent librement l'île de Pomègue, où est le port de quarantaine, et s'approchent du rivage sur lequel est

situé le lazaret de Marseille ; et étant convaincue que cette
fréquentation peut compromettre la santé publique, par
la facilité qu'elle donne de se communiquer avec les objets
qui sont soumis à la quarantaine, et qu'il est instant de
pourvoir à de pareils abus, qui pourraient avoir des suites
dangereuses : elle a fait et fait très-expresses inhibitions
et défenses à tous maîtres, patrons et mariniers, de bâtimens, bateaux, chaloupes, de quelque espèce que ce
soit, des côtes de Provence, Languedoc, Roussillon,
d'Espagne, de Gênes, et des Deux-Siciles, et à toutes
personnes de quelque état, sexe, condition qu'elles soient ;
qui ne seront pas en purge, ou commises par le bureau
de la santé de Marseille, d'aborder l'île de Pomégue et
son port, ni les environs des infirmeries du lazaret de
Marseille, depuis la pointe de Portegalle, jusqu'à celle
de Saint-Martin-d'Arenc, et notamment de descendre sur
le rocher dit l'*Émeraude*, sous quelque prétexte que ce
puisse être, même ceux de pêche ni de bain, à peine
d'une année de prison, de trois cents livres d'amende, de
confiscations, tant des bâtimens que des filets, marchandises et autres effets qui y seront trouvés, et de plus
grande s'il y échoit ; suivant les circonstances des cas :
voulant Sa Majesté que tant les susdites amendes, que les
produits des confiscations soient appliqués ; savoir : un
tiers aux dénonciateurs, ou à ceux qui feront la capture
des contrevenans, un autre tiers aux hôpitaux de la ville
de Marseille, et le dernier tiers aux réparations et aug-
mentations des bâtimens des infirmeries ; fait aussi défenses aux maîtres et patrons de vaisseaux, barques et
autres bâtimens étant en purge, et mouillés audit port
de Pomégue, de souffrir l'approche d'autres bâtimens

non sujets à quarantaine, sous les peines ci-dessus prononcées; enjoint Sa Majesté aux employés des fermes de
Marseille, et à ceux répandus sur la côte, qui auraient
fait des saisies ou des visites à la mer, de n'aborder à
terre qu'après avoir fait leurs déclarations aux officiers
de santé, et de ne se rendre à l'île de Pomègue, dans les cas
qui l'exigeront, qu'après s'être munis de la permission
desdits officiers, qui leur donneront un garde s'il y a lieu.
Enjoint aussi Sa Majesté au commandant du château d'Iff,
de prescrire au corps-de-garde d'invalides qui servent
la batterie de Pomègue, d'empêcher l'abord sur l'île,
des personnes qui ne seront pas munies de l'ordre dudit
commandant pour le service du Roi, ou d'une permission du bureau de la santé pour le service de la quarantaine. Veut Sa Majesté, que les intendans de la santé de
Marseille, tiennent la main à l'exécution de la présente
ordonnance, qu'ils la fassent signifier, lire, publier et
afficher, à qui et dans tous les lieux où besoin sera, à
ce que personne n'en prétende cause d'ignorance.

Fait à Versailles, le 27 août mil sept cent quatre-
vingt-six.

Signé LOUIS.

Et plus bas :

Le maréchal DE CASTRES.

LOI

DU 9 MAI 1793.

La Convention Nationale, sur la motion d'un membre, décrète que les lois et réglemens relatifs à la conservation de la santé, dans les ports de la Méditerranée, seront exécutés dans toutes leurs dispositions, sous les peines y énoncées ; fait défense à tous les corps administratifs et municipaux, autres que ceux qui en ont reçu la délégation de la loi, de s'immiscer dans les fonctions et opérations des conservateurs de la santé de Marseille et de Toulon, et charge son comité de commerce et de marine réuni, de lui faire dans trois jours leur rapport sur les réclamations de la ville de Cette.

Certifié conforme :

Le conseiller d'état, secrétaire-général du ministère de l'Intérieur.

LOI

RELATIVE A LA POLICE SANITAIRE.

Au château des Tuileries, le 3 mai 1822.

Louis, par la grace de Dieu, roi de France et de Navarre, à tous ceux qui ces présentes verront, Salut.

Nous avons proposé, les chambres ont adopté, nous avons ordonné et ordonnons ce qui suit :

TITRE PREMIER.

De la police sanitaire.

ARTICLE Ier.

Le roi détermine par des ordonnances: 1° Les pays dont les provenances doivent être habituellement ou temporairement soumises au régime sanitaire. 2° Les mesures à observer sur les côtes, dans les ports et rades, dans les lazarets et autres lieux réservés. 3° Les mesures extraordinaires que l'invasion ou la crainte d'une maladie pestilentielle, rendraient nécessaires sur les frontières de terre ou dans l'intérieur.

Il règle les attributions, la composition, et le ressort des autorités et administrations chargées de l'exécution de ces mesures, et leur délègue le pouvoir d'appliquer provisoirement, dans des cas d'urgence, le régime sanitaire aux portions du territoire qui seraient inopinément menacées.

Les ordonnances du Roi, ou les actes administratifs qui prescriront l'application des dispositions de la présente loi à une portion du territoire français, seront, ainsi que la loi elle-même, publiés et affichés dans chaque commune qui devra être soumise à ce régime; les dispositions pénales de la loi ne seront applicables qu'après cette publication.

Art. II.

Les provenances par mer, de pays habituellement et actuellement *sains*, continueront d'être admises à la libre pratique immédiatement après les visites et les interrogatoires d'usage, à moins d'accidens ou de communications de nature suspecte, survenus depuis leur départ.

Art. III.

Les provenances, par la même voie, de pays qui ne sont pas inhabituellement *sains*, ou qui se trouvent accidentellement infectés, sont, relativement à leur état sanitaire, rangées sous l'un des trois régimes ci-après déterminés :

Sous le régime de la *patente brute*, si elles sont ou ont été, depuis leur départ, infectées d'une maladie réputée pestilentielle, si elles viennent de pays qui en soient infectés, ou si elles ont communiqué avec des lieux, des personnes ou des choses qui auraient pu leur transmettre la contagion.

Sous le régime de la *patente suspecte*, si elles viennent

de pays où règne une maladie soupçonnée d'être pestilentielle, ou de pays qui, quoiqu'exempts de soupçons,
sont ou viennent d'être en libre relation avec des pays
qui s'en trouvent entachés, ou enfin si des communications avec des provenances de ces derniers pays, ou des
circonstances quelconques, font suspecter leur état sanitaire.

Sous le régime de la *patente nette*, si aucun soupçon
de malad'e pestilentielle n'existait dans le pays d'où elles
viennent, si ce pays n'était point, où ne venait point
d'être en libre relation avec des lieux entachés de ce soupçon, et enfin si aucune communication, aucune circonstance quelconque, ne fait suspecter leur état sanitaire.

Art. IV.

Les provenances spécifiées en l'article III ci-dessus,
pourront être soumises à des quarantaines plus ou moins
longues, selon chaque régime, la durée du voyage et la
gravité du péril. Elles pourront même être repoussées du
territoire, si la quarantaine ne peut avoir lieu sans exposer
la santé publique.

Les dispositions du présent article, et de l'article III,
s'appliqueront aux communications par terre, toutes les
fois qu'il aura été jugé nécessaire de les y soumettre.

Art. V.

En cas d'impossibilité de purifier, de conserver ou de
transporter sans danger des animaux ou des objets matériels, susceptibles de transmettre la contagion, ils
pourront être, sans obligation d'en rembourser la valeur,

les animaux tués et enfouis, les objets matériels détruits ou brûlés.

La nécessité de ces mesures sera constatée par des procès-verbaux, lesquels feront foi, jusqu'à inscription de faux.

Art. VI.

Tout navire, tout individu, qui tenterait, en infraction aux réglemens, de pénétrer en libre pratique, de franchir un cordon sanitaire, ou de passer d'un lieu *infecté* et *interdit*, dans un lieu qui ne le serait point, sera, après due sommation de se retirer, repoussé de vive force, et ce, sans préjudice des peines encourues.

TITRE DEUXIÈME.

Des peines, délits et contraventions, en matière sanitaire.

Art. VII.

Toute violation des lois et réglemens sanitaires, sera punie de la peine de mort; si elle a opéré communication avec des pays dont les provenances sont soumises au régime de la *patente brute*, avec les provenances, ou avec des lieux, des personnes, ou des choses, placées sous ce régime.

De la peine de réclusion, et d'une amende de 200 à 2000 fr., si elle a opéré communication avec des pays dont les provenances sont soumises au régime de la *patente suspecte*, avec les provenances, ou avec des lieux, des personnes ou des choses placées sous ce régime.

De la peine d'un an à dix ans d'emprisonnement, et d'une amende de 100 à 10,000, si elle a opéré communication prohibée avec des lieux, des personnes, ou des choses qui, sans être dans l'un des cas ci-dessus spécifiés, ne seraient point en libre pratique.

Seront punis de la même peine, ceux qui se rendraient coupables de communications interdites entre des personnes ou des choses soumises à des quarantaines de différens temps.

Tout individu qui recevra sciemment des matières ou des personnes en contravention aux réglemens sanitaires, sera puni des mêmes peines que celles encourues par le porteur ou le délinquant pris en flagrant délit.

ART. VIII.

Dans le cas où la violation du régime de la *patente brute*, mentionnée à l'article précédent, n'aurait point occasioné d'invasion pestilentielle, les tribunaux pourront ne prononcer que la réclusion et l'amende portée au second paragraphe dudit article.

ART. IX.

Lors même que ces crimes ou délits n'auraient point occasioné d'invasion pestilentielle, s'ils ont été accompagnés de rebellion, ou commis avec des armes apparentes ou cachées, ou avec effraction, ou avec escalade, la peine de mort sera prononcée en cas de violation du régime de la patente brute.

La peine des travaux forcés à temps, sera substituée à la peine de la réclusion, pour la violation du régime de

la patente suspecte; et la peine de réclusion à l'emprisonnement pour les cas déterminés dans les deux avant-
derniers paragraphes de l'article VII.

Le tout indépendamment des amendes portées audit
article, et sans préjudice des peines plus fortes, qui seraient prononcées par le code pénal.

ART. X.

Tout agent du gouvernement au-dehors, tout fonctionnaire, tout capitaine, officier en chef quelconque d'un
bâtiment de l'état, ou de tout autre navire ou embarcation, tout médecin, chirurgien, officier de santé, attaché
soit au service militaire, soit à un bâtiment de l'état ou
du commerce, qui officiellement, dans une dépêche, un
certificat, un rapport, une déclaration ou une déposition,
aurait sciemment altéré ou dissimulé les faits de manière
à exposer la santé publique, sera puni de mort, s'il s'en
est suivi une invasion pestilentielle.

Il sera puni des travaux forcés à temps, et d'une amende
de 10,000 fr. à 20,000 fr., lors même que son faux exposé n'aurait point occasioné d'invasion pestilentielle,
s'il était de nature à pouvoir y donner lieu, en empêchant
les précautions nécessaires.

Les mêmes individus seront punis de la dégradation
civique et d'une amende de 500 fr. à 10,000 fr., s'ils
ont exposé la santé publique en négligeant, sans excuse
légitime, d'informer qui de droit, de faits à leur connaissance, de nature à produire ce danger, ou si, sans
s'être rendus complices de l'un des crimes prévus par
les articles VII, VIII et IX, ils ont, sciemment et par leur

faute, laissé enfreindre ou enfreint eux-mêmes des dispositions réglementaires qui eussent pu le prévenir.

Art. XI.

Sera puni de mort, tout individu faisant partie d'un cordon sanitaire, ou en faction pour surveiller une quarantaine, ou pour empêcher une communication interdite, qui aurait abandonné son poste, ou violé sa consigne.

Art. XII.

Sera puni d'un emprisonnement d'un à cinq ans, tout commandant de la force publique qui, après avoir été requis par l'autorité compétente, aurait refusé de faire agir pour un service sanitaire, la force sous ses ordres.

Seront punis de la même peine, et d'une amende de 50 fr. à 500 fr., tout individu attaché à un service sanitaire ou chargé par état de concourir à l'exécution des dispositions prescrites pour ce service, qui aurait, sans excuse légitime, refusé ou négligé de remplir ces fonctions ;

Tout citoyen faisant partie de la garde nationale, qui se refuserait à un service de police sanitaire, pour lequel il aurait été légalement requis en cette qualité ;

Toute personne qui, officiellement chargée de lettres ou paquets pour une autorité ou agence sanitaire, ne les aurait point remises, ou aurait exposé la santé publique, en tardant à les remettre ; sans préjudice des réparations civiles qui pourraient être dues, aux termes de l'art. 10 du code pénal.

Art. XIII.

Sera puni d'un emprisonnement de quinze jours à trois mois, et d'une amende de 5o fr. à 5oo fr., tout individu qui, n'étant dans aucun des cas prévus par les articles précédens, aurait refusé d'obéir à des réquisitions d'urgence pour un service sanitaire, ou qui, ayant connaissance d'un symptôme de maladie pestilentielle, aurait négligé d'en informer qui de droit.

Si le prévenu de l'un ou de l'autre de ces délits est médecin, il sera, en outre, puni d'une interdiction d'un à cinq ans.

Art. XIV.

Sera puni d'un emprisonnement de trois à quinze jours, et d'une amende de 5 à 5o fr., quiconque, sans avoir commis aucun des délits qui viennent d'être spécifiés, aurait contrevenu en matière sanitaire, aux réglemens généraux ou locaux, aux ordres des autorités compétentes.

Art. XV.

Les infractions en matière sanitaire pourront n'être passibles d'aucune peine lorsqu'elles n'auront été commises que par force majeure, ou pour porter secours en cas de danger, si la déclaration en a été immédiatement faite à qui de droit.

Art. XVI.

Pourra être exempté de toute poursuite et de toute peine

celui qui , ayant d'abord altéré la vérité ou négligé de la
dire dans les cas prévus par l'article X, réparerait l'omission ou rétracterait son faux exposé , avant qu'il eût pu
en résulter aucun danger pour la santé publique , et avant
que les faits eussent été connus par toute autre voie.

TITRE TROISIÈME.

*Des attributions des autorités sanitaires en matière de
police judiciaire et de l'état civil.*

Art. XVII.

Les membres des autorités sanitaires exerceront les
fonctions d'officiers de police judiciaire exclusivement ,
et pour tous crimes , délits et contraventions, dans l'enceinte et les parloirs des lazarets , et autres lieux réservés.
Dans les autres parties du ressort de ces autorités, ils les
exerceront concurremment avec les officiers ordinaires ,
pour les crimes, délits et contraventions en matière sanitaire.

Art. XVIII.

Les autorités sanitaires connaîtront exclusivement, dans
l'enceinte et les parloirs des lazarets et autres lieux réservés , sans appel ni recours en cassation , des contraventions de simple police. Des ordonnances royales régleront
la forme de procéder ; les expéditions des jugemens et
autres actes de la procédure seront délivrés sur papier libre
et sans frais.

Art. XIX.

Les membres desdites autorités exerceront les fonctions d'officiers de l'état civil dans les mêmes lieux réservés. Les actes de naissance et de décès seront dressés en présence de deux témoins, et les testamens conformément aux articles 985, 986 et 987 du code civil. Expédition des actes de naissance et de décès sera adressée, dans les vingt-quatre heures, à l'officier ordinaire de l'état civil de la commune où sera situé l'établissement, lequel en fera la transcription.

TITRE QUATRIÈME.

Disposition générale.

Art. XX.

Les marchandises et autres objets déposés dans les lazarets et autres lieux réservés, qui n'auront pas été réclamés dans le délai de deux ans, seront vendus aux enchères publiques.

Ils pourront, s'ils sont périssables, être vendus avant ce délai, en vertu d'une ordonnance du président du tribunal de commerce, ou, à défaut, du juge de paix.

Le prix en provenant, déduction faite des frais, sera acquis à l'état, s'il n'a pas été réclamé dans les cinq années qui suivront la vente.

La présente loi, discutée, délibérée et adoptée par la chambre des pairs et par celle des députés, et sanctionnée par nous ce jourd'hui, sera exécutée comme loi de l'état;

voulons en conséquence, qu'elle soit gardée et observée dans tout notre royaume, terres et pays de notre obéissance.

Si donnons en mandement à nos cours et tribunaux, préfets, corps administratifs et tous autres, que ces présentes ils gardent et maintiennent, fassent garder, observer et maintenir ; et, pour les rendre plus notoires à tous nos sujets, ils les fassent publier et enregistrer partout où besoin sera ; car tel est notre plaisir, et afin que ce soit chose ferme et stable à toujours, nous y avons fait mettre notre scel.

Donné en notre château des Tuileries, le troisième jour du mois de mars de l'an de grace mil huit cent vingt-deux, et de notre règne le vingt-septième.

Signé LOUIS, par le Roi.

Le ministre secrétaire d'état au département de l'intérieur,

Signé CORBIÈRE.

Vu et scellé du grand sceau :

Le garde des sceaux de France, ministre secrétaire d'état au département de la justice,

Signé DE PEYRONNET.

ORDONNANCE DU ROI.

Paris, 20 mars 1822.

Louis, par la grace de Dieu, roi de France et de Navarre,

A tous ceux qui ces présentes verront, Salut.

Vu la loi du 3 mars dernier, relative à la police sanitaire, sur le rapport de notre ministre secrétaire d'état au département de l'intérieur,

Nous avons ordonné et ordonnons ce qui suit :

ARTICLE Ier.

Les dispositions actuellement en vigueur pour prévenir l'invasion des maladies contagieuses, continueront à être exécutées jusqu'à ce qu'il en soit autrement ordonné.

ART. II.

La présente ordonnance, ainsi que la loi du 3 mars 1822, seront publiées et affichées dans toutes les communes des départemens qui forment le littoral de la Méditerranée, des départemens qui sont limitrophes de l'Espagne, de ceux qui forment le littoral de l'Océan et de la Manche, et du département de la Corse, pour recevoir, en tant que de besoin, leur exécution.

Art. III.

Notre ministre secrétaire d'état de l'intérieur est chargé de l'exécution de la présente ordonnance, qui sera insérée au bulletin des lois.

Donné en notre château des Tuileries, le 20 mars de l'an de grace mil huit cent vingt-deux, et de notre règne le vingt-septième.

Signé LOUIS, par le Roi.

Le ministre secrétaire d'état au département de l'intérieur,
CORBIÈRE.

Pour ampliation :

Le conseiller d'état, secrétaire général du ministère de l'intérieur,

Baron CAPELLE.

ORDONNANCE DU ROI.

LOUIS, par la grace de Dieu, roi de France et de Navarre,

A tous ceux qui ces présentes verront, Salut.

Vu l'article 1er de la loi du 3 mars 1822 :

Sur le rapport de notre ministre secrétaire d'état au département de l'intérieur,

Nous avons ordonné et ordonnons ce qui suit :

TITRE PREMIER.

Règles communes à toutes les provenances. .

ARTICLE Iᵉʳ.

Les provenances par mer ne sont admises *en libre pratique*, qu'après que leur état sanitaire a été reconnu par les autorités ou agens préposés à cet effet.

ART. II.

Conformément à l'article II de la loi du 3 mars 1822, cette admission, pour les provenances des pays *sains*, doit suivre immédiatement la vérification de leur état sanitaire ; *à moins d'accidens ou de communication de nature suspecte, survenus depuis leur départ.*

ART. III.

Ne sont pas réputés pays *sains*, outre ceux où règne une maladie pestilentielle, les pays qui y sont fréquemment sujets, ou dans lesquels on en soupçonne l'existence, ou qui sont en libre relation avec des lieux *suspects*, ou qui reçoivent sans précaution des provenances *suspectes*, ou qui, venant d'être infectés, peuvent encore conserver et transmettre des germes contagieux. .

ART. IV.

Sont seuls exceptés des vérifications exigées par l'art. Iᵉʳ

tant que des circonstances extraordinaires n'obligent pas
à les y soumettre ;

Sur les côtes de l'Océan , les bâteaux pêcheurs , les bâtimens des douanes , et les navires qui font le petit cabo-
tage d'un port français à un autre ;

Sur les côtes de la Méditerranée , les bâtimens des
douanes qui ne sortent pas de l'étendue de leur direction.

ART. V.

Les provenances par terre ne doivent être soumises à
faire connaître leur état sanitaire , que lorsqu'elles viennent de pays qui ne sont pas *sains* , et avec lesquels les
communications ont été restreintes , soit par une décision
émanée de nous , soit provisoirement , en cas d'urgence,
par les autorités sanitaires locales.

ART. VI.

Les provenances qui , après que leur état sanitaire a
été reconnu, ne sont point admises à *libre pratique* , soit
parce qu'elles viennent de pays qui ne sont pas *sains*, soit
parce que, depuis leur départ , des accidens ou des communications de nature *suspecte* ont altéré leur état sanitaire, sont placées dans l'un des trois régimes déterminés
par l'art. III de la loi du 3 mars.

ART. VII.

La classification sous le régime de la patente *brute* , et
de la patente *suspecte*, entraîne une quarantaine de rigueur,
plus ou moins longue , avec les purifications d'usage ,
selon le degré d'infection ou de suspicion sanitaire.

Art. VIII.

La classification sous le régime de la patente nette
entraîne une quarantaine *d'observation*, à moins qu'il ne
soit certain que la police sanitaire est soigneusement
exercée dans les pays d'où vient la provenance ainsi
classée, auquel cas il y a lieu à prononcer son admission
immédiate à libre pratique.

Art. IX.

Sont également classés sous l'un de ces trois régimes,
les lazarets et autres lieux réservés, ainsi que les terri-
toires qu'il devient nécessaire de frapper d'interdiction.

Art. X.

Les provenances non admises à *libre pratique*, soit parce
que leur état sanitaire n'a pas encore été reconnu, soit
parce qu'après cette reconnaissance elles ont été soumises
à la quarantaine, ainsi que les lieux réservés et les terri-
toires compris dans la classification prescrite par l'article
précédent, restent en état *de séquestration*; et tout acte
qui a pour effet de mettre les personnes ou les choses
ainsi séquestrées, en communication avec le territoire
libre, doit être poursuivi conformément au titre II de la
loi du 3 mars.

Art. XI.

L'état de *libre pratique*, cesse à l'égard des personnes
et des choses qui ont été en contact avec des personnes
ou des choses se trouvant en état de *séquestration sani-*

taire, sans préjudice des peines encourues; si, après ce contact, et avant d'avoir recouvré leur état de *libre pratique*, comme il sera dit à l'article suivant, il y a eu communication entre elles et le territoire.

Ne seront point exempts des dispositions du présent article, les bâtimens compris dans les exceptions portées par l'art. IV, s'ils communiquent en mer avec des navires qui ne seraient pas en état de *libre pratique*.

ART. XII.

L'état de *séquestration* ne finit que par la décision de l'autorité compétente, qui prononce l'admission à *libre pratique*, soit après la reconnaissance de l'état sanitaire à l'égard des provenances qui n'inspirent aucun soupçon, soit au terme des interdictions prononcées en vertu de l'art. IX.

TITRE DEUXIÈME.

Provenances arrivant par mer.

ART. XIII.

Tout navire arrivant d'un port quelconque, et quelle que soit sa destination, sera, sauf les cas d'exception déterminés par l art. IV, porteur d'*une patente de santé*, laquelle fera connaître l'état sanitaire des lieux d'où il vient, et son propre état sanitaire au moment où il en est parti.

ART. XIV.

Tout navire français ou étranger, qui n'a point de pa-

tente de santé, est sujet, outre les mesures auxquelles son
état sanitaire le soumet, à un surcroît de quarantaine
réglé, selon les circonstances, et qui ne peut être moins
de cinq jours.

ART. XV.

Les patentes sont délivrées en France, par les administrations sanitaires, et dans les pays étrangers, en ce qui
concerne les bâtimens français, par nos agens consulaires.

ART. XVI.

Les navires français qui partent d'un port étranger où
il n'existe point d'agent consulaire, doivent se pourvoir
d'une patente délivrée par les autorités du pays, et la faire
ultérieurement certifier par lesdits agens qui se trouvent
dans les ports où leur navigation les conduit.

ART. XVII.

Les patentes de santé doivent être visées dans tous les
lieux de *relâche*, à l'effet de constater l'état sanitaire du
pays et du navire.

En cas d'un séjour prolongé au-delà de cinq jours après
la délivrance, ou le *visa* de la patente, soit dans le lieu
du départ, soit dans celui de *relâche*, un nouveau *visa*
devient nécessaire.

ART. XVIII.

Les navires porteurs de patentes raturées, surchargées,
ou présentant toute autre altération, seront soumis à une
surveillance particulière, sans préjudice d'une augmenta-

tion de quarantaine, et des poursuites à diriger, selon
les cas, contre le capitaine ou le patron ; et, en outre,
contre tous auteurs desdites altérations.

Art. XIX.

Il est défendu à tout capitaine :

1° De se dessaisir de la patente prise au point du départ,
avant d'être arrivé à celui de sa destination;

2° De prendre, et d'avoir à bord d'autre patente, que
celle qui lui a été délivrée audit départ;

3° D'embarquer sur son bord aucun passager qui ne se
serait pas muni d'un bulletin de santé, ni aucun marin,
ou autre individu, qui paraîtrait atteint d'une maladie
contagieuse;

4° De recevoir des hardes à bord, sans être assuré d'où
elles viennent, et qu'elles n'ont pas servi à l'usage de
personnes attaquées d'un mal contagieux.

Art. XX.

Il est enjoint à tout officier d'un navire, ou à défaut,
au capitaine ou patron, de prendre note sur le journal de
bord, de toutes les maladies qui pourraient s'y manifester,
ainsi que des différens symptômes qui se feraient remarquer.

Art. XXI.

En cas de décès, après une maladie pestilentielle, tous
les effets *susceptibles* qui auraient servi au malade, dans
le cours de cette maladie, seront, si le navire est au
mouillage, brûlés et détruits, et s'il est en route, jetés à

la mer avec les précautions suffisantes pour qu'ils ne puissent surnager.

Les autres effets dont l'individu décédé n'aurait point fait usage, mais qui se seraient trouvés à sa disposition ; seront soumis immédiatement à l'évent, à la fumigation, ou mis à la·traîne , ainsi que les effets dont aurait fait usage un individu qui aurait été attaqué d'une telle maladie, sans y avoir succombé.

ART. XXII.

Il sera fait mention dans le journal de bord de l'exécution des mesures indiquées par l'article précédent ; il y sera également fait mention des communications qui auraient eu lieu en mer, ainsi que de tous les événemens qui auraient eu un rapport direct ou indirect avec la santé publique.

ART. XXIII.

Tout capitaine , arrivant dans un port français , est tenu :

1° D'empêcher toute communication , avant l'admission à libre pratique.

2° De se conformer aux règles de la police sanitaire, ainsi qu'aux ordres qui lui seront donnés par les autorités chargées de cette police.

3° D'établir son navire dans le lieu réservé qui lui sera indiqué.

4° De se rendre aussitôt qu'il y sera invité, auprès des autorités sanitaires, en attachant à un point apparent de son canot, bateau ou chaloupe, une flamme de couleur jaune, à l'effet de faire connaître son état de suspicion, et d'empêcher toute approche.

5° De produire auxdites autorités tous les papiers du bord ; de répondre, après avoir prêté serment de dire la vérité, à l'interrogatoire qu'elles lui feront subir ; et de déclarer tous les faits, tous les renseignemens venus à sa connaissance qui pourront intéresser la santé publique.

Art. XXIV.

Seront soumis à de semblables interrogatoires, et obligés à de semblables déclarations, les gens de l'équipage et les passagers, toutes les fois que cela sera jugé nécessaire.

Art. XXV.

Doivent se conformer aux ordres et aux instructions des mêmes autorités, les pilotes qui se rendent au-devant des navires pour les guider, ainsi que toutes les embarcations, qui, en cas de naufrage ou de péril, iraient à leur secours.

Art. XXVI.

Les défenses résultant du présent titre et du titre précédent, ne feront point obstacle aux visites des agens des douanes, soit dans les ports, soit dans les quatre lieues des côtes, sauf toute application que de droit auxdits agens, et à leurs embarcations, des art. XI et XII, si, par ces visites, ils perdent leur état de *libre pratique*.

TITRE TROISIÈME.

Provenances arrivant par terre.

Art. XXVII.

Les provenances par terre des pays avec lesquels les
communications auront été restreintes, seront, selon le
cas, accompagnées de passe-ports, *bulletins de santé et
lettres de voiture*, délivrés et visés par qui de droit, et
faisant connaître, soit par leur contenu, soit dans leur
visa, l'état sanitaire des lieux d'où viennent ces provenances, de ceux où elles ont stationné ou séjourné, ainsi
que la route qu'elles ont suivie.

Ces pièces, si elles sont délivrées en pays étranger,
devront être certifiées par les agens français, partout où il
s'en trouvera.

Art. XXVIII.

Tout conducteur de voitures, de bestiaux ou d'un chargement quelconque, sera tenu de se procurer lui-même,
et de veiller à ce que chaque individu qu'il conduira, se
procure les passe-ports, bulletins de santé ou lettres de
voiture, exigés par l'article précédent. Il ne pourra se
charger des personnes qui n'en seraient point pourvues,
ni de conduire des animaux, des marchandises, ou tous
autres objets matériels, dont le nombre, l'espèce et les
quantités n'y seraient point mentionnés.

Art. XXIX.

Celles de ces pièces qui seraient surchargées, raturées, ou altérées de toute autre manière, donneront lieu à une surveillance particulière, sans préjudice d'une prolongation de quarantaine, et des poursuites à exercer selon les cas.

Art. XXX.

Les conducteurs devront faire constater par les autorités compétentes, les maladies auxquelles succomberaient pendant le voyage, ou dont seraient seulement atteints les hommes et les animaux placés sous leur conduite, ainsi que les symptômes particuliers de ces maladies.

Ils devront faire brûler les effets qui auront servi pendant son cours, aux personnes décédées d'une maladie pestilentielle, et disposer, pour être purifiées, les hardes de celles qui n'auraient été qu'attaquées d'une telle maladie.

Art. XXXI.

Les individus arrivant par terre des pays avec lesquels les communications auraient été restreintes, les conducteurs de voitures, d'animaux, de marchandises ou d'objets matériels quelconques, seront tenus à leur arrivée, sur la ligne sanitaire :

1° De se conformer aux réglemens, et aux ordres des autorités sanitaires ;

2° De ne se permettre aucune communication avant

l'admission à libre pratique, et d'employer tous les moyens qui pourraient dépendre d'eux pour les éviter;

5° De rester dans le lieu réservé, qui leur sera indiqué;

4° De produire aux autorités compétentes, tous les papiers concernant leur état sanitaire, et tous ceux pouvant intéresser la santé publique, dont ils sont porteurs;

5° De prêter serment de dire la vérité, dans les interrogatoires auxquelles ils seront soumis; et de déclarer dans ces interrogatoires tous les faits venus à leur connaissance, qui pourraient intéresser la santé publique.

TITRE QUATRIÈME.

Des quarantaines.

ART. XXXII.

Les quarantaines sont *d'observation* ou *de rigueur*, les unes ou les autres plus ou moins longues, plus ou moins sévères, selon les saisons; les lieux où elles sont prescrites, les objets *susceptibles de contagion ou non susceptibles* qui font partie des provenances; la durée et les autres circonstances du voyage.

ART. XXXIII.

Les provenances classées sous le régime de la *patente nette*, peuvent être soumises à des quarantaines d'observation de deux à dix jours, sur les côtes de l'Océan et de la Méditerranée, ainsi que sur les frontières de terre et les autres lignes de l'intérieur, où les communications auraient été restreintes.

Art. XXXIV.

Les provenances classées dans le régime de la *patente suspecte*, et dans le régime de la *patente brute* doivent être soumises à des quarantaines de rigueur, savoir :

Sur les côtes de l'Océan et de la Manche, de cinq à vingt jours pour la *patente suspecte*, et de dix à trente jours pour la *patente brute*.

Sur les côtes de la Méditerranée , les frontières de terre, et les lignes de l'intérieur, de dix à trente jours pour la *patente suspecte*, et de quinze à quarante jours pour la *patente brute*.

Art. XXXV.

Les provenances qui, pendant leur quarantaine, auront communiqué avec d'autres provenances soumises à une quarantaine plus rigoureuse, subiront, selon la gravité des cas et sans préjudice des peines encourues, une prolongation qui ne pourra excéder le temps restant à courir à la provenance avec laquelle elles auront communiqué.

Art. XXXVI.

Si des symptômes pestilentiels viennent à se développer dans des provenances déjà en quarantaine, celle-ci devra recommencer, et pourra même, selon les circonstances, être portée à un plus long terme.

Art. XXXVII.

Toutes les fois , que postérieurement à la fixation de la

quarantaine, des faits annonçant un plus haut degré de suspicion, viendront à la, connaissance des autorités sanitaires, elles devront, en énonçant les faits, dans leurs décisions, classer s'il y a lieu, les provenances sous un régime différent, ou seulement les soumettre dans le même régime, à une observation ou à une purification plus prolongée.

Art. XXXVIII.

Lorsque l'état sanitaire d'une provenance permettra de la classer dans le régime de *la patente nette*, et ne la soumettra par conséquent qu'à une quarantaine *d'observation*, celle-ci pourra avoir lieu pour les arrivages par mer, à moins de circonstances extraordinaires, et sauf l'exception qui sera déterminée ci-après, dans tous les ports et rades de notre royaume.

Art. XXXIX.

Lorsque l'état sanitaire entraînera le régime de la patente *suspecte* ou *brute*, la quarantaine ne pourra être subie que dans les ports et rades qui seront désignées à cet effet par notre ministre secrétaire d'état de l'intérieur.

Art. XL.,

Seront pareillement désignés, les points qui, en cas de restriction, des communications sur les frontières de terre ou de l'intérieur, devront servir aux quarantaines, soit d'observation ou de rigueur.

Art. XLI.

Les autorités sanitaires pourraient refuser l'admission

en quarantaines, si les lazarets ou autres lieux à ce destinés ne présentaient point de suffisantes garanties , s'ils étaient déjà encombrés, en proie à l'infection, ou menacés de l'être, ou bien si la provenance était elle-même tellement infectée, qu'elle ne pût être admise sans danger pour la santé publique.

Art. XLII.

Le refus devra être, autant que possible, accompagné de l'indication du lieu le plus voisin où la provenance pourra être admise, à moins qu'il ne résulte évidemment de son état sanitaire , qu'il y a impossibilité absolue de purifier, conserver ou transporter sans danger, les animaux et objets matériels susceptibles de transmettre la contagion ; auquel cas l'autorité compétente devrait examiner si l'intérêt de la santé publique , n'exige point leur destruction, conformément à l'art. V de la loi du 3 mars.

Art. XLIII.

Toutes les fois que le degré d'infection des provenances obligera à l'application dudit art. V, de la loi du 3 mars , le propriétaire ou celui qui le représentera, sera admis à opposer telles observations qu'il jugera utiles, lesquelles devront être appréciées et consignées dans le procès-verbal, exigé par le même article , ainsi que les faits et les motifs qui auront déterminé la décision, dont il sera immédiatement rendu compte , avec toutes pièces, au préfet, et par lui à notre ministre secrétaire d'état de l'intérieur.

Art. XLIV.

Défenses sont faites à tout capitaine de navire provenant

des échelles du Levant, ou des côtes de Barbarie, sur les deux mers, d'aborder ailleurs que dans les ports de Marseille et de Toulon, jusqu'à ce qu'il ait pu être établi dans d'autres ports du royaume, des lazarets susceptibles de recevoir lesdites provenances.

Les autorités sanitaires feront observer lesdites défenses, tant qu'elles n'auront pas reçu d'ordres contraires.

ART. XLV.

Les seuls membres ou agens des autorités sanitaires, auront l'entrée des lazarets et autres lieux réservés pendant la séquestration.

Ils ne pourront, si cette entrée ou tout autre acte de leurs fonctions les oblige à une communication *suspecte*, recouvrer *leur libre pratique* qu'après la quarantaine exigée.

ART. XLVI.

L'entrée desdits lazarets et lieux réservés, pourra en cas de nécessité, être accordée à toute autre personne par une permission du président semainier, laquelle sera toujours donnée par écrit, à la condition d'une quarantaine, s'il y a lieu, et devra déterminer selon les besoins, jusqu'à quel point le porteur pourra avoir accès.

ART. XLVII.

Les intendances et les commissions détermineront, autour des lazarets et autres lieux réservés placés sous leur direction, la ligne où finira la *libre pratique*. Cette ligne restera défendue, soit par un mur d'enceinte, soit par des palissades, soit par des poteaux assez évidens et

assez rapprochés pour avertir les citoyens du danger et
des peines auxquels ils s'exposent s'ils passent outre.

TITRE CINQUIÈME.

*Autorités sanitaires, attributions et ressort desdites
autorités.*

ART. XLVIII.

La police sanitaire locale, est exercée sous la surveillance des préfets, par des intendances et par des commissions, dont le nombre et le ressort seront ultérieurement
déterminés.

ART. XLIX.

L'exercice immédiat de cette police appartiendra aux
intendances dans l'étendue de la circonscription assignée
au chef-lieu; partout ailleurs il appartiendra aux commissions sanitaires.

Celles de ces commissions qui seront placées dans le ressort d'une intendance, agiront sous sa direction immédiate;
les autres agiront sous la direction immédiate des préfets.

ART. L.

Les intendances feront, en exécution de nos ordonnances, les réglemens locaux jugés nécessaires.

Les réglemens seront transmis aux préfets, et soumis
par eux, avec leur avis, à notre ministre secrétaire d'état
de l'intérieur, pour recevoir son approbation; néanmoins,

en cas d'urgence, ils seront provisoirement exécutoires sous l'autorisation des préfets.

Art. LI.

Hors des ressorts des intendances, ces réglemens seront faits par les préfets après avoir consulté les commissions. Ils devront également être soumis à l'approbation de notre ministre de l'intérieur, et ne seront provisoirement exécutés qu'en cas d'urgence.

Art. LII.

Les réglemens faits par une intendance qui aura plusieurs départemens dans son ressort, devront être transmis séparément au préfet de chacun de ces départemens, et ne pourront recevoir que par cette voie, soit l'autorisation provisoire en cas d'urgence, soit l'approbation définitive comme il est dit ci-dessus.

Art. LIII.

Les décisions particulières des intendances ou des commissions, pour l'application aux provenances des présentes règles ou réglemens locaux, exprimeront toujours les motifs qui les auront déterminées, et devront être rendues et notifiées sans retard.

Art. LIV.

Les notifications seront faites, si c'est un navire, au capitaine ou au patron; si c'est un transport par terre, à l'individu chargé de sa conduite; si c'est un territoire ou un lieu réservé, à celui qui y exercera immédiatement la police; si c'est une maison, à son propriétaire ou à celui qui le représentera ; si c'est une personne isolée, à elle-même.

Art. LV.

Il sera formé près de notre ministre de l'intérieur, pour être consulté par lui sur les matières sanitaires, un conseil supérieur de santé, dont les membres, au nombre de douze, seront nommés par nous.

Il sera attaché audit conseil un secrétaire pris hors de son sein, et dont la nomination sera faite, et le traitement fixé par notre ministre secrétaire d'état de l'intérieur, qui présidera ce conseil et désignera parmi ses membres un vice-président.

Art. LVI.

Les intendances sanitaires seront composées de huit membres au moins, et douze au plus, nommés par notre ministre secrétaire d'état de l'intérieur,

Les commissions, de quatre membres au moins, et de huit au plus, nommées par les préfets.

Art. LVII.

Les intendans et les commissaires seront renouvelés tous les trois ans par moitié. Leurs délibérations exigeront la présence de la moitié, plus un de leurs membres, et devront être prises à la majorité absolue des suffrages ; les membres sortans pourront être réélus.

Art. LVIII.

Seront présidens nés des intendances et des commissions, les maires des villes où elles siégeront.

Auront aussi droit d'assister, avec voix délibérative, aux séances soit des unes, soit des autres, lorsqu'ils seront employés dans leur ressort: 1º le plus élevé en grade d'entre les officiers généraux ou supérieurs, attachés à un commandement territorial; 2º dans les ports militaires, les commandans et intendans ou ordonnateurs de la marine; et dans les ports de commerce, le commissaire de la marine, chargé en chef du service maritime; 3º les directeurs, ou à défaut, les inspecteurs des douanes employés dans ledit ressort.

Art. LIX.

Les intendances et les commissions auront sous leurs ordres, pour le service immédiat qui leur sera confié, leurs secrétaires, les officiers du lazaret, les médecins et interprètes, les *agens sanitaires* préposés à la surveillance des côtes, et les gardes de santé destinés à être placés à bord des navires, dans les lazarets et autres lieux réservés.

Art. LX.

Les intendances et les commissions ont, outre leur président né, un président semainier et un vice-président chargé de remplacer celui-ci en cas d'empêchement; l'un et l'autre renouvelés tous les huit jours, et pris à tour de rôle sur un tableau dressé tous les six mois par chaque intendance, et par chaque commission.

Art. LXI.

Le président semainier est chargé de la direction et du détail des affaires pendant sa présidence.

Il se tient assiduement à son poste.

Il veille au maintien des réglemens, et assure l'exécution des délibérations.

Il fait observer l'ordre et la discipline dans les lazarets et autres lieux réservés.

Il fait reconnaître l'état sanitaire des provenances, leur donne la libre entrée s'il y a lieu, ou les retient en séquestration jusqu'à décision de l'assemblée, suivant les circonstances.

Il pourvoit, dans les cas urgens, aux dispositions provisoires qu'exige la santé publique ; et convoqne immédiatement l'assemblée, qui peut seule prendre des mesures définitives.

Il signe, en vertu des délibérations prises, l'ordre de mettre en libre pratique les provenances qui ont terminé leur quarantaine.

Il délivre et vise les patentes et bulletins de santé, et y fait apposer, avec sa signature, celle du secrétaire, et le sceau de l'administration.

Il fait tenir, par le secrétaire, note de toutes ses décisions, et en rend compte aux séances ordinaires ; lesquelles doivent avoir lieu au moins tous les huit jours.

Art. LXII.

Les secrétaires, les officiers de lazaret, les médecins, *agens sanitaires* et gardes de santé, sont aux ordres du président semainier, ou, à son défaut, du vice-président en exercice ; ils n'en peuvent recevoir que d'eux, ou de l'intendance, ou de la commission dont ils dépendent.

Art. LXIII.

Les aumôniers, les secrétaires, les officiers des lazarets et les *agens sanitaires*, sont respectivement nommés, soit par les intendances, soit par les commissions ; leur nomination doit être approuvée par le préfet.

La nomination des gardes de santé, faite de même par les intendances ou par les commissions, n'est soumise à aucune approbation.

Art. LXIV.

Les mêmes formes sont observées pour la révocation des uns et des autres, ainsi que pour fixer leur traitement ou leurs vacations.

Néanmoins, la fixation de traitement et le tarif des vacations doivent être déférés à notre ministre secrétaire d'état de l'intérieur, qui peut prescrire telle réduction qu'il juge nécessaire dans les quotités des sommes, et dans le nombre des employés.

Art. LXV.

Les *agens sanitaires* sont chargés, sur les divers points du littoral et les lignes de l'intérieur où il est jugé nécessaire d'en placer, de veiller à l'accomplissement des règles sanitaires, d'empêcher leur infraction, de constater ces infractions par procès-verbal, d'avertir et d'informer les administrations dont ils dépendent, de tout ce qui peut intéresser la santé publique, et d'exercer telles autres fonctions qui pourront leur être confiées dans les réglemens locaux, mais seulement pour les cas d'urgence.

Art. LXVI.

Seront déterminés dans les mêmes réglemens , les fonctions et le nombre des autres employés, placés sous les ordres des mêmes administrations.

Art. LXVII.

Les préposés des douanes ayant au moins le grade de lieutenant, peuvent, du consentement de leur directeur, être nommés *agens sanitaires* , et les simples préposés gardes de santé ; les uns et les autres jouiront à ce titie, lorsqu'il leur sera conféré, d'un supplément de traitement.

Art. LXVIII.

Ont le droit de requérir la force publique, pour le service qui leur est confié , les intendances et les commissions sanitaires , leurs présidens semainiers et vices-présidens, pendant qu'ils sont en exercice.

Les mêmes ont le droit de requérir, mais seulement dans le cas d'urgence, et pour un service momentané, la coopération des officiers et employés de la marine , des employés des douanes et des contributions indirectes , des officiers de port de commerce , des commissaires de police, des gardes-champêtres et forestiers , et au besoin de tous les citoyens.

Ne pourront lesdites réquisitions d'urgence enlever à leurs fonctions habituelles des individus attachés à un service public, à moins d'un danger assez imminent pour exiger le sacrifice de tout autre intérêt.

Les *agens sanitaires* ne peuvent requérir la force publique qu'en leur qualité d'officiers de police judiciaire ; ou, s'il y avait lieu, pour repousser une violation imminente du territoire qui ne pourrait l'être que par la force.

ART. LXIX.

Toutes les fois qu'il sera nécessaire de requérir extraordinairement pour un service sanitaire de durée, les officiers ou employés de la marine, les employés des douanes et tous autres employés publics, les ordres devront émaner, sur la demande de notre ministre secrétaire d'état de l'intérieur, de ceux de nos autres ministres desquels dépendront lesdits officiers et employés.

ART. LXX.

L'intendance de Marseille conservera son ressort et la composition actuelle de ses membres. Il sera procédé à leur renouvellement, conformément aux règles qui précèdent.

ART. LXXI.

Seront nommés par notre ministre secrétaire d'état de la marine, les officiers et autres agens des lazarets, exclusivement réservés pour nos bâtimens de guerre.

TITRE SIXIÈME.

Police judiciaire, état civil, jugemens de simple police.

Art. LXXII.

Les fonctions de police judiciaire , attribuées par l'article XVII de la loi du 3 mars , aux membres des autorités sanitaires, seront exercées, dans le ressort de chaque intendance , de chaque commission, par chacun de leurs membres , et , concurremment avec eux, par les capitaines des lazarets, par *les agens sanitaires* , dans les lieux où ils seront employés.

Les uns et les autres ne pourront exercer lesdites fonctions , qu'après avoir prêté serment devant le tribunal civil.

Art. LXXIII.

Les jugemens à rendre par lesdites autorités en matière de simple police, et en vertu de l'art. XVIII de la même loi , le seront par le président semainier, assisté des deux plus âgés d'entre ses collègues , le ministère public étant rempli par le capitaine du lazaret, ou à défaut , par le plus jeune membre de l'intendance ou de la commission, et le secrétaire de l'une ou de l'autre faisant les fonctions du greffier.

Art. LXXIV.

Les citations aux contrevenans et aux témoins, seront

faites par un simple avertissement, écrit du président
semainier, conformément aux articles 169 et 170 du code
d'instruction criminelle.

Art. LXXV.

Le contrevenant devra comparaître par lui-même, ou
par un fondé de pouvoir. En cas de non comparution,
si elle n'est pas occasionée par un empêchement résultant des règles sanitaires, il sera jugé par défaut. Si le
contrevenant est empêché par cette cause, il sera sursis
au jugement jusqu'à la fin de la quarantaine, à moins que
ce ne soit un employé du lazaret, ou de tout autre lieu
réservé, obligé par la nature de ses fonctions à une séquestration habituelle, auquel cas, s'il n'a pas désigné de
fondés de pouvoir, il lui en sera donné un d'office.

Art. LXXVI.

Un garde de santé, commissionné à cet effet par le président semainier, sera chargé de notifier les citations et
les jugemens.

Seront au surplus observés en tout ce qui ne sera pas
contraire au titre III de la loi du 3 mars, et aux présentes dispositions, les articles 146, 147, 148, 149,
150, 153, 154, 155, 156, 157, 158, 159, 160, 161,
162, 163, 164 et 165 du code d'instruction criminelle.

Art. LXXVII.

Les fonctions de l'état civil, objet de l'art. XIX de la
loi du 3 mars, seront remplies par le président semainier,
assisté du secrétaire.

TITRE SEPTIÈME ET DERNIER.

Dispositions générales.

Art. LXXVIII.

Il est enjoint à tous nos agens au dehors, de se tenir informés et d'instruire notre ministre secrétaire d'état de l'intérieur, par la voie du département des affaires étrangères, des renseignemens qui importeront à la police sanitaire du royaume ; s'il y avait péril, ils devraient en même temps avertir l'autorité française la plus voisine, ou la plus à portée des lieux qu'ils jugeraient menacés.

Art. LXXIX.

Il est pareillement enjoint aux administrations sanitaires, de se donner réciproquement les avis nécessaires au service qui leur est confié ; à tous nos agens dans l'intérieur, de prévenir qui de droit des faits à leur connaissance qui intéresseraient la santé publique ; à tous les médecins d'hôpitaux, ainsi qu'à tous autres, et en général à tous nos sujets, qui seraient informés d'un symptôme de maladie pestilentielle, d'en avertir les administrations sanitaires, et, à défaut, le maire du lieu ; lequel, dans ce cas, devrait prendre ou provoquer les mesures que les circonstances commanderaient.

Art. LXXX.

Notre ministre secrétaire d'état de la marine, pour-
voira, en se conformant aux présentes règles, au service
sanitaire dans nos colonies. Les agens supérieurs de ce
service lui adresseront tout ce qui pourra intéresser la police sanitaire du royaume.

Art. LXXXI.

Toutes infractions aux obligations prescrites par la
présente ordonnance, par les réglemens locaux dûment
exécutoires, ou par les ordres émanés des autorités compétentes, seront poursuivies pour être, selon la gravité
des cas, punies conformément aux dispositions du titre II
de la loi du 3 mars.

Tous dépositaires de l'autorité et de la force publique,
tous agens publics, soit au dedans, soit au dehors, qui
seraient avertis desdites infractions, sont tenus d'employer les moyens en leur pouvoir pour les prévenir,
pour en arrêter les effets et pour en procurer la répression.

Art. LXXXII.

Notre ministre secrétaire d'état au département de l'intérieur, donnera les ordres et instructions nécessaires à
l'exécution des présentes dispositions.

En attendant que les autorités sanitaires puissent être
partout établies et organisées conformément aux titres V
et VI qui précèdent, leurs fonctions seront exercées par

les autorités administratives, et par les administrations sanitaires déjà existantes, chacun selon l'ordre de ses attributions, et conformément à notre ordonnance du 27 septembre 1821.

Art. LXXXIII.

Nos ministres sont chargés, chacun en ce qui le concerne, de l'exécution de la présente ordonnance, qui sera insérée au bulletin des lois.

Donné en notre château de Saint-Cloud, le sept août de l'an de grace mil huit cent vingt-deux, et de notre règne le vingt-huitième.

Signé LOUIS, par le Roi

Le ministre secrétaire d'état de l'intérieur.

Signé CORBIÈRE.

Pour ampliation :

Le conseiller d'état.

CONSEIL DE SALUBRITÉ

DU DÉPARTEMENT DES BOUCHES-DU-RHONE.

Un conseil de salubrité existe depuis long-temps à Paris, un autre a été formé à Lyon, et l'on voit par les rapports qu'ils ont publiés, quelle est la grande utilité d'un pareil établissement.

Le département des Bouches-du-Rhône n'en a jamais eu, et si dans quelques circonstances il en a été créé à Marseille, ce n'est que passagèrement, et les conseils de salubrité ont disparu avec les occasions qui leur avaient donné naissance.

Cependant, on peut dire qu'il n'est pas de département où l'existence d'un conseil de salubrité fût plus nécessaire que dans celui des Bouches-du-Rhône.

Ce département, baigné dans toute son étendue, à l'occident, par la mer, est exposé sans cesse à repousser des maladies étrangères, que le commerce peut facilement importer. L'administration sanitaire est chargée de ce soin, et c'est à sa constante sollicitude que nous devons la sécurité dont nous jouissons.

Mais, malgré sa vigilance, il sera toujours à craindre que des débarquemens clandestins et la contrebande n'introduisent un jour une maladie pestilentielle dans l'intérieur; des naufrages imprévus sur la côte doivent produire la même crainte et le même danger.

Ce danger, qui était moindre autrefois, est devenu plus réel, depuis que la fièvre jaune exerce si fréquemment ses ravages sur quelques points de l'Espagne. Ce fléau est, pour ainsi dire, à nos portes, et il n'a fallu rien moins que la création d'un nouveau port de quarantaine et d'une infirmerie, pour nous rassurer contre son invasion; mais, quelque sécurité que puissent inspirer ces grands établissemens, les dangers dont on vient de parler subsisteront toujours, et, quelque éloignés qu'ils puissent être, il convient de se prémunir contre eux.

Indépendamment des trois fléaux qui nous menacent sans cesse, c'est-à-dire de la peste, de la fièvre jaune et du choléra-morbus de l'Inde, le département présente sur plusieurs points des maladies qui ont quelques rapports avec celles que l'on vient de désigner, et qui deviendraient tout aussi malignes, si elles rencontraient un foyer d'infection.

Les fièvres intermittentes marécageuses, quoique moins violentes que la fièvre jaune, ont une analogie avec cette dernière, et l'on a vu, l'été dernier, les ouvriers employés au canal d'Arles, arriver à l'hôpital de Marseille, avec des vésicatoires gangréneux; d'autres, foudroyés par des émanations délétères.

Le charbon provençal et celui qui est communiqué par les peaux des bœufs de Buenos-Ayres et les peaux de chèvres de Sardaigne et de Corse, présentent des rapports avec le bubon pestilentiel. Les tanneurs, les femmes qui trient et lavent les laines, les bergers et paysans en sont souvent atteints.

Le choléra-morbus de l'Inde trouve également une maladie analogue dans le choléra-morbus que les fortes chaleurs développent souvent dans ce département, et, l'été dernier, quelques personnes y ont succombé en moins de vingt-quatre heures.

Enfin d'autres maladies, telles que la scarlatine, la rougeole, se répandent aussi dans les communes, et quelquefois elles y ont fait les plus grands ravages. Les fièvres typhodes peuvent aussi naître spontanément, comme en 1813, et y exciter de justes alarmes.

Toutes ces causes, et d'autres qu'on pourrait encore indiquer, rendent indispensable la création d'un conseil de salubrité qui siégerait à Marseille, et qui compléterait le système sanitaire déjà établi. L'intendance et les commissions sanitaires font exécuter les réglemens existans pour repousser les maladies contagieuses du dehors ; mais leurs soins ne s'étendent pas en-deçà des côtes, et cependant l'intérieur du département n'exige pas moins de surveillance, d'après les raisons qui viennent d'être exposées.

Il paraîtrait donc nécessaire de créer un conseil de salubrité, composé de médecins et chirurgiens attachés aux hôpitaux.

Nous, conseiller d'état, préfet du département des Bouches-du-Rhône, commandeur de l'ordre royal de la Légion-d'Honneur, chevalier des ordres royaux de Charles III d'Espagne, et Constantinien des Deux-Siciles,

Vu le rapport ci-dessus,

Considérant la nécessité de l'institution proposée, et les grands avantages qui doivent en résulter pour le maintien de la santé publique,

ARRÊTONS :

ARTICLE Ier.

Il sera établi à Marseille un conseil de salubrité, composé de neuf membres dont un est secrétaire, pris parmi les médecins, chirurgiens et chimistes attachés aux hôpitaux de cette ville.

ART. II.

Le conseil exercera sa surveillance, pour tout ce qui a rapport à la santé publique, dans l'intérieur du département dés Bouches-du-Rhône,

Il comprendra dans ses attributions, les épidémies, les épizooties, et toutes les maladies contagieuses, la statistique médicale, les mouvemens de la population, les tableaux de mortalité, les asphyxies, les submersions, la vaccine, la surveillance des marchés, pour ce qui a rapport à la qualité des alimens, des bains publics, de toutes les maladies que le voisinage des rivières, marais et étangs peuvent faire naître, des fabriques, manufactures et ateliers établis ou à établir, qui répandent une odeur insalubre ou incommode, des maisons qui, nouvellement construites, sont immédiatement habitées, des comestibles qui arrivent par mer, à cause de la fréquence de leur altération, ainsi que les subsistances navales, destinées aux approvisionnemens des équipages de mer ou aux habitans des colonies; enfin, il exercera sa surveillance

sur tout ce qui intéresse la santé publique, aux termes du
décret du 15 octobre 1810, et de l'ordonnance royale du
14 janvier 1815.

Art. III.

En aucun cas, le conseil ne pourra prendre des décisions, mais il nous proposera les mesures sanitaires que
les circonstances pourront rendre nécessaires.

Art. IV.

Indépendamment de ces rapports éventuels, le conseil
nous remettra, au commencement de chaque année, son
rapport général, présentant le résultat de sa surveillance
pendant l'année qui a précédé, et ses vues sur les moyens
qu'il conviendra d'employer dans l'intérêt de la santé
publique.

Art. V.

Le préfet est président né du conseil de salubrité.
Le vice-président sera renouvelé tous les mois, et chaque
membre le deviendra à son tour.

Art. VI.

Le conseil correspondra directement avec les médecins
et chirurgiens des hôpitaux du département, et, au besoin
avec Messieurs les maires.

ART. VII.

Sont nommés membres du conseil de salubrité :

MM. Momland, chirurgien en chef de l'hôpital de Marseille; Dugas, médecin en chef dudit hôpital; Cauvière, chirurgien en chef adjoint du même hôpital; Lautard, médecin de l'hôpital Saint Lazare; Robert, médecin du lazaret de Marseille; Martin, chirurgien du lazaret; Ducros, chirurgien du lazaret; Laurens, pharmacien et inspecteur de la pharmacie des hôpitaux; et Robert neveu, docteur en médecine, secrétaire de la commission établie pour les expériences relatives à l'emploi des chlorures dans le lazaret de Marseille, qui est nommé secrétaire du conseil de salubrité.

ART. VIII.

Le présent arrêté sera soumis à l'approbation de Son Excellence le ministre de l'intérieur.

Fait à Marseille, le 18 octobre 1825.

Signé Comte DE VILLENEUVE.

MINISTÈRE DE L'INTÉRIEUR.

Paris, le 21 novembre 1825.

Monsieur le Préfet, vous m'avez adressé, par votre lettre du 19 octobre dernier, un projet d'arrêté relatif à l'établissement d'un conseil de salubrité pour le département des Bouches-du-Rhône.

L'utilité d'une semblable mesure m'ayant paru suffisamment démontrée par les considérations développées dans le rapport qui était joint à votre lettre, j'ai approuvé votre arrêté par une décision du 10 de ce mois.

Agréez, Monsieur le Préfet, l'assurance de ma considération la plus distinguée.

Pour le Ministre,

Le Directeur,

Signé DE BOIS-BERTRAND.

TABLE

DES MATIÈRES.

———

et au lazaret de Marseille, en septembre 1821, a présenté
tous les symptômes de la fièvre jaune d'Amérique ; mais
le gonflement et le saignement des gencives, en ont formé
pour ainsi dire le caractère spécifique, et, sous ce dernier
rapport, cette maladie m'a paru se rapprocher beaucoup
du scorbut aigu..................................... 244

non-susceptibles de transmettre le virus pestilentiel , admise jusqu'à ce jour dans nos réglemens sanitaires , peut-elle être appliquée sans danger au régime de la fièvre jaune et du choléra-morbus ? Ne serait-il pas plus conforme à l'état actuel de nos connaissances sur l'hygiène publique , de créer un code sanitaire spécial pour les nouvelles contagions, et de regarder indistinctement tous les corps comme plus ou moins susceptibles de se saturer de miasmes , et de les répandre par communication , en exceptant toutefois quelques substances en petit nombre , telles que les liquides , les acides , les graisses , qui , d'après une longue expérience , ont toujours été reconnues exemptes de cette dernière faculté.. 5o6

FIN DE LA TABLE.

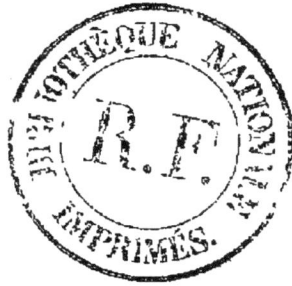

Habit d'un Médecin du Lazaret de Marseille
en 1720.

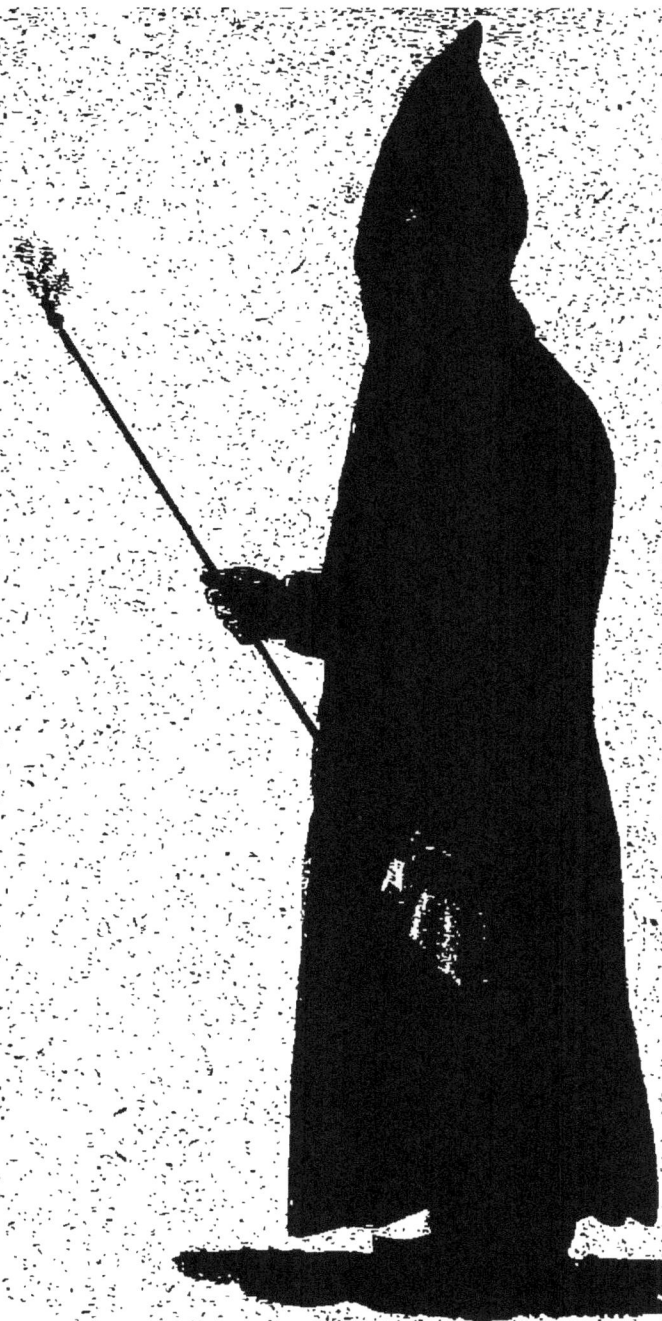

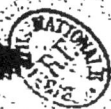

Costume du Chirurgien quarantenaire lors de la peste à
Marseille, au Lazaret, 1819, brulant le Bubon pestilentiel

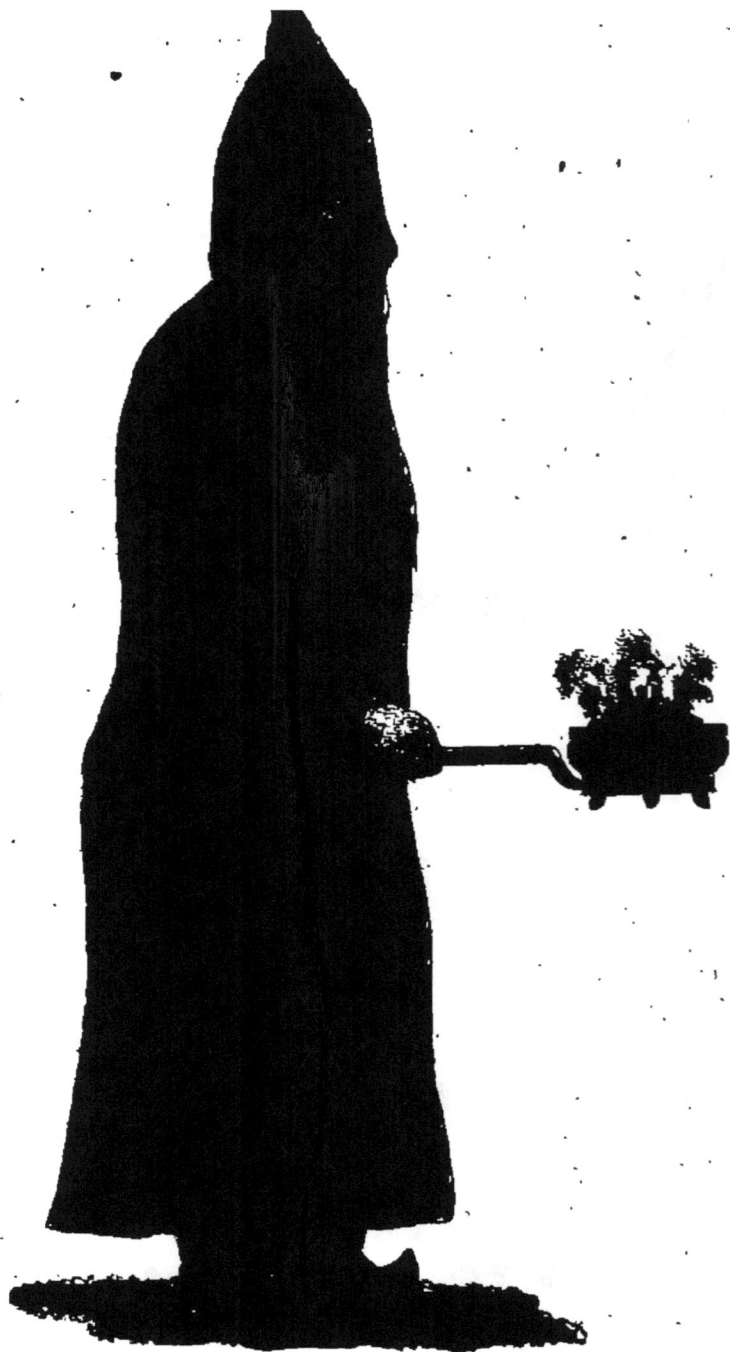

Costume d'un garde de Santé lors
de la peste à Marseille en 1819

M..... *passeur public, mort à Marseille, le 9 Août 1834, d'un choléra morbus sporodique*

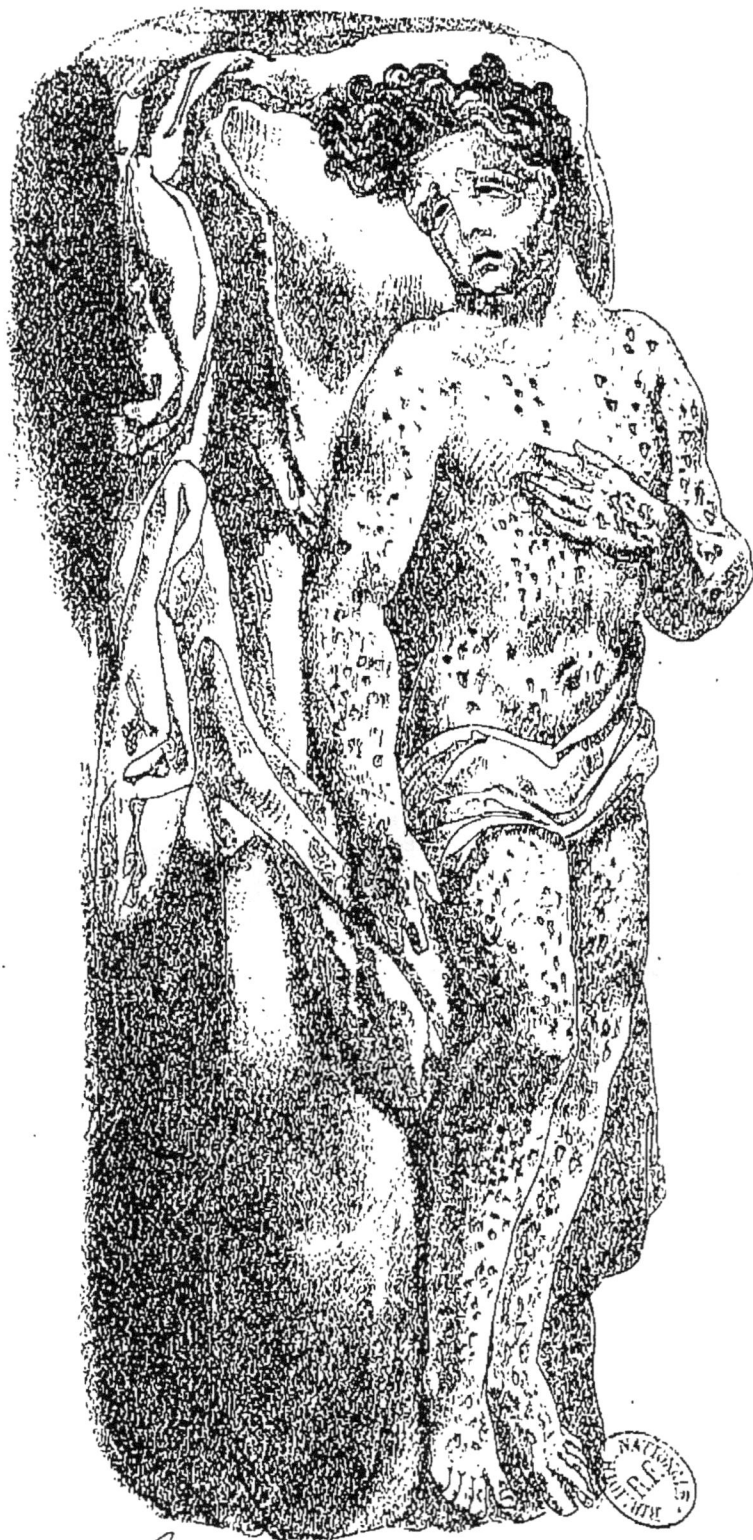

Langlade (atteint du Typhus) 1818.

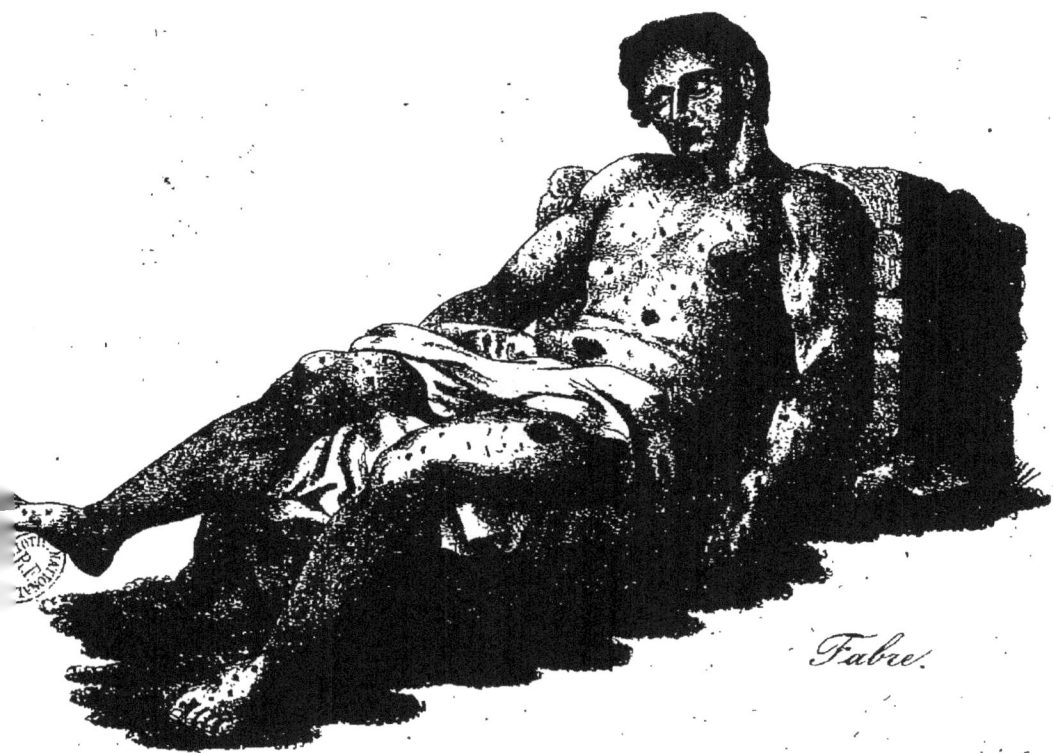

Fabre.

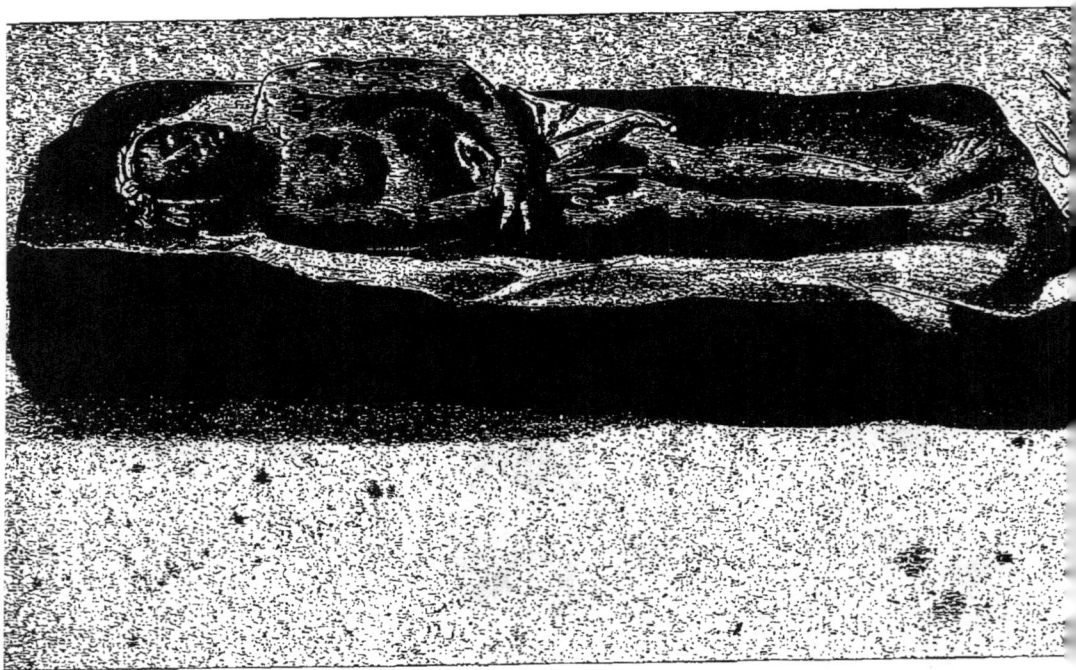

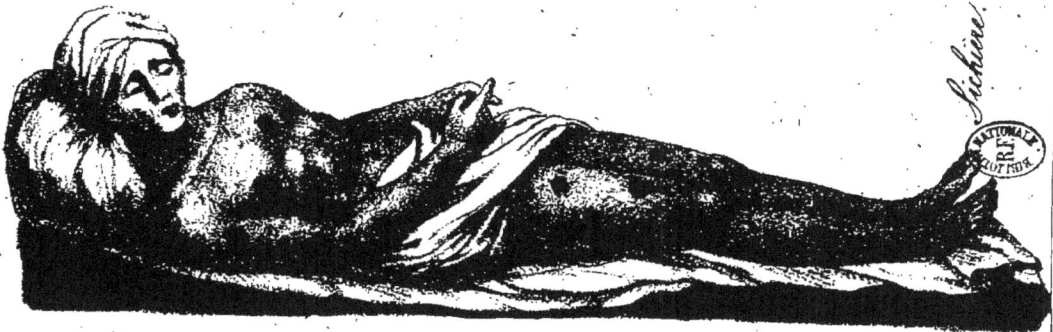

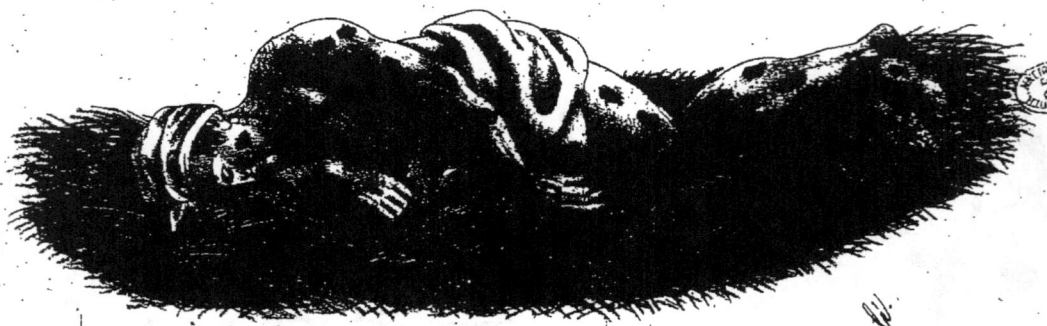

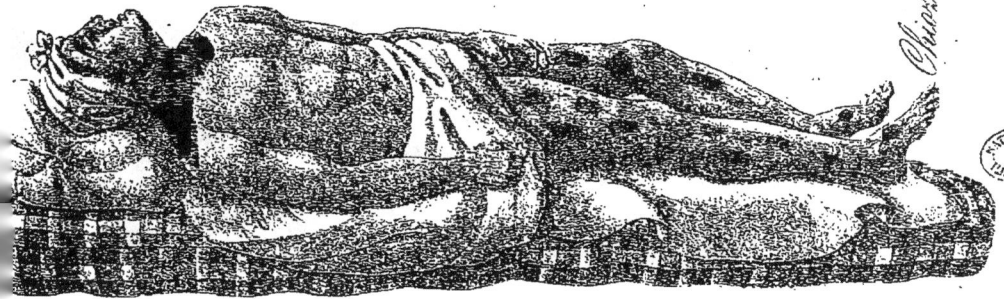

Chiaroscuro.

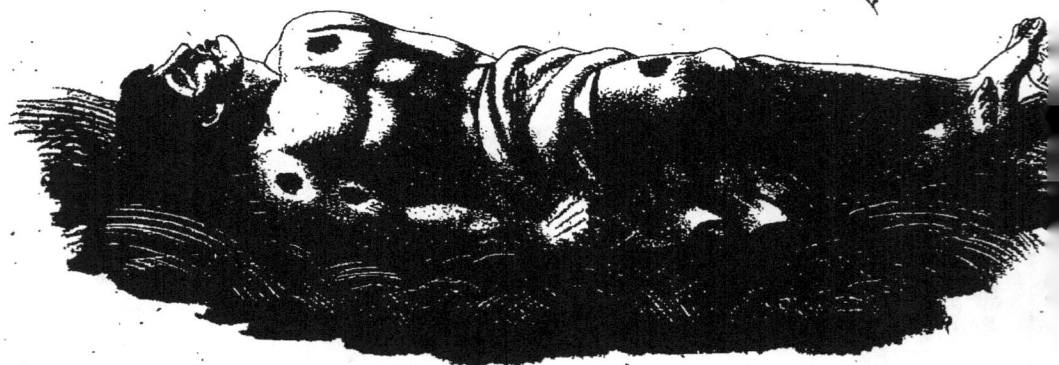

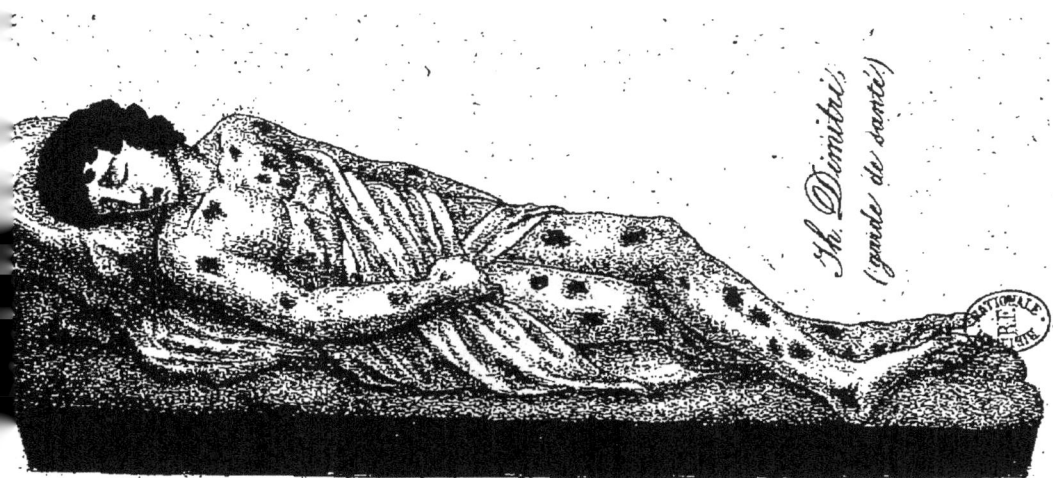

Th. Dimitri,
(garde de santé.)

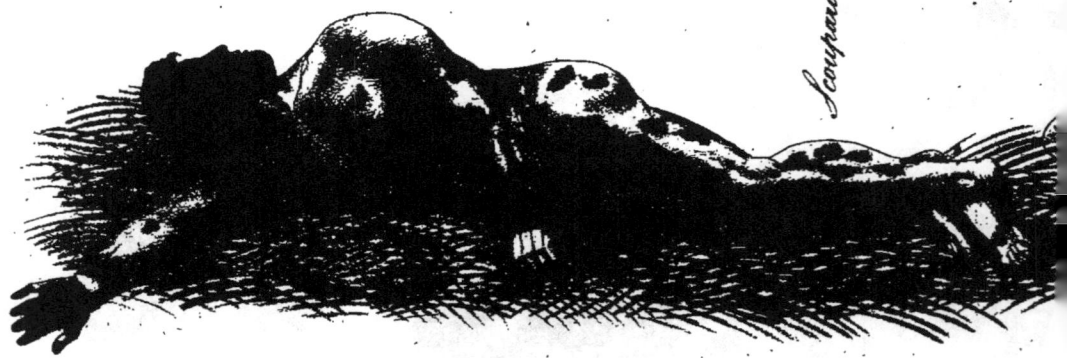

Scortpazini.

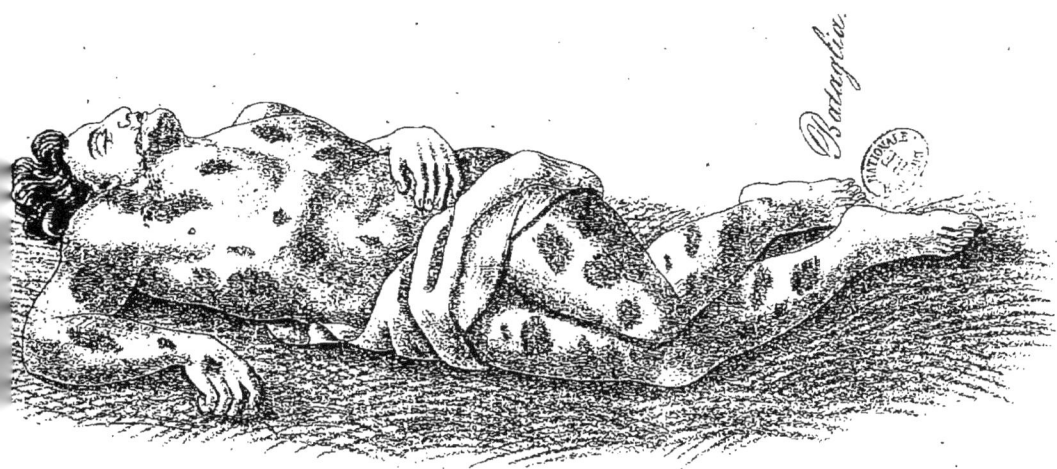

Bataglia.

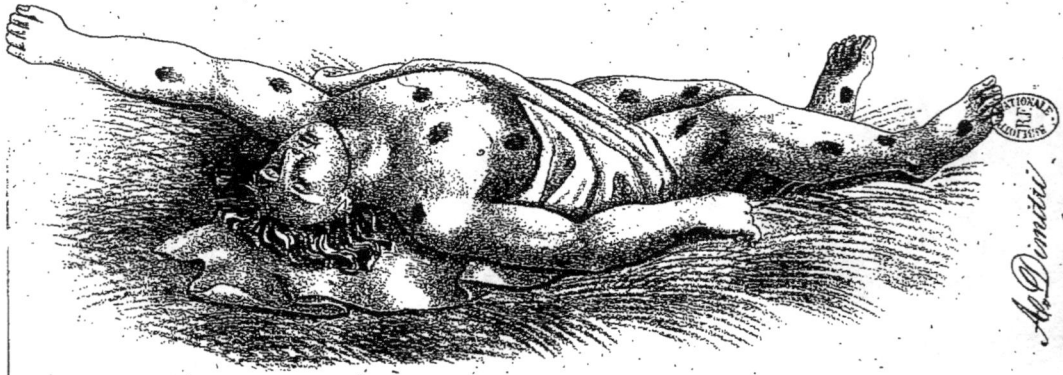

A. Dimitri

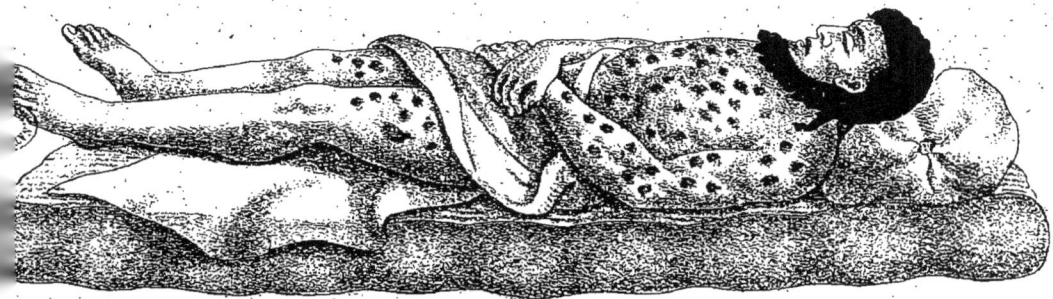

Kaffi

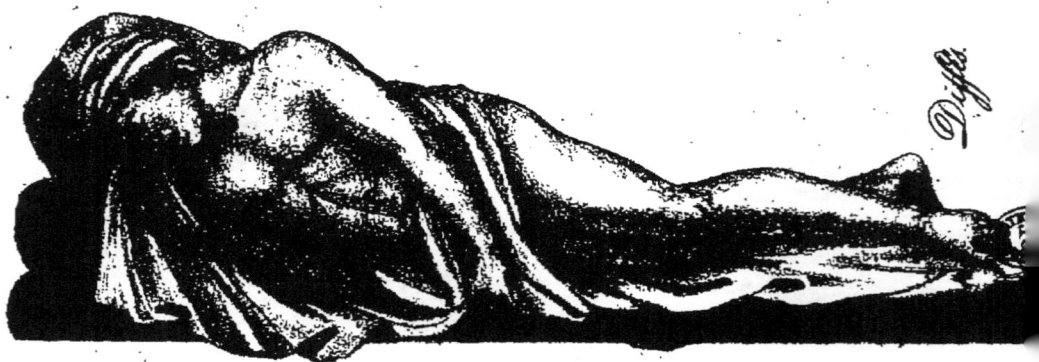

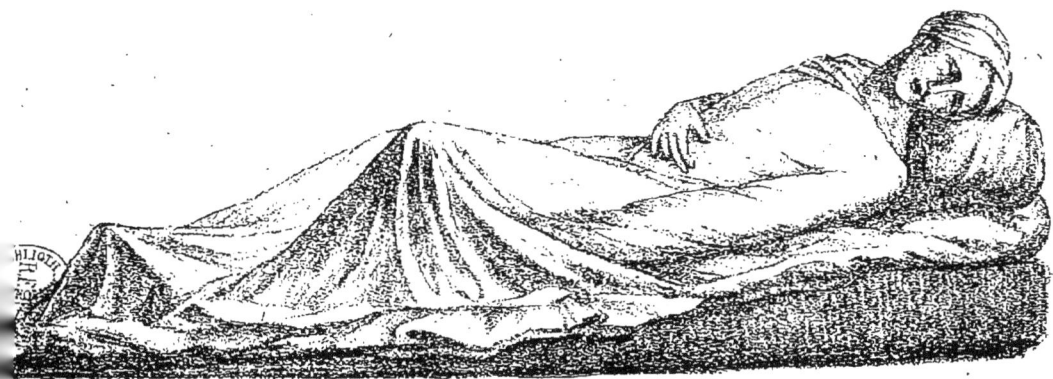

Lampraye, pontonier.

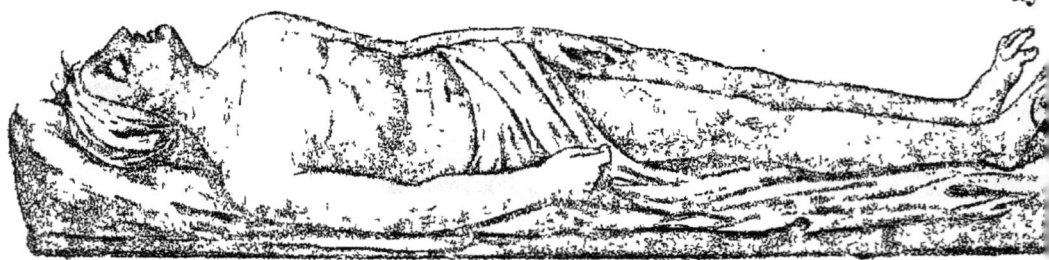

Rivière.

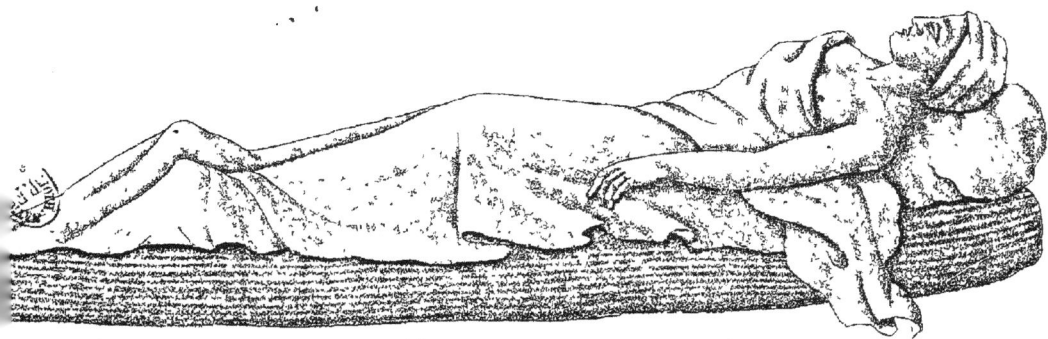

Thoré, mousse.

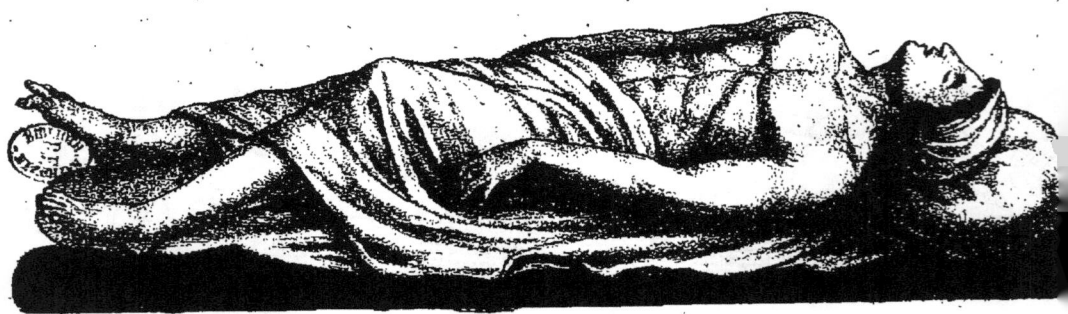

Capuro.

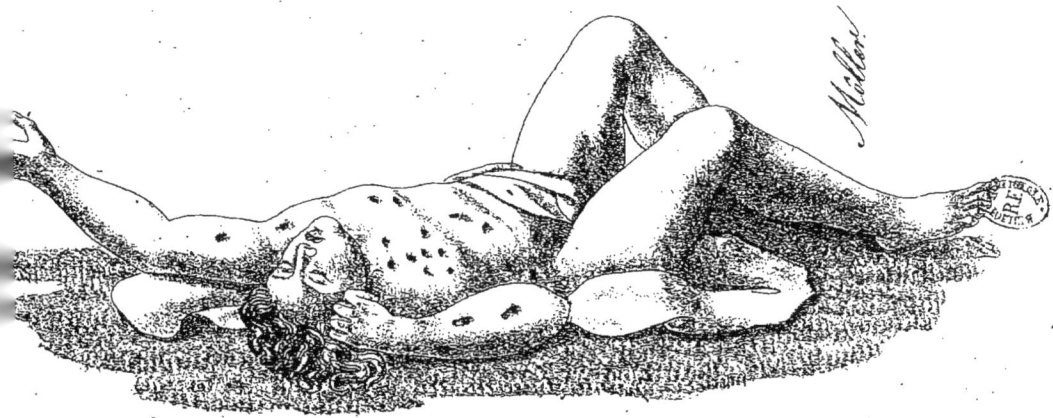

www.ingramcontent.com/pod-product-compliance
Lightning Source LLC
Chambersburg PA
CBHW060523220326
41599CB00022B/3403